Kohlhammer

Hans-Christoph Steinhausen/
Ronnie Gundelfinger (Hrsg.)

Diagnose und Therapie von Autismus-Spektrum-Störungen

Grundlagen und Praxis

Verlag W. Kohlhammer

Wichtiger Hinweis
Pharmakologische Daten verändern sich fortlaufend durch klinische Erfahrung, pharmakologische Forschung und Änderung von Produktionsverfahren. Verlag und Autor haben große Sorgfalt darauf gelegt, dass alle in diesem Buch gemachten Angaben dem derzeitigen Wissensstand entsprechen. Eine Gewährleistung können Verlag und Autor hierfür jedoch nicht übernehmen. Daher ist jeder Benutzer angehalten, die gemachten Angaben, insbesondere in Hinsicht auf Arzneimittelnamen, enthaltene Wirkstoffe, spezifische Anwendungsbereiche und Dosierungen anhand des Medikamentenbeipackzettels und der entsprechenden Fachinformationen zu überprüfen und in eigener Verantwortung im Bereich der Patientenversorgung zu handeln. Aufgrund der Auswahl häufig angewendeter Arzneimittel besteht kein Anspruch auf Vollständigkeit.
Dieses Werk einschließlich aller seiner Teile ist urheberrechtlich geschützt. Jede Verwendung außerhalb der engen Grenzen des Urheberrechts ist ohne Zustimmung des Verlags unzulässig und strafbar. Das gilt insbesondere für Vervielfältigungen, Übersetzungen, Mikroverfilmungen und für die Einspeicherung und Verarbeitung in elektronischen Systemen.
Die Wiedergabe von Warenbezeichnungen, Handelsnamen und sonstigen Kennzeichen in diesem Buch berechtigt nicht zu der Annahme, dass diese von jedermann frei benutzt werden dürfen. Vielmehr kann es sich auch dann um eingetragene Warenzeichen oder sonstige geschützte Kennzeichen handeln, wenn sie nicht eigens als solche gekennzeichnet sind.

1. Auflage 2010

Alle Rechte vorbehalten
© 2010 W. Kohlhammer GmbH Stuttgart
Gesamtherstellung:
W. Kohlhammer Druckerei GmbH + Co. KG, Stuttgart
Printed in Germany

ISBN 978-3-17-020350-1

Inhalt

Verzeichnis der Autoren und Autorinnen 7

Vorwort 9

Grundlagen

1 Autismus-Spektrum-Störungen: eine Einführung in die Thematik . . . 13
  Hans-Christoph Steinhausen und Ronnie Gundelfinger

2 Mythen über Autismus 23
  David Skuse

3 Frühe soziale-kommunikative Beeinträchtigungen bei Autismus-
  Spektrum-Störungen 44
  Herbert Roeyers und Petra Warreyn

Klinik

4 Diagnostik der Autismus-Spektrum-Störungen 81
  Sven Bölte

5 Genetik autistischer Störungen 103
  Christine M. Freitag

6 Autismus und Asperger-Syndrom über die Lebensspanne 119
  Christopher Gillberg, Eva Billstedt und Mats Cederlund

Therapie

7 Systematisches Training zum Erkennen von Emotionen
  bei Erwachsenen mit Autismus-Spektrum-Störungen 135
  Ofer Golan und Simon Baron-Cohen

8 Frühe intensive verhaltenstherapeutische Intervention
   bei frühkindlichem Autismus 160
   Tania Rothe, Nadja Studer, Erika Stüssi und Ronnie Gundelfinger

9 Gruppentrainings für Jugendliche mit Autismus-Spektrum-
   Störungen 185
   Bettina Jenny

10 Pharmakotherapie der Autismus-Spektrum-Störungen bei Kindern
   und Jugendlichen 221
   Ronnie Gundelfinger

Verzeichnis der Autoren und Autorinnen

Prof. Dr. Simon Baron-Cohen
Autism Research Centre
Department of Psychiatry
University of Cambridge
Douglas House
18B Trumpington Road
GB-Cambridge, CB2 2AH

Prof. Dr. Sven Bölte
Klinik für Psychiatrie und Psychotherapie
des Kindes- und Jugendalters
J5
68 072 Mannheim

Prof. Dr. med. Dipl. theol. Christine Freitag
Klinik für Psychiatrie, Psychosomatik und Psychotherapie
des Kindes- und Jugendalters
Goethe-Universität Frankfurt am Main
Deutschordenstr. 50
60 528 Frankfurt am Main

Prof. Dr. Christopher Gillberg
Dept of Child and Adolescent Psychiatry
Göteborgs Universitet
Kungsgatan 12
SE-411 19 Göteborg, Schweden

Dr. Ofer Golan
Department of Psychology
Bar-Ilan University
Ramat-Gan, 52 900
Israel

Dr. med. Ronnie Gundelfinger
Zentrum für Kinder- und Jugendpsychiatrie
Universität Zürich

Neumünsterallee 3
CH-8032 Zürich

Lic. phil. Bettina Jenny
Zentrum für Kinder- und Jugendpsychiatrie
Universität Zürich
Neumünsterallee 3
CH-8032 Zürich

Prof. Dr. Herbert Roeyers
Dr. phil. Petra Warreyn
Ghent University
Faculty of Psychology and Educational Sciences
Department of Experimental-Clinical and Health Psychology
Henri Dunantlaan 2
B-9000 Gent

Lic. phil. Tania Rothe
Zentrum für Kinder- und Jugendpsychiatrie
Universität Zürich
Neumünsterallee 3
8032 Zürich

Prof. Dr. David Skuse
Behavioural Sciences Unit
Institute of Child Health
30 Guildford Street
GB-London, WC1N 1EH

Prof. Dr. Dr. Hans-Christoph Steinhausen
Psykiatrien – Region Nordjylland
Psychiatrische Klinik Aalborg
Universitätskrankenhaus Aarhus
Mølleparkvej. 10
DK-9000 Aalborg

Klinische Kinder- und Jugendpsychologie
Institute für Psychologie
Universität Basel
Missionsstrasse 60/62
CH-4055 Basel

Zentrum für Kinder- und Jugendpsychiatrie
Universität Zürich
Neumünsterallee 9
CH-8032 Zürich

Vorwort

Seit der Erstbeschreibung des frühkindlichen Autismus durch Leo Kanner im Jahre 1943 und die kurz darauf erfolgende Beschreibung der autistischen Psychopathie durch Hans Asperger im Jahre 1944 haben diese beiden Störungsbilder eine eigentümliche Faszination erweckt, von der sich Generationen von Klinikern und Forschern besonders angezogen gefühlt haben.

Die ursprüngliche Annahme, dass es sich bei diesen Störungen um relativ seltene Manifestationen handele, ist vor einigen Jahren zunächst der Erkenntnis gewichen, dass bei genauerer Erfassung der Betroffenen die Häufigkeit der Diagnose deutlich höher anzusetzen ist. Zusätzlich wurde aber deutlich, dass neben den beiden klassischen Manifestationen eine beträchtlich größere Anzahl von unvollständigen autistischen Syndromen im Rahmen eines breiteren Autismus-Spektrums existiert. Gegenwärtig wird daher davon ausgegangen, dass offensichtlich autistische Persönlichkeitsmerkmale existieren, die in unterschiedlicher Ausprägung in der Bevölkerung variieren.

Der vorliegende Band ist dem Konzept der Autismus-Spektrum-Störungen gewidmet und vereinigt Beiträge namhafter Experten zu den Grundlagen, zur Diagnostik und zur Therapie. Die Kapitel zu den Grundlagen verdeutlichen, wie fruchtbar die empirische Forschung in der jüngsten Vergangenheit bei der Entwicklung innovativer Fragestellungen und empirischer Untersuchungsansätze gewesen ist und dabei neue Sichtweisen entwickelt hat. Für den klinischen Praktiker werden zusätzlich Übersichten bereitgestellt, die für das Verständnis der Ursachen, des Verlaufs sowie der Klinik und Therapie wegweisend sein können.

Mit dem vorliegenden Sammelband wird auch die dynamische Entwicklung dokumentiert, welche die Versorgung von Kindern und Jugendlichen mit Autismus speziell am Arbeitsort der Herausgeber in Zürich genommen hat. Während eine im Jahr 2001 landesweit durchgeführte Fragebogenerhebung für die Schweiz noch einen bemerkenswerten Rückstand in der Versorgung von Menschen mit Autismus aufgezeigt hatte[1], so führte die Bildung einer Schwerpunktambulanz und der Aufbau eines verhaltenstherapeutischen Intensivprogramms am Zentrum für Kinder- und Jugendpsychiatrie der Universität Zürich zu einem exponentiellen Anstieg der Zuweisungen von Kindern mit Autismus-Spektrum-Störungen. Aus dieser Entwicklung sind Adaptationen und Neuentwicklungen von Therapieprogrammen hervorgegangen, die ebenfalls in diesem Band vorgestellt werden.

Die Herausgeber sind den Autoren und Autorinnen für ihre kompetenten und engagierten Beiträge zu großem Dank verpflichtet und hoffen, dass durch dieses

---

1 Steinhausen, H-C (2004): Leben mit Autismus in der Schweiz. Bern: Huber.

Vorwort

Buch nicht nur das Nachdenken über das Phänomen Autismus unter Fachleuten und Interessierten zusätzlich angestoßen und bereichert, sondern auch die Versorgungsqualität für die Betroffenen nachhaltig positiv beeinflusst wird.

Aalborg, Basel und Zürich, im Dezember 2009   Hans-Christoph Steinhausen
                                              Ronnie Gundelfinger

Grundlagen

1 Autismus-Spektrum-Störungen: eine Einführung in die Thematik

Hans-Christoph Steinhausen und Ronnie Gundelfinger

1.1 Einleitung

Der Begriff der *Autismus-Spektrum-Störungen* (ASS) ist zurzeit noch eine inoffizielle Bezeichnung für eine Untergruppe der sogenannten *tiefgreifenden Entwicklungsstörungen* (TE) in den beiden großen Klassifikationssystemen der ICD-10 (World Health Organization 1992) und dem DSM-IV-TR (American Psychiatric Association 2000). Unter dem Begriff Autismus-Spektrum-Störung (ASS) werden der frühkindliche Autismus, das Asperger-Syndrom, der atypische Autismus und die nicht näher bezeichneten tiefgreifenden Entwicklungsstörungen (TE) zusammengefasst. Ein synonymer Gebrauch der Begriffe ASS und TE ist nicht angemessen, weil bei dem zu den TE gezählten Rett-Syndrom und den seltenen desintegrativen Störungen des Kindesalters eine von den anderen ASS abweichende Ätiologie angenommen wird (Darby und Clark 1992; Volkmar 1992).

Für das Verständnis der ASS ist die Annahme zentral, dass sie ein Kontinuum von qualitativ ähnlichen, nicht kategorial abgrenzbaren Entitäten bilden (Wing 1988; Willemsen-Swinkels und Buitelaar 2002; Constantino und Todd 2003; Skuse et al. 2005). Aufgrund dieser Annahme werden die ASS auch zunehmend als eine Untergruppe der TE verstanden. Ein gemeinsames Kennzeichen aller TE ist die Tatsache, dass die Entwicklung zentraler psychischer Funktionen schon in der frühen Kindheit verzögert oder abweichend ist und dabei als gemeinsames Merkmal Störungen der sozialen Reziprozität vorliegen. Entsprechend wird beim frühkindlichen Autismus (Kanner 1943) definitorisch gefordert, dass die sprachlich-kommunikative Entwicklung, die soziale Interaktion oder das Spielverhalten bereits in den ersten drei Lebensjahren bedeutsam von der normativen Entwicklung abweichen.

1.2 Definition und Klassifikation

Die beiden großen internationalen Klassifikationssysteme der ICD-10 und des DSM-IV-TR zeigen hinsichtlich der diagnostischen Kriterien für die meisten Diagnosen im Bereich der TE eine hohe Übereinstimmung. So werden die Beschreibungen für den frühkindlichen Autismus, das Asperger-Syndrom, das Rett-Syndrom und die desintegrativen Störungen des Kindesalters mit Ausnahme kleiner Unterschiede weitgehend identisch vorgenommen. Hingegen hat die Diagnose des

1 Autismus-Spektrum-Störungen: Einführung in die Thematik

atypischen Autismus in der ICD-10 kein echtes Pendant im DSM-IV-TR und kann dort nur als Spezialfall einer nicht näher bezeichneten TE diagnostiziert werden.

Die Diagnose der Überaktiven Störung mit Intelligenzminderung und Bewegungsstereotypien in der ICD-10 hat schließlich keine Entsprechung im DSM-IV-TR (vgl. **Tab. 1.1**). Die Validität dieser Diagnose ist daher umstritten und wird in der Klinik auch selten gestellt, zumal bei Nutzung des multiaxialen Systems die Komponenten der Hyperkinetischen Störung, der Stereotypien und der Intelligenzminderung auf mehreren Achsen abgebildet werden können. Bei dieser Störung dürfen keine qualitativen sozialen Beeinträchtigungen im Sinne des Autismus vorliegen.

Eine häufig anzutreffende, ebenfalls nicht offiziell gültige Unterteilung innerhalb der ASS betrifft die Gruppen mit *High-Functioning und Low-Functioning*. Hier besteht das Kriterium darin, ob bei den Betroffenen eine durchschnittliche, hohe oder eine verminderte Intelligenz vorliegt.

Tab. 1.1: Tiefgreifende Entwicklungsstörungen (TE) und Autismus-Spektrum-Störungen (ASS) in der ICD-10 und dem DSM-IV-TR

ICD-10	DSM-IV-TR
ASS Frühkindlicher Autismus (F84.0)	*ASS* Autistische Störung (299.00)
Asperger-Syndrom (F84.5)	Asperger-Störung (299.80)
Atypischer Autismus (F84.1)	Nicht näher bezeichnete tiefgreifende Entwicklungsstörung (NNB-TE; 299.80)
Nicht näher bezeichnete tiefgreifende Entwicklungsstörung (F84.9)	NNB-TE
Sonstige tiefgreifende Entwicklungsstörungen (F84.8)	NNB-TE
Andere TE Rett-Syndrom (F84.2)	*Andere TE* Rett-Störung (299.80)
Andere desintegrative Störung des Kindesalters (F84.3)	Desintegrative Störung im Kindesalter (299.10)
Überaktive Störung mit Intelligenzminderung und Bewegungsstereotypien (F84.4)	*keine Entsprechung im DSM-IV-TR*

Die folgenden Anmerkungen orientieren sich schwerpunktmäßig an der Klassifikation der ASS in den ICD-10-Definitionen, die weltweit den Rahmen für die Erfassung von Krankheiten abgeben. Die ICD-10 existiert in zwei getrennten Varianten mit detaillierten Manualen zur Klassifikation von psychischen Störungen für die Klinik und für die Forschung, wobei die Forschungskriterien enger und präziser als die klinischen Beschreibungen definiert sind. Dies trifft auch für jene der ASS zu. Der (frühkindliche) Autismus kann dabei als die prototypische ASS verstanden werden. Alle anderen ASS zeigen in ihrer klinischen Phänomenologie Überschneidungen mit den Symptomen des Autismus; entsprechend können deren Definitionen in der ICD-10 auch als Varianten von Autismus verstanden werden.

1.2 Definition und Klassifikation

Für die in **Tabelle 1.2** dargestellte Diagnose des *frühkindlichen Autismus (F84.0)* müssen nach der ICD-10 mindestens sechs Symptome aus den folgenden drei Bereichen vorliegen:

- *Qualitative Auffälligkeiten der gegenseitigen sozialen Interaktion* (mindestens 2 Symptome),
- *Qualitative Auffälligkeiten der Kommunikation (und Sprache)* (mindestens 1 Symptom) sowie
- *Begrenzte, repetitive und stereotype Verhaltensmuster, Interessen und Aktivitäten* (mindestens 1 Symptom)

Ferner wird zusätzlich gefordert, dass

- *eine auffällige und beeinträchtigte Entwicklung bereits vor dem 3. Lebensjahr* (häufig Verzögerungen der Sprachentwicklung oder Ausbleiben von Sprache) vorliegt und
- *das klinische Erscheinungsbild nicht einer anderen TE oder einer anderen psychischen Störung zugeordnet werden kann.*

Tab. 1.2: Diagnostische Kriterien für frühkindlichen Autismus nach den Forschungskriterien der ICD-10 (F84.0)

A. Vor dem 3. Lebensjahr manifestiert sich eine auffällige und beeinträchtigte Entwicklung in mindestens einem der folgenden Bereiche:
  1. rezeptive oder expressive Sprache, wie sie in der sozialen Kommunikation verwandt wird
  2. Entwicklung selektiver sozialer Zuwendung oder reziproker sozialer Interaktion
  3. funktionales oder symbolisches Spielen.

B. Insgesamt müssen mindestens sechs Symptome von 1., 2. und 3 vorliegen, davon mindestens zwei von 1. und mindestens je eins von 2. und 3.:
  1. *Qualitative Auffälligkeiten der gegenseitigen sozialen Interaktion in mindestens drei der folgenden Bereiche:*
    a) Unfähigkeit, Blickkontakt, Mimik, Körperhaltung und Gestik zur Regulation sozialer Interaktionen zu verwenden;
    b) Unfähigkeit, Beziehungen zu Gleichaltrigen aufzunehmen, mit gemeinsamen Interessen, Aktivitäten und Gefühlen (in einer für das Alter angemessenen Weise trotz hinreichender Möglichkeiten)
    c) Mangel an sozio-emotionaler Gegenseitigkeit, die sich in einer Beeinträchtigung oder devianten Reaktion auf die Emotionen anderer äußert, oder Mangel an Verhaltensmodulation entsprechend dem sozialen Kontext oder nur labile Integration sozialen, emotionalen und kommunikativen Verhaltens
    d) Mangel, spontan Freude, Interessen oder Tätigkeiten mit anderen zu teilen (z.B. Mangel, anderen Menschen Dinge, die für die Betroffenen von Bedeutung sind, zu zeigen, zu bringen oder zu erklären).

2. *Qualitative Auffälligkeiten der Kommunikation in mindestens einem der folgenden Bereiche:*
   a) Verspätung oder vollständige Störung der gesprochenen Sprache, die nicht begleitet ist durch einen Kompensationsversuch durch Gestik oder Mimik als Alternative zur Kommunikation (vorausgehend oft fehlendes kommunikatives Geplapper)
   b) relative Unfähigkeit, Kontakt zu beginnen oder aufrechtzuerhalten (auf dem jeweiligen Sprachniveau), bei dem es einen gegenseitigen Kommunikationsaustausch mit anderen Personen gibt
   c) stereotype und repetitive Verwendung der Sprache oder idiosynkratischer Gebrauch von Worten oder Phrasen
   d) Mangel an verschiedenen spontanen Als-ob-Spielen oder (bei jungen Betroffenen) sozialem Imitationsspielen.
3. *Begrenzte, repetitive und stereotype Verhaltensmuster, Interessen und Aktivitäten in mindestens einem der folgenden Bereiche:*
   a) Umfassende Beschäftigung mit gewöhnlich mehreren stereotypen und begrenzten Interessen, die in Inhalt und Schwerpunkt abnorm sind, es kann sich aber auch um ein oder mehrere Interessen ungewöhnlicher Intensität und Begrenztheit handeln
   b) offensichtlich zwanghafte Anhänglichkeit an spezifische, nicht-funktionale Handlungen oder Rituale
   c) stereotype und repetitive motorische Manierismen mit Hand- oder Fingermanierismen oder Verbiegen oder komplexe Bewegungen des ganzen Körpers
   d) vorherrschende Beschäftigung mit Teilobjekten oder nicht funktionalen Elementen des Spielmaterials (z. B. ihr Geruch, die Oberflächenbeschaffenheit oder das von ihnen hervorgebrachte Geräusch oder ihre Vibration).

C. Das klinische Bild kann nicht einer anderen psychischen Störung zugeordnet werden Einer anderen tiefgreifenden Entwicklungsstörung, einer spezifischen Entwicklungsstörungen der rezeptiven Sprache (F80.2) mit sekundären sozio-emotionalen Problemen, einer reaktiven Bindungsstörung (F94.1), einer Bindungsstörung mit Enthemmung (F94.2), einer Intelligenzminderung (F70–72), mit einer emotionalen oder Verhaltensstörung, einer Schizophrenie (F20) mit ungewöhnlich frühem Beginn oder einem Rett-Syndrom (F84.2).

Für die Diagnose des *atypischen Autismus (F84.1)* gilt, dass bei gleichen Kriterien das Manifestationsalter mit Beginn nach dem 3. Lebensjahr höher ist und/oder einer der Störungsbereiche der sozialen Interaktion, der Kommunikation oder der repetitiv-stereotypen Verhaltensweisen unauffällig ist.

Die Diagnose *nicht näher bezeichnete TE (F84.9)* ist ähnlich, wenngleich eher ungenügend präzise definiert. Sie wird in der Regel gestellt, wenn qualitative Auffälligkeiten der sozialen Interaktion vorliegen und die Kriterien für einen der beiden anderen Störungsbereiche erfüllt werden.

Beim *Asperger-Syndrom (F84.5)* fehlt eine abnorme sprachliche oder kognitive Entwicklung. Selbsthilfefertigkeiten, adaptives Verhalten und Neugier an der Umgebung müssen in den ersten drei Jahren einer normalen Entwicklung entsprechen. Ansonsten werden die Kriterien für Autismus erfüllt. Im Bereich der stereotypen Verhaltensweisen sind aber motorische Manierismen und Beschäftigung mit Teilobjekten oder nicht-funktionalen Elementen von Spielmaterial eher ungewöhnlich. Zu den fakultativen Kriterien zählen, dass die Meilensteine der motorischen Entwicklung verspätet erreicht werden und motorisches Ungeschick sowie Inselbegabungen vorkommen können.

Nicht zu den ASS, wohl aber zu den TE zählt das *Rett-Syndrom (F84.2)*. Ursprünglich wurde das Rett-Syndrom mit einer Häufigkeit von ca. 1 : 10 000 nur bei Mädchen beschrieben. Bei den betroffenen Kindern kommt es nach einer relativ unauffälligen Entwicklung ab Mitte bis Ende des ersten Lebensjahres zu einem Entwicklungsstillstand, der meist mit einem progressiven Verlust von motorischen und sprachlichen Fähigkeiten, der Entwicklung von stereotypen Handbewegungen und dem Auftreten eines progressiven Mikrozephalus (sehr kleinen Kopfes) einhergeht. In den meisten Fällen entwickelt sich eine zunehmende Ataxie (Gangauffälligkeit), die teilweise auch mit Spastik sowie Auffälligkeiten des Knochensystems (Osteopenie und Skoliose) als Folge der schweren motorischen Beeinträchtigungen einhergeht. Später kann sich zudem eine Epilepsie entwickeln. Nach Stillstand der Regression entwickelt sich häufig wieder eine relativ gute soziale Interaktion bei meist fehlender Sprachentwicklung und bleibender schwerer geistiger Behinderung.

Bei den ebenfalls nicht zu den ASS, hingegen aber zu den TE gezählten *desintegrativen Störungen* kommt es zu einem Abbau kognitiver und sprachlicher Funktionen nach einer typischerweise bis zum Alter von drei bis vier Jahren reichenden normalen Entwicklung. Die Ursachen liegen häufig bei sog. neurodegenerativen Krankheiten, die das zentrale Nervensystem befallen und zu einer schweren geistigen Behinderung führen. Je nach zugrunde liegender Krankheit kann es zu leichten Verbesserungen kommen, wenngleich der Verlauf oft unbeeinflussbar und die Lebenserwartung deutlich eingeschränkt sind.

1.3 Die Themen des vorliegenden Buches

Das vorliegende Werk vereinigt Beiträge mit sowohl theoretischen als auch, besonders praxisorientiert, mit klinischen Bezügen. Bei den theoretischen, stärker an den Grundlagen orientierten Beiträgen, stehen Fragen der Konzeption der ASS und der Entwicklung bei ASS im Vordergrund.

Mit seinem in bester britischer Debattenkunst stehenden Beitrag wirft Skuse die Frage nach verschiedenen Mythen im Verständnis der ASS auf. Ein erster betrifft den Phänotyp hinsichtlich seiner vermeintlich qualitativen Unterscheidung von sich normal entwickelnden Kindern, wobei die Argumentation auf eine dimensionale Betrachtungsweise mit Übergängen an Stelle einer Betonung grundsätzlich kategorialer Unterschiede abzielt. Der zweite von Skuse diskutierte Mythos bezieht sich auf die Geschlechtsunterschiede mit dem auffälligen Überwiegen des männlichen Geschlechts. Hier behandelt der Autor vor dem Hintergrund von Überlegungen zu genetischen Ursachen u. a. die Frage, ob weibliche Personen mit ASS einen anderen Phänotyp mit weniger repetitiven Verhaltensanteilen haben und daher durch die verbindlichen diagnostischen Kriterien eher unterdiagnostiziert werden.

Ein weiteres Thema ist die Forschung über den Genotyp sowie deren gegenwärtiger Stand mitsamt der Heterogenität der Befunde. Es wird deutlich, dass wir von einem umfassenden Verständnis des genetischen Hintergrunds der ASS noch weit entfernt sind. Nachfolgend handelt Skuse den Mythos von der Beziehung von Autismus und geistiger Behinderung ab und zeigt, dass sich der Phänotyp auch auf zahlreiche andere Störungen erstreckt und verschiedene Möglichkeiten existieren, welche die klinischen Zusammenhänge von Autismus und geistiger Behinderung überakzentuieren.

Ferner geht Skuse dem Mythos der Erblichkeit nach und verweist dabei u. a. auf die Notwendigkeit, neben der Erblichkeit weitere Risikofaktoren für die Manifestation von ASS zu berücksichtigen. In einem weiteren Schritt seiner Argumentation plädiert er für eine mehrdimensionale Konzeption der ASS, um damit die engen Grenzen der Phänotyp-Definition der aktuellen klinischen Klassifikation, und in Folge dessen auch die Forschungsperspektiven, zu erweitern. Schließlich macht Skuse mit Blick auf den Mythos der Komorbidität bei Autismus deutlich, dass die klinischen Konsequenzen aus den zahlreichen bekannten Assoziationen mit weiteren psychischen Störungen noch ungenügend gezogen werden.

Im zweiten theoretischen Beitrag fassen Roeyers und Warreyn die umfangreiche und grundlegende entwicklungspsychologische Forschung zu den sozial-kommunikativen Beeinträchtigungen bei ASS zusammen, die von ihnen in Gent durchgeführt wurde. In einer Serie sehr differenzierter Beobachtungsstudien experimentellen Charakters sind die Autoren der Frage nachgegangen, welche qualitativen Unterschiede im Kommunikationsverhalten bei Kindern mit ASS schon auf frühen Entwicklungsstufen vorliegen.

In einleitenden Abschnitten geben sie eine definierende Darstellung der zentralen theoretischen Konstrukte der „Theory of Mind" samt ihrer Vorläufer, der Imitation, der mit einer Bezugsperson geteilten Aufmerksamkeit und des symbolischen Spiels. Mit der Theory of Mind verbinden die Autoren speziell den von ihnen präferierten Begriff der Fähigkeit zur Perspektivenübernahme.

Der Darstellung ihrer Forschungsergebnisse schicken die Autoren sodann eine Übersicht voraus, in der die insgesamt fünf Studien in ihrer Anlage und ihren Zielen vorgestellt werden. Die Autoren erörtern ihre Befunde unter der Annahme einer spezifischen Entwicklungsverzögerung sowie einer qualitativen Abweichung (Devianz) und gehen schließlich auch der Frage nach, inwieweit eine Verbindung dieser beiden Perspektiven vorgenommen werden kann.

Abschließend erörtern die Autoren die klinischen Implikationen ihrer Studienergebnisse. Diese werden sowohl für die Aspekte der Untersuchung als auch für jene der Behandlung diskutiert. Speziell bei letzterer plädieren sie für eine entwicklungspsychologische Orientierung, die jeweils Sequenzen in der Ausbildung einzelner Fertigkeiten berücksichtigt und vertraute Interaktionspartner verstärkt in den Behandlungsprozess einbezieht.

1.3 Die Themen des vorliegenden Buches

Der klinische Teil des Buches wird durch eine systematische Übersicht zur Diagnostik von Bölte eröffnet. Der Beitrag stellt die Differenzialdiagnostik und die sich häufig mit ihr überschneidende Komorbidität an den Anfang und handelt dabei zunächst die Beziehungen zu den tiefgreifenden Entwicklungsstörungen ab. Es wird deutlich, dass für eine sorgfältige klinische Abklärung die Abgrenzung zu zahlreichen anderen psychischen Störungen und die Assoziation von ASS mit vielfältigen genetischen und neurologischen Syndromen eine Mehrebenen-Diagnostik erforderlich sind.

Den Schwerpunkt des Kapitels bilden die diagnostischen Instrumente zur Abklärung von ASS. Die Darstellung schließt Verfahren zur kategorialen Statusdiagnostik ebenso wie ausschließlich dimensional angelegte Fragebogenverfahren und Beurteilungsverfahren ein. Zugleich fokussiert der Text Anwendungsbereiche wie Früherkennung, Screening oder Beobachtung und bewertet die Verfahren auch unter dem Gesichtspunkt psychometrischer Gütekriterien. Ebenso wird der Verlaufs- und Förderdiagnostik sowie der Diagnostik von Sprache und Kommunikation besondere Aufmerksamkeit gewidmet.

Im Rahmen der weltweit intensiv betriebenen Forschung zu ASS spielt, ähnlich wie bei anderen psychischen Störungen des Kindes- und Jugendalters, die genetische Forschung derzeit eine herausragende Rolle. Das Kapitel von Freitag bietet einen fundierten Überblick über den aktuellen Forschungs- und Wissensstand in diesem Bereich. Der Darstellung dieser Befunde schickt die Autorin Überlegungen zum differenziellen Phänotyp voraus, in denen die Vielfalt jener klinischer Erscheinungsbilder angesprochen werden, welche auch in die genetische Forschung Eingang gefunden haben. Sodann gilt die Darstellung den nicht-genetischen Ursachen im Sinne von sog. Phänokopien.

Ein Schwerpunkt des Kapitels liegt auf den monogenen Ursachen von ASS, speziell im Zusammenhang mit verschiedenen Syndromen, die auch mit Symptomen einer Intelligenzminderung assoziiert sind. Ein weiteres Augenmerk gilt den zytogenetisch verursachten Formen der ASS mit Störungen auf größeren Abschnitten einzelner Chromosomen. Ferner werden die Befunde molekulargenetischer Koppelungsanalysen zusammengestellt, bei denen über das gesamte Genom hinweg nach störungsrelevanten Genorten auf den Chromosomen gesucht wird. Analog wird die zweite Hauptstrategie der molekulargenetischen Forschung, die Suche nach Kandidatengenen, in ihrer aktuellen Befundlage zusammengefasst und erörtert.

Der klinische Bezug dieser genetischen Grundlagenforschung wird in der genetischen Beratung deutlich. Dabei betont die Autorin, dass die Begrenztheit des vorhandenen Wissens gegen spezifische diagnostische Tests für Autismus spricht und Familien auch ein Recht auf Nicht-Wissen haben. Zudem dürfen ohne Einwilligung bekanntermaßen keine genetischen Untersuchungen vorgenommen werden.

Die Arbeitsgruppe von Gillberg in Göteborg hat über Jahrzehnte herausragende Forschung zu ASS betrieben. Im vorliegenden Beitrag stellen sie ihre Befunde von Langzeiterhebungen zum Verlauf der Krankheit in den Kontext der zuvor vorhandenen Erkenntnisse. Für den klassischen Autismus sind die lebenszeitlichen Perspektiven weiterhin bei der Mehrheit der Betroffenen durch ein Persistieren der Störung sowie eine ungünstige psychosoziale Entwicklung gekennzeichnet. Die Prognose ist deutlich vom Grad der Intelligenzminderung abhängig, wobei ein IQ von 50 die Trennlinie zwischen noch relativ günstiger, wenngleich vielfach auf die Hilfe Dritter angewiesene Lebensführung und sekundärer Behinderung bildet. Die erhöhte Mortalität steht häufig in Verbindung mit einer Epilepsie oder Unfällen.

Vergleichsweise positiver stellt sich die Entwicklung beim Asperger-Syndrom dar. Erwachsene Männer mit dieser Störung sind sich durchaus ihrer Stärken und Schwierigkeiten bewusst, neigen jedoch zu einer Unterschätzung ihrer sozialen Defizite. Nur etwa jeder vierte Betroffene nimmt eine von Behinderung bestimmte Entwicklung, während umgekehrt nur jeder Dritte eine positive psychosoziale Entwicklung im Erwachsenenalter erfährt. Wegen der selteneren Manifestation des Asperger-Syndroms bei Frauen sind die Langzeitverläufe bei ihnen bisher nicht hinlänglich bekannt. Ebenso ist eine Aussage zum prognostischen Stellenwert intensiver Behandlungen bei ASS mit dem aktuellen Stand des Wissens noch nicht möglich.

Die abschließenden Beiträge des vorliegenden Bandes befassen sich mit Fragen der Behandlung und legen Zeugnis von den beeindruckenden Fortschritten in der Entwicklung von Therapien für Menschen mit ASS ab. Golan und Baron-Cohen aus Israel bzw. Grossbritannien stellen ihr innovatives Programm zur Förderung der Emotionserkennung bei Erwachsenen mit ASS vor. Basierend auf den zentralen Empathiestörungen und den Systematisierungsstärken von Menschen mit ASS gehen die Autoren den Problemen der Emotionserkennung in verschiedenen Sinnesmodalitäten nach und stellen im Anschluss ihr auf Computer-Einsatz basierendes Trainingsprogramm vor. Die Wirksamkeit dieses unter der Bezeichnung *Mind Reading* eingeführten Programms wird durch die Darstellung der Befunde differenzierter Evaluationsstudien belegt. Abschließend werden diese mit der aktuellen Forschung zu ASS verknüpft.

Unter den verschiedenen Therapieansätzen mit einem frühen Beginn bei Kindern mit dem Bild des klassischen Autismus ragt das in den USA entwickelte Programm der Applied Behavior Analysis (ABA) von Ivar Lovaas durch seine verhaltenstheoretische Fundierung, seine Intensität der Umsetzung und seine nachgewiesene Wirksamkeit heraus. Die besonderen Chancen dieses Ansatzes sind unverkennbar und das Programm wird in Zürich seit einigen Jahren zielgerichtet als lokales Therapieangebot implementiert. Der Beitrag von Rothe und Mitarbeitenden. führt in die Grundlagen, die Struktur und erste Ergebnisse dieses Programms ein. Neben der Darstellung des vom ABA-Programm übernommenen Vorgehens mit den zentralen Komponenten des Discrete Trial Teaching und des Inzidentellen Unterrichtens sowie dessen Evaluation in der Literatur, sind die spezifischen Rahmenbedingungen und die bisherigen Ergebnisse des Zürcher Projekts von besonderem Interesse, da sie auch die Grenzen des ABA-Ansatzes aufzeigen. Als Konsequenz hat das Zürcher Projekt die Schwerpunkte verändert und eine Weiterentwicklung vollzogen, bei der speziell die Kommunikationsförderung bei Kindern mit Autismus im Vorschulalter und die Elternberatung ausgebaut wurden.

Ein weiteres Therapieprogramm für die Gruppenbehandlung von Jugendlichen wurde von Jenny ebenfalls am Zürcher Zentrum für Kinder- und Jugendpsychiatrie entwickelt. Das Programm zielt auf die Förderung sozio-emotionaler Kompetenzen und richtet sich an Jugendliche mit ASS und normaler Intelligenz. Die Autorin schickt der Vorstellung dieses Programms eine umfangreiche Darstellung und Evaluation vorhandener Gruppentrainings für Kinder und Jugendliche mit ASS voraus. Dabei nimmt sie eine Teilung ihres Berichts in evaluierte und nichtevaluierte Gruppenprogramme vor und macht auf diese Weise auch den weiteren Forschungsbedarf deutlich.

Im Weiteren beschreibt Jenny die Grundlagen und das Vorgehen des von ihr entwickelten Gruppentrainings KOMPASS. Die Grundhaltung bei diesem Programm ist personen-, prozess- und ressourcenorientiert. Das Programm ist modular gegliedert und auf das Erreichen von Zielkompetenzen angelegt. Die in den Gruppenübungen vermittelten Interaktionsfertigkeiten werden durch eine intensive Zusammenarbeit mit den Eltern ergänzt, um den Transfer des Erlernten in den Alltag zu fördern. Die Autorin beschreibt die Vorgehensweise ihres Programms sowohl in der Übersicht als auch beispielhaft an den Modulen „Emotionen" und „Small Talk". Die Ergebnisse erster Evaluationen des Programms sowie eine Diskussion schließen den Beitrag ab.

Den Abschluss des Bandes bildet ein Kapitel zu den Möglichkeiten und Grenzen der Pharmakotherapie bei ASS. Nach einer einleitenden Darstellung der Therapieziele legt Gundelfinger pharmako-epidemiologische Daten zur internationalen Verordnungspraxis bei ASS dar. Er diskutiert die Gründe, warum die Pharmakotherapie der Kernsymptome bei ASS immer noch relativ unbefriedigend ist, obwohl es für eine Reihe von Begleitsymptomen und Komorbiditäten wie die Aufmerksamkeitsdefizit-Hyperaktivitätsstörung (ADHS), disruptives oder auch ängstlich depressives Verhalten durchaus Indikationen für eine medikamentöse Behandlung gibt.

Der Substanz Risperidon gilt wegen der im Vergleich zu anderen Substanzen weiter entwickelten Studienlage ein besonderes Interesse. An einer Kasuistik wird zunächst der Wert einer zielgerichteten Behandlung mit Risperidon verdeutlicht. Anschließend werden die Studienergebnisse einer großen US-amerikanischen Verbundstudie und die allgemeinen Nebenwirkungen der Behandlung mit Risperidon systematisch erörtert. Analog wird für die bei ASS oft komorbide ADHS die Behandlung mit dem Stimulanz Methylphenidat oder neuerdings auch mit Atomoxetin mit Bezug zur aktuellen Studienlage dargestellt und diskutiert.

Weitere Abschnitte dieses Kapitels gelten den in Studien wenig, gleichwohl in der Praxis höchst relevanten Kombinationsbehandlungen mit mehreren Medikamenten oder der Verbindung von Pharmako- und Verhaltenstherapie sowie dem Einsatz von selektiven Serotonin-Wiederaufnahmehemmern (SSRI). Das Kapitel und damit auch der Band werden durch Überlegungen zu anderen Substanzen, Zukunftsvisionen und Überlegungen zu Alternativbehandlungen abgeschlossen.

Literatur

American Psychiatric Association (2000). Diagnostic and Statistical Manual of Mental Disorders. 4th Edition Text Revision (DSM-IV-TR). Washington DC: American Psychiatric Association.

Constantino JN, Todd RD (2003). Autistic traits in the general population: A twin study. Arch Gen Psychiatry 60: 524–530.

Darby JK, Clark L (1992). Autism syndrome as a final common pathway of behavioral expression for many organic disorders. Am J Psychiatry 149: 146–147.

Kanner L (1943). Autistic disturbances of affective contact. Nerv Child 2: 217–250.

Skuse DH, Mandy WP, Scourfield J (2005). Measuring autistic traits: heritability, reliability and validity of the Social and Communication Disorders Checklist. Br J Psychiatry 187: 568–572.

Volkmar FR (1992) Childhood disintegrative disorder: issues for DSM-IV. J Autism Dev Disord 22: 625–642.

Willemsen-Swinkels SH, Buitelaar JK (2002). The autistic spectrum: subgroups, boundaries, and treatment. Psychiatr Clin North Am 25: 811–836.

Wing L (1988). The continuum of autistic characteristics. In: Schopler E, Mesibov G (Hrsg.). Diagnosis and assessment in autism. New York: Plenum Press. S. 91–110.

World Health Organization (1992). The ICD-10 classification of mental and behavioural disorders. Clinical descriptions and guidelines. Geneva: WHO.

2 Mythen über Autismus

David Skuse[1]

2.1 Mythen und Evidenz bei Autismus

Die traditionelle Sicht auf autistische Störungen besteht darin, dass sie eine schwere und spezifische neurologische Entwicklungsstörung mit Ursprung in der frühen Kindheit darstellen. Das zentrale Element dieser Störungen ist ein Versagen, sich an die soziale Umgebung anzupassen, anfangs bezogen auf die Familie und später auf alle sozialen Situationen. Autismus beeinträchtigt die Fähigkeit der Menschen, auf normale reziproke Art zu interagieren, so dass betroffene Individuen unfähig sind, mit anderen eine gegenseitige Konversation zu führen, und sie ihre Sprache nicht zum sozialen Austausch verwenden, wenn sie formal korrekt ist. Autistische Störungen sind mit pragmatischen Sprachdefiziten assoziiert und definitionsgemäß müssen diese Symptome im Bereich der sozialen Interaktion und der Kommunikation von ritualistischem Verhaltensweisen, eingeschränkten Interessen und stereotypen Bewegungen begleitet sein.

2.2 Mythen über den autistischen Phänotyp

Ein Mythos über autistische Störungen ist, dass in gewissen Aspekten des Verhaltens in Abweichung von der normalen Entwicklung qualitative Unterschiede bestehen. Es hat aber bis jetzt keine systematische Untersuchung zu autistischen Symptomen bei Kindern ohne die Diagnose Autismus gegeben und es besteht deshalb keine Grundlage dafür, eine solche Behauptung aufzustellen, obwohl sie in den internationalen Klassifikationen ICD-10 und DSM-IV erscheint. Es gibt also keinen Beweis dafür, dass irgendein Aspekt des autistischen Phänotyps sich qualitativ eindeutig von der normalen Entwicklung unterscheidet. Daher ist es schwierig, einen einzelnen Aspekt des autistischen Verhaltens, wie er im DSM-IV oder ICD-10 festgehalten ist, zu finden, der in einer autistischen Population mehr als viermal so häufig ist wie in einer normalen Population von Kindern. Dieser Mangel an Unterscheidungsmöglichkeiten führt zu diagnostischer Verwirrung, weil ärztliche, pädagogische und psychiatrische Beobachter derzeit unsicher sind, wo sie die Grenze zwischen dem autistischen und dem normalen Bereich von

---
1 Übersetzung durch die Herausgeber

Verhaltensweisen ziehen müssen. Fachleute sind bezüglich des Vorhandenseins von leichten autistischen Symptomen aufmerksamer geworden und bevorzugen deshalb einen Begriff wie „das autistische Spektrum". Aber wie bei jedem Spektrum lassen sich einzelne Bereiche aus der Distanz deutlich erkennen, aber je näher wir kommen, desto unschärfer werden die Grenzen.

Der Begriff „autistische Züge" wird oft für leichte autistische Symptome verwendet, die von begrenzter klinischer Bedeutung sind und nicht zur Diagnosestellung ausreichen. Die meisten autistischen Züge liegen in den Bereichen der Sprache, der Kommunikation und sozialer Interaktionsfähigkeiten. Die große Mehrheit der Kinder, die darin Probleme aufweisen, die aber wiederum bezüglich Schweregrad oder Anzahl die Diagnose nicht erfüllen, zeigen keine Auffälligkeiten in den Bereichen der motorischen Stereotypien, der eingeschränkten Interessen, der fehlenden Flexibilität und der sensorischen Überempfindlichkeiten. In der Klinik sehen wir oft Kinder, die in diesen Bereichen keine Symptome zeigen und deren Diagnose daher üblicherweise als atypischer Autismus gestellt wird. Die epidemiologischen Studien weisen darauf hin, dass diese partiellen Phänotypen viel häufiger sind als der klassisch diagnostizierte Autismus (z. B. Baird et al. 2006).

Die genannten Charakteristika der autistischen Störung spiegeln sich in den standardisierten Instrumenten wieder, die zur Diagnosestellung verwendet werden. Für Forschungszwecke haben die meisten Studien ein Interview mit der wichtigsten Betreuungsperson des Kindes durchgeführt. Für den Einsatz kommen drei Alternativen in Frage. Alle stellen mehr oder weniger die gleichen Fragen und geben damit einen schon lange bestehenden Konsens zu den Zeichen des autistischen Phänotyps wieder. Es handelt sich um das Autismus-Diagnose-Interview (Autism Diagnostic Interview, Lord et al. 1994), das DISCO (Diagnostic Interview for Social and Communication Disorders, Leekam et al. 2002) und das 3Di (Developmental, Dimensional and Diagnostic Interview, Skuse et al. 2004).

Eine weitere Bestätigung der Diagnose wird durch die direkte Beobachtung des kindlichen Verhaltens erzielt, z. B. mit dem Autism Diagnostic Observation Schedule (Lord et al. 2000). Der diagnostische Prozess ist niemals einfach, besonders nicht bei Kindern, die eine normale Intelligenz haben oder nur einen partiellen autistischen Phänotyp zeigen. Es muss auf jeden Fall anerkannt werden, dass ohne eine eindeutige biologische oder neuropsychologische Auffälligkeit, die mit der Diagnose verbunden ist, die Erkennung von autistischen Störungen auf der Anamnese und der Beobachtung von Symptomen beruht. Die Auswahl der Symptome ist auf diejenigen begrenzt, die wir beim klassischen Autismus sehen, der eine mehrheitlich männliche Störung ist. Die Vorherrschaft von „typisch männlichen" Symptomen hat zur Theorie des „extrem männlichen Gehirns" bei Autismus geführt (Baron-Cohen et al. 2002; 2005) bei dem der männliche Überschuss an erkannten Fällen einem männlich verzerrten „Systematisierungs"-Konstrukt zugeschrieben wird. Dieser Umstand könnte aber nur die historische Entscheidung widerspiegeln, Autismus als einen männlichen Prototyp zu definieren (Kopp et al. 1992). Beim Fehlen einer unabhängigen Evidenz zur Ätiologie geben symptomatische Phänotpypen vornehmlich die jener Instrumente wieder, die zur Diagnosestellung verwendet werden.

Die aktuelle Diskussion über die beste Art und Weise, autistische Phänotypen für genetische Studien zu definieren, basiert auf der üblichen Annahme, dass Autismus in drei spezifischen Bereichen von Beeinträchtigungen charakterisiert ist. Mir scheint es geboten, dass diese Bereiche als Dimensionen von Beeinträchtigung gesehen werden sollten und weniger als qualitativ klar abgegrenzte Kategorien von Symptomen. Der Gebrauch der üblichen diagnostischen Kriterien ist für die klinische Praxis dennoch ein sinnvolles Mittel. Es muss uns aber bewusst sein, dass die phänotypischen Eigenschaften der Autismus-Spektrum-Störungen nicht unveränderbar sind und möglicherweise revidiert werden können (Gotham et al. 2006). Tatsächlich können autistische Beeinträchtigungen in mehr als drei Bereichen bestehen, aber auch nur in zwei (Freitag 2007) oder sogar nur einem Bereich (Constantino und Todd 2003). Es besteht keine Evidenz, dass die Befunde genetischer Studien beim Autismus eine höhere Konsistenz aufweisen, wenn derartig strenge Methoden bei der Bestimmung der Phänotypen verwendet wurden. Es scheint sogar eher das Gegenteil zuzutreffen; eine Erweiterung des Phänotyps scheint eine bessere Evidenz für Risiko-Loci zu ergeben (Duvall et al. 2007; Szatmari et al. 2007).

2.2 Mythen zu Geschlechterunterschieden bei Autismus

Das Überwiegen von Männern bei identifizierten Fällen von Autismus (mindestens 4 : 1) ist eine der wenigen unbestrittenen Tatsachen, die auf den Mechanismus einer biologischen Vulnerabilität hinweisen. Aus frühen Studien ist bekannt, dass bei Kindern mit Autismus und schwerer geistiger Behinderung der relative Anteil von Frauen höher ist, obwohl dieses ungleiche Geschlechterverhältnis möglicherweise eher für Fälle von atypischem Autismus und für jene zutrifft, die mit einer bekannten medizinischen Störung assoziiert sind und sich nicht nur durch einen niedrigen IQ auszeichnen (Starr et al. 2001). Andererseits scheint es eindeutig, dass bei Betroffenen mit sehr hohem IQ Männer noch stärker überwiegen und das Verhältnis gegen 10 : 1 geht (Gillberg et al. 2006), was nicht nur durch medizinische Ursachen erklärt werden kann.

Es gibt drei Theorien zur Erklärung der Geschlechterungleichheit bei autistischen Störungen. Erstens besteht die Möglichkeit, dass X- oder Y-chromosomale Gene beteiligt sind. Die hohe Zahl männlicher Betroffener könnte auf eine X-chromosomale Störung verweisen (Muhle et al. 2004). Aus Genomuntersuchungen liegen Hinweise in diese Richtung vor, die aber noch nicht überzeugen. Der große Anteil von Männern mit X-chromosomaler geistiger Behinderung bietet jedoch keine Erklärung für das ungleiche Geschlechterverhältnis, weil dieses mit niedrigem IQ ab- und nicht zunimmt. Es gibt keine Evidenz für eine Y-Linkage (Jamaine et al. 2002). Fälle von offensichtlicher „Mann-zu-Mann"-Übertragung autistischer Störungen in großen Familien schließen eine X-gebundene

Vererbung als dominierendes Vererbungsmuster in diesen Familien aus (Pickles et al. 2000), obwohl diese Annahme darauf beruht, dass die phänotypischen Zeichen der genetischen Disposition bei Männern und Frauen gleich sind. Ein mütterliches Imprinting des X-Chromosoms könnte zu einer frauenspezifischen Ausbildung von X-chromosomalen Genen (vom väterlichen X-Chromosom) führen. Es gibt Hinweise darauf, dass die Schwelle zur Ausbildung autistischer Züge auf diese Weise beeinflusst wird (Skuse et al. 1997).

Die Häufigkeit von X-chromosomalen Genen, die bei einer Mutation zu einer geistigen Behinderung bei Männern führen, könnte ein anderer Faktor sein, der zur offenen Manifestation autistischer Störungen in der männlichen Bevölkerung beiträgt. Hormonelle Mechanismen können eine Rolle spielen, denn es gibt Hinweise darauf, dass eine Androgenisierung des männlichen Fötus die Vulnerabilität erhöht (Knickmeyer et al. 2006). Letztlich können aber auch andere Risikomechanismen bei Männern und Frauen unterschiedlich funktionieren (Schellenberg et al. 2006). In neuester Zeit gibt es Hinweise auf eine anscheinend geschlechterlimitierte Ausbildung autosomaler Gene in den Kandidatenregionen auf den Chromosomen 7q (Bonora et al. 2005) und 17q11.2 (Sutcliffe et al. 2005). Möglicherweise sind die Gene von Frauen mit autistischen Störungen also informativer als jene von Männern (Szatmari et al. 2007; Skuse 2000). Erstere haben möglicherweise weniger genetische Heterogenität als letztere, weil sie seltener eine begleitende geistige Behinderung und dadurch einen „durchmischten" Phänotypen haben.

Sollten die diagnostischen Kriterien daher für Männer und Frauen gleich sein – oder haben Frauen einen veränderten Phänotyp? Es gibt neuere Hinweise, dass der weibliche Phänotyp in Bezug auf die Beeinträchtigung in den sozialen und kommunikativen Bereichen identisch zu dem der Männern ist, aber dass Frauen seltener Auffälligkeiten in den Bereichen der stereotypen und eingeschränkten Verhaltensweisen zeigen (Chilvers et al. 2008). Weil aber Beeinträchtigungen in allen drei Domänen für eine Diagnose verlangt werden, folgt daraus, dass Frauen seltener die Diagnose Autismus erhalten, obwohl sie möglicherweise als zum autistischen Spektrum gehörig erkannt werden.

2.3 Mythen über den autistischen Genotyp

Es scheint eine Übereinstimmung zu bestehen, dass autistische Störungen genetisch sehr heterogen sind und dass wegen dieser Heterogenität bisher relativ wenige Fortschritte bei der Identifikation von Kandidatengenen, die zur Entstehung von klassischem Autismus beitragen, erzielt werden konnten. Kürzlich erbrachte eine Gruppe von Forschenden in den Cold Spring Harbor Labors (Sebat et al. 2007) den Hinweis, dass *De novo* Kopie-Nummer-Variationen in mindestens 10 % der Fälle eine wichtige Rolle spielen. Dies könnte eine neue Forschungsrichtung aufzeigen. Die gleiche Gruppe diskutierte in der Folge eine Alternative zur Multi-Gen-Interaktions-Hypothese (Zhao et al. 2007) und schlug vor, dass die meisten Fälle von Autismus die Folge einer De novo-Mutation in der väterlichen Zelllinie sind, die eine Anzahl kritischer Loci betreffen könnten. Die hohe Diskrepanz zwischen Konkordanzraten bei eineiigen gegenüber zweieiigen Zwillingen und anderen Geschwistern könnte durch diesen Mechanismus erklärt werden, weil eine vererbte oder eine De novo-Mutation in der väterlichen Germ-Linie zwangsläufig beide eineiigen oder Monozygoten-Zwillinge gleichermaßen betreffen würde. Im Gegensatz dazu stellen die viel geringeren Konkordanzraten für Zygotenzwillinge und andere Geschwister, die viel tiefer liegen, eine Vermischung von Vererbungsmodalitäten dar. Sie sind manchmal vererbt und manchmal aus De novo-Mutationen entstanden.

Diese Hypothese enthält jedoch eine starke prädiktive Aussage: De novo-Mutationen, die Autismus verursachen, werden auch bei resistenten Individuen, vor allem bei Frauen, gefunden. Diese relativ asymptomatischen Individuen können Hochrisiko-Familien bilden, in denen die Mutation übertragen und, bezogen auf die männlichen Nachkommen, ein fast dominantes Vererbungsmuster der Störung entstehen lassen. Die Tatsache, dass Hochrisiko-Familien Risiko-Allele auf dominante Art und mit einer hohen Penetranz bei Männern vererben, wirft die Frage auf, welche Art von Mutationen einerseits Autismus verursachen können, andererseits aber in einem offensichtlich nicht betroffenen Elternteil vorliegen und dann auf dominante Art auf die Nachkommen übertragen wird. Weil das übliche Muster die Expression des Phänotyps bei Männern zu beeinflussen scheint, schlagen die Autoren vor, dass es sich um X-chromosomale Mutationen handeln könnte. Mit anderen Worten würden Mütter das Risiko zwar tragen, weil sie aber auch ein normales X-Chromosom ohne die Mutation haben, bestände eine sehr kleine Evidenz phänotypischer Charakteristika der autistischen Störung. Sie vererben aber das Risikoallel auf ihre Söhne. Gegen diese Annahme spricht jedoch das Fehlen von Hinweisen, dass konkordante männliche Geschwister, die beide Autismus haben, das gleiche mütterliche X-Chromosom häufiger als zufällig gemeinsam aufweisen. Wenn dies der Risikomechanismus für Männer wäre, müssten beide betroffene männliche Geschwister das gleiche mütterliche X-Chromosom haben (man muss bedenken, dass eine 50 %ige Chance besteht, dass Brüder das gleiche mütterliche X-Chromosom haben).

Die Autoren schlagen deshalb als die wahrscheinlichste alternative Erklärung vor, dass Autismus in der Regel durch eine physische Unterbrechung auf einem einzelnen elterlichen Chromosom verursacht wird und dass eine sog. „unvollständige Penetranz" den Trägerstatus verursacht. Mit anderen Worten wäre es für einige Betroffene möglich, die „Risiko"-Unterbrechung in ihrem Genom zu tragen, sie aber nicht in der Form eines typischen autistischen Phänotyps auszudrücken. Wenn Autismus bei Frauen seltener ist, ist es noch immer möglich, dass Frauen das genetische Risiko tragen. Es ist aber in dem Sinn kompensiert, dass es für den Beobachter oder Interviewer nicht erkennbar ist. Die Autoren weisen darauf hin, dass die auch bei monozygoten Zwillingen beobachtete Diskordanz im Ausmaß der autistischen Störung auf einen Autismus-Spektrum-Störungs-Genotyp hinweist. Dieser könnte auch existieren, wenn ein identifizierbarerer Phänotyp in einem der Geschlechter fehlen würde.

Um die stärkere Penetranz bei Männern zu erklären, erwägen sie die Hypothese, dass Autismus mit anderen Beeinträchtigungen kognitiver Fähigkeiten wie sozialer Fertigkeiten, Sprache und repetitivem Verhalten, die ohnehin einem sexuellen Dimorphismus unterliegen, assoziiert ist (Skuse 2000; 2007; Baron-Cohen et al. 2005). Dadurch wird die Grenze, die zwischen den Geschlechtern besteht, weiter verschoben. Frauen sind an sich schon weniger empfänglich für Störungen der sozialen Kognition, obwohl die Ursache für den relativen Mangel an dieser Empfänglichkeit noch nicht identifiziert werden konnte. Es könnte sich um eine erhöhte männliche Vulnerabilität aufgrund von androgenen Hormonen (Knickmeyer et al. 2008) oder um eine verminderte weibliche Vulnerabilität aufgrund des Vorhandensein von zwei X-Chromosomen handeln (wie bei Männern oder bei Frauen mit einer X-Monosomie, die ein hohes Risiko für autistische Züge haben, Skuse et al. 2007). Wenn das Risiko für eine autistische Störung bei beiden Geschlechtern gleich verteilt wäre (wie bei einer autosomalen Störung), würden wir trotzdem sehen, dass Männer stärker betroffen sind, weil sie diese weniger gut kompensieren können. Eine Analogie könnte die weibliche Vulnerabilität gegenüber Brustkrebs bei Vorliegen des BRCA1/2-Gens sein. Männer haben ein gleich hohes Risiko der Erkrankung, bekommen aber dennoch sehr viel seltener Brustkrebs, weil die Verteilung des Gewebes sexuell dimorph ist und sie relativ wenig davon besitzen.

Zhao et al. (2007) schlagen vor, dass ein signifikanter Teil der sporadischen Fälle von Autismus durch De novo-Mutationen, Deletionen, Duplikationen, andere genomische Rearrangements oder Punktmutationen in der Germ-Linie eines Elternteils verursacht werden. Diese können einen Verlust an Funktion (Haploinsuffizienz) oder einen Gewinn bei einer großen Anzahl von Genen auslösen. Diese Hypothese passt zum bisherigen Misserfolg von genomischen Untersuchungen, sogenannte *Hot Spots* auf einzelnen Chromosomen zu finden (Freitag 2007). Sie passt auch zu neueren Hinweisen, dass das genetische Risiko bei Frauen mit einer deutlich belasteten Familienanamnese assoziiert ist, was bedeuten würde, dass der Widerstand gegen die Ausbildung des Phänotyps bei Frauen durch ein höheres genetisches Loading überwunden werden kann (Szatmari et al. 2007).

Menschen, die ihr genetisches Risiko kompensiert haben und nur eine leichte Ausprägung in der Störung zeigen oder die, wie Frauen, asymptomatische Träger sind, können Kinder zeugen, die die Mutation in einem dominanten Erbgang erhalten. Zhao et al. (2007) berechnen die Anzahl asymptomatischer Frauen in der allgemeinen Bevölkerung mit etwa 0,67 % und den Anteil von Hochrisikofamilien mit 0,77 %. Sebat et al. (2007) beobachten De novo-Mutationen bei 10 % aller Kinder mit sporadischem Autismus, vermuten aber, dass 10 % eine deutliche Unterschätzung des wirklichen Wertes ist, da die Labortechniken zur Entdeckung der Kopie-Nummer-Mutationen noch ungenügend sind. Sie vermuten, dass die tatsächliche Zahl der De novo-Kopie-Nummer-Mutation bei Kindern mit Autismus dreimal so hoch liegt. Sie gehen auch davon aus, dass im Falle einer Hochrisiko-Familie mit einem Elternteil, der die De novo-Mutation trägt, diese häufiger bei der Mutter beobachtet wird und das hohe Risiko einem Elternteil folgen sollte, wenn er mit mehr als einem Partner Kinder hat. Dieser

Befund passt zu einem Bericht von Salter et al. (2008), der zeigt, dass auf dem Niveau der sozial-kognitiven Beeinträchtigung des Gesichtserkennungsgedächtnisses das Risiko in Familien mit einem autistischen Kind bei den Müttern viel größer war als bei den Vätern.

Wie bereits erwähnt, haben genomische Linkage-Studien bei dem Versuch, Regionen des Genoms zu identifizieren, die Vulnerabilitäts-Gene für Autismus tragen, bisher wenige Loci repliziert. Die Vergrößerung der untersuchten Kollektive hat diesbezüglich bisher keine Fortschritte erbracht (Szatmari et al. 2007; Bartlett und Vieland 2007). Im Moment ist daher unklar, ob die beste Art und Weise, solche Merkmalszüge für ein effizientes Genom-Mapping zu messen, Verhaltensbeobachtungen, kognitive Tests oder andere Methoden sind. Neuere Hinweise aus einer Populationszwillingsstudie (Ronald et al. 2006 a, b) weisen daraufhin, dass unterschiedliche Gensätze die zentralen Komponenten des autistischen Phänotyps beeinflussen, so dass die Grundidee, der autistischen Störung liege eine einheitliche Ätiologie zugrunde, irreführend sein könnte (Happe et al. 2006). Dies heißt, in anderen Worten, dass möglicherweise bestimmte Gene das Risiko für Probleme der sozialen Interaktion erhöhen, während andere das Risiko für Sprachentwicklungsverzögerung oder andere Sprachstörungen erhöhen oder ein Individuum in Richtung eines unflexiblen, auf Details fixierten Verhaltens mit stereotypen Bewegungen und anderen Hinweisen auf sensorische Überempfindlichkeiten prädisponieren. Wenn sie Risikoallele darstellen, können alle drei Gensätze unabhängig voneinander vererbt werden.

Wenn wir andererseits die Idee aufnehmen, dass Autismus häufig die Folge von sporadischen Anomalien im Genom ist, gibt es keinen Grund, anzunehmen, dass solche Anomalien mehr als einen dieser angeblich unabhängigen Bereiche betreffen. Dabei muss man berücksichtigen, dass die klinische Präsentation von Kindern mit einer autistischen Störung am Ende eines langen Selektionsprozesses steht und diejenigen mit einem unvollständigen Set von Symptomen vermutlich im diagnostischen System nicht sehr weit kommen. Unvollständige Phänotypen, insbesondere wenn die Symptome im Bereich der fehlenden Flexibilität und der eingeschränkten Interessen bestehen, werden nur in seltenen Fällen die klinische Aufmerksamkeit auf sich ziehen, wenn deren Träger nicht auch noch sprachliche oder deutliche soziale Schwierigkeiten haben.

2.4 Mythen über die Assoziation von Autismus mit geistiger Behinderung

Als Autismus zum ersten Mal als klinische Einheit beschrieben wurde, war man der Ansicht, dass er sehr deutlich mit geistiger Behinderung assoziiert ist. Dies ist bei wissenschaftlichen Kohorten auch weiterhin der Fall, aber Kliniker sind sich zunehmend bewusst, dass die meisten Kinder auf dem autistischen Spektrum über eine normale Intelligenz verfügen. Es scheint große Schwierigkeiten zu geben, die

Befunde aus Screening-Untersuchungen der allgemeinen Bevölkerung, die dafür sprechen, dass autistische Symptome Ausdruck von genetisch unabhängigen quantitativen Zügen sind (Ronald et al. 2006a, b; Constantino und Todd 2003), mit dem Forschungsfokus vieler psychiatrischer Genetiker in Einklang zu bringen, die nach der „noch rauchenden Pistole" suchen (Freitag 2007; Stage 2006).

Zentrale Fragen für die Forschung sind:

1. Ist ein autistischer Phänotyp beim Vorliegen einer mittleren bis schweren geistigen Behinderung einfach nur ausgeprägter als bei Kindern mit normaler Intelligenz?
2. Werden Autismus und geistige Behinderung durch dieselben Gene verursacht? Zeigen Kinder mit einer entwicklungsneurologischen Vulnerabilität (unabhängig von der Ätiologie) autistische Züge in einer Art, die sie für Beobachter deutlicher erkennbar macht?
3. Wenn subtile sozial-kognitive Defizite des autistischen Typs relativ häufig sind, wäre es möglich, „autistische Endophänotypen" bei Menschen mit schwacher oder sogar fehlender autistischer Symptomatik und normaler Intelligenz zu finden, wenn wir die entsprechenden zuverlässigen Methoden hätten (Skuse et al. 2005)?
4. Könnte die scheinbar starke Assoziation von Autismus mit geistiger Behinderung eine Rekrutierungsverzerrung (Blaxill et al. 2003) darstellen und zum Teil auch Ausdruck eines Diagnosewechsels bei Kindern sein, die vorgängig als geistig behindert eingestuft werden (Croen et al. 2002)?

Es besteht hinreichend Evidenz, dass Autismus und autistische Züge bei einer Vielzahl von genetischen oder chromosomalen Störungen vorliegen. Einige monogene oder „Single-Gene"-Störungen sind mit deutlichen autismusähnlichen Symptomen assoziiert, insbesondere das fragile X-Syndrom und das Rett-Syndrom, bei denen die Häufigkeit solcher Symptome zwischen 30 und 40 % zu liegen scheint (obwohl zumindest bezogen auf das Rett-Syndrom, die Ähnlichkeit zu Autismus oberflächlich und irreführend ist (Moeschler et al. 2005). Ausgefeilte Theorien haben versucht zu erklären, warum solche Assoziationen zur Entdeckung der neuronalen Grundlage des idiopathischen Autismus führen könnte (Belmonte und Bourgeron 2006; Harvey et al. 2006; La Salle et al. 2005).

Die Anzahl der Störungen, die mit wenigstens einigen Symptomen des autistischen Spektrums assoziiert sind, wächst von Monat zu Monat. Es gibt quasi keine Spezifität mehr und der Einschluss des Rett-Syndroms als einzige Störung unter den tiefgreifenden Entwicklungsstörungen im ICD-10 wirkt besonders ungewöhnlich.

So zeigen z.B. bei der Duchenne Muskeldystrophie mindestens ein Drittel der Betroffenen autistisches Verhalten (soziale und kommunikative Defizite) (Hinton 2006). Die Tuberöse Sklerose (besonders TSC2-Mutationen) ist in bis zu 50 % der Fälle mit klinisch signifikanten autistischen Symptomen assoziiert (Bolton et al. 2004). Kinder mit Williams-Syndrom haben in der Regel eine schwache „Theory of Mind" und zeigen wenig soziale Reziprozität (Laws und Bishop 2004). Ein besonderes Interesse besteht für den langen Arm des Chromosoms 15 und dort besonders für die kritische Region des Prader-Willi-Syndroms. Hier sind Duplikationen oder die Überexpression von mütterlichen Genen in bis zu 25 % mit Autismusspektrumsstörungen verbunden (Veltman et al. 2005). Neuere Studien belegen, dass über ein Drittel der Kinder mit velokardiofazialem Syndrom eine Autismusspektrumstörung hat (Vorstmand et al. 2006; Antshel et al. 2006). Kinder mit Down-Syndrom zeigen häufig sozialen Rückzug und Stereotypien, die denjenigen von Kindern mit frühkindlichem Autismus ähnlich sind (Carter et al. 2007). Alle Geschlechtschromosom-Anomalien zeigen eine Rate von autistischem Verhalten, die deutlich über dem Durchschnitt liegt. Dazu gehören unter anderem das Turner-Syndrom (Creswell und Skuse 2000), das Klinefelter-Syndrom (Van Rijn et al. 2006) und möglicherweise auch das 47,XYY- und 47,XXX-Syndrom (Geerts et al. 2003; Patwardhan et al. 2002). Autistische Züge finden sich oft auch in genetisch verursachten Stoffwechselstörungen, wie dem Smith-Lemli-Opitz-Syndrom (Sikora et al. 2006), die bisher aber noch wenig untersucht sind.

2.5 Mythen über die Vererblichkeit von Autismus

Es wird oft betont, dass Autismus eine der höchsten Vererblichkeiten aller kinderpsychiatrischen Störungen hat. Dies ist eine wichtige Aussage, weil sie Grundlage für viele Studien zur Genetik des Autismus war. Diese basieren zum Teil auf Familien mit mehr als einem betroffenen Kind und gerade in letzter Zeit auf Familien, in denen nur ein Kind betroffen und ein anderes Kind definitiv nicht betroffen ist. Die ursprünglichen Hinweise, dass Autismus stark durch genetische Faktoren beeinflusst ist, kamen vor allem aus Zwillingsstudien, aus denen auch die Heritabilität berechnet wurde (Folstein und Rutter 1977; Ritvo et al. 2005; Bailey et al. 2005; Steffenberg et al. 1989; Le Couteur et al. 1996). Die Einschätzung der Heritabilität entspricht der Tatsache, dass eine deutlich höhere Konkordanz für autistische Symptome bei eineiigen im Vergleich zu zweieiigen Zwillingen des gleichen Geschlechtes besteht.

Grundsätzlich sind autistische Symptome bei beiden Geschlechtern häufiger, wenn gleichzeitig eine geistige Behinderung vorliegt. Hier ist die Anmerkung wichtig, dass das Geschlechterverhältnis (das im Allgemeinen mit 4 : 1 angegeben wird) nur etwa 2 : 1 bei Kindern mit schwerer geistiger Behinderung beträgt, am anderen Ende der Intelligenzverteilung aber mindestens 10 : 1 beträgt. Diese Feststellung stützt sehr stark die Hypothese, dass Frauen mit guter verbaler Intelligenz besser als Männer eine Prädisposition bezüglich autistischer Züge kompensieren, da es keinen Grund für die Annahme gibt, dass das genetische Risiko für Autismus bezogen auf Männer und Frauen an den jeweiligen Enden der Intelligenzverteilung unterschiedlich ist. Je ausgeprägter der Grad der geistigen Behinderung, desto schwerer ausgeprägt ist der autistische Phänotyp. Zwischen genetischem Risiko, der Diagnose eines Autismus und ausgeprägten Lernbehinderungen (vor allem der Verbalintelligenz) besteht sowohl bei eineiigen als auch bei zweieiigen Zwillingsgruppen ein enger Zusammenhang. Sogar Ko-Zwillinge mit weniger ausgeprägten Symptomen (ein breiterer Phänotyp) haben in den Studien einen durchschnittlichen verbalen IQ, der fast zwei Standardabweichungen unter dem der nicht betroffenen Ko-Zwillingen liegt. Dies könnte zum Teil die Folge einer Vermischung diagnostischer Kriterien von Autismus (kommunikative Fähigkeiten) und verminderter verbaler Intelligenz sein, mit der gewisse Items, die für die Autismusdiagnose verwendet werden, direkt korreliert sind.

Die frühen Zwillingsstudien basierten auf diagnostizierten Fällen von Autismus und implizierten, dass die Gene, die für eine klinische Diagnose des Autismus von Bedeutung sind, über eine tiefgreifende Störung der neurologischen Entwicklung wirksam werden. Das bedeutet, dass die Gene, die mit einem Risiko für Autismus verbunden sind, ebenfalls mit einem Risiko für eine geistige Behinderung assoziiert sind, obwohl sie sich manchmal als deutlich schwächerer Phänotyp ohne generalisierte Lernstörungen zeigen können. Eine alternative Hypothese ist, dass innerhalb dieser Zwillingskohorten, eine niedrigere allgemeine Intelligenz die Möglichkeit der kognitiven Kompensation von unabhängig vererbten autistischen Zügen vermindert. Zweieiige Ko-Zwillinge, die frei von autistischen Symptomen waren, hatten im Allgemeinen auch keine unspezifischen Lernschwierigkeiten, wohingegen eineiige Ko-Zwillinge, die den einen Teil der charakteristischen Symptome zeigten, durchgehend auch den anderen Teil erbten. Neuere Zwillingsstudien, die auf Daten aus der allgemeinen Bevölkerung beruhen und die Autismus eher als quantitatives Merkmal (oder Gruppe von Merkmalen) und weniger als diagnostische Kategorie erfassen, konnten nicht zeigen, dass generalisierte Lernstörungen und Autismus eine gemeinsame genetische Grundlage haben (Ronald et al. 2006 a, b; Constantino und Todd 2003).

Eine Auffälligkeit, die in der Literatur über die frühen Zwillingsstudien zum Autismus kaum diskutiert wird, ist die Tatsache, dass monozygote Zwillinge untereinander zu ähnlich und dizygote Zwillinge untereinander ungenügend ähnlich sind – im Vergleich zu den meisten anderen Zwillingsstudien zu komplexen Verhaltensweisen. Die Konkordanz für monozygote Zwillinge erreicht fast 100 %, wo hingegen sich diese für dizygote Zwillinge an Null nähert. Da sich auch bei dizygoten Zwillingen durchschnittlich 50 % der Gene gleichen, ist diese fehlende Konkordanz auf den ersten Blick überraschend. Vielleicht ist aber das Risiko, den vollen Phänotyp zu entfalten, deutlich erhöht, wenn ein anderer unabhängiger Risikofaktor präsent ist (dieser könnte genetisch, epigenetisch, stochastisch oder umweltbedingt sein). Es sind viele Faktoren vorstellbar, welche die overte Expression autistischer Symptome beeinflussen können, und sie könnten vom grundlegenden genetischen Risiko unabhängig sein. Wir könnten die Auffälligkeit erklären, wenn der wichtigste Einflussfaktor, der bestimmt, ob ein behaviouraler Phänotyp beobachtet werden kann, die allgemeine kognitive Fähigkeit ist. Wenn das genetische Risiko bezüglich der Beeinflussung der allgemeinen Intelligenz und des Autismus unabhängig voneinander bestehen, wie ursprünglich gedacht wurde, dann werden beide Risiko-Sets natürlich an beide eineiigen Zwillinge vererbt und beide werden den ausgeprägten Phänotyp von beiden Bedingungen zeigen (mit einem gewissen Spielraum für stochastische und andere Variationen). Bei dizygoten Zwillingen hingegen wäre die Wahrscheinlichkeit, dass beide Geschwister beide Risikogene erben, deutlich geringer als 50 %, denn je mehr Gene zum Phänotyp beitragen, desto kleiner ist das Risiko. Aus diesen Beobachtungen und der Tatsache, dass das familiäre Risiko dramatisch abzufallen scheint, je weiter der genetische Abstand von der Kernfamilie ist, wurde geschlossen, dass mehrere Risikogene beteiligt sind. Wenn die allgemeine Intelligenz ein wichtiger Risikofaktor ist, würden wir bei dizygoten Zwillingen mit einer Beeinträchtigung in diesem Bereich erwarten, dass ihr Anteil an deutlichen autistischen Symptomen größer ist als bei Zwillingen, die über eine normale Intelligenz verfügen bzw. keine kognitive Beeinträchtigung haben. Dieser Punkt ist ausführlich von Skuse (2007) diskutiert worden.

Wenn wir den vollen Umfang autistischer Symptome in Feldstudien erfassen wollen, ist es nicht möglich, diagnostische Interviews oder strukturierte Beobachtungen durchzuführen. Deshalb wurden bereits Alternativen entwickelt. Verschiedene Wege wurden eingeschlagen, um autistische Symptome in der ganzen Breite ihrer Ausprägung bis in die allgemeine Bevölkerung hinein zu erfassen. Schon 1999 (Scourfield et al. 1999) entwickelten wir ein Screening-Instrument, das später als Social-Communication-Disorder-Checklist bekannt wurde (Skuse et al. 2005). In einer Stichprobe von 656 Zwillingspaaren fanden wir eine Heritabilität von 0.76 ohne erkennbaren Einfluss der gemeinsamen Umgebung (tatsächlich waren keine signifikanten familiären Einflüsse auf den Phänotyp erkennbar). Als wir die Daten analysierten, um zu sehen, ob geschlechterabhängige Unterschiede in der Reaktion auf genetische und umweltbedingte Einflüsse bestehen, konnten wir keinen signifikanten Differenzen finden, obwohl Männer im Ganzen stärker ausgeprägte Symptome zeigten als Frauen. Die Checkliste, die in dieser Untersuchung verwendet wurde, war entwickelt worden, um einen eindimensionalen Trait zu erfassen, und versuchte nicht, die sonst übliche dreidimensionale Struktur der diagnostischen Kriterien für Autismus nachzubilden.

2.6 Eine Dimension für Autismus, zwei Dimensionen, drei oder mehr?

Mit einer Fragebogen-Methode, der Social Responsiveness Scale (SRS) (Constantino und Todd 2003; deutsch Bölte 2009) wurde eine kontinuierliche (allerdings – nicht normale) Verteilung des autistischen Traits ermittelt, die nach diesem Vorgehen eindimensional erscheint, obwohl im Fragebogen Angaben zu sozialen, kommunikativen und teilweise anderen Aspekten des autistischen Phänotyps verlangt wurden. Der Child Asperger Syndrome Test (CAST) (Ronald et al. 2006a, b; Allison et al. 2007) fand bei Männern höhere Testwerte als bei Frauen und die drei CAST-Symptom-Dimensionen (die den Symptombereichen der Autismus-Symptomatologie entsprechen) waren nur mittelmäßig korreliert. In dieser Analyse fand sich eine deutliche aber weitgehend unabhängige genetische Spezifizität für jede der drei Komponenten des Phänotyps. In einem weiteren Screening-Instrument, der Broader-Phenotype-Autism-Symptom-Scale (BPASS; Sung et al. 2005) wurden vier unterschiedliche Autismus-Bereiche berichtet (Ausdrucksfähigkeit, Konversationsfähigkeiten, soziale Motivation und Flexibilität/eingeengte Interessen). Wie diese vier Bereiche zu den üblicherweise definierten drei Kategorien der autistischen Symptome passen, ist nicht noch klar, aber die Befunde bestätigen frühere Hinweise auf die Familiarität von Beeinträchtigungen in der sozialen Interaktion (Kolefvzon et al. 2004) oder von repetitiven Verhaltensweisen (Silverman et al. 2002; Dawson et al. 2006).

In jeder klinischen Beurteilung ist die Information, die wir aus der Anamnese erhalten und auf der wir unsere Differentialdiagnose aufbauen, von den gestellten Fragen abhängig. Wenn wir von der Annahme ausgehen, dass Autismus nicht mehr und nicht weniger umfasst als die im DSM und der ICD festgehaltenen Verhaltensweisen, werden die Fehler in der Beschreibung des Phänotyps fortgesetzt. Neue epidemiologische Studien haben gezeigt, dass das autistische Spektrum bei Kindern in der Bevölkerung sehr viel häufiger als ein eng definierter Autismus ist (Baird et al. 2006). Auch bei Geschwistern von autistischen Kindern kommt es viel häufiger als ein eng definierter Autismus vor (Bishop et al. 2006).

Was für einen Sinn macht es dann, für die Diagnose übertrieben strenge Kriterien zu verwenden, wenn gleichzeitig genügend Symptome und Symptom-Schweregrade in allen drei Bereichen der autistischen Triade vorliegen? Können wir damit Kinder mit einer schwereren funktionalen Beeinträchtigung differenzieren? Wir wissen nicht, ob das der Fall ist, weil die entsprechenden Studien nie durchgeführt worden sind. Wir wissen dass die überwiegende Mehrzahl der Kinder (etwa 95%) mit einem partiellen Phänotyp soziale und kommunikative Beeinträchtigungen aufweisen, auch wenn sie keine stereotypen und repetitiven Verhaltensweisen, sensorischen Auffälligkeiten oder eingeschränkte Interessen in einem klinischen Ausmaß zeigen. Bedeutet das Fehlen dieser Verhaltensauffälligkeiten, dass ein Kind mit einem partiellen Phänotyp, das große Probleme in sozialen Beziehungen erlebt und das nur über schlechte pragmatische Kommunikationsfähigkeiten verfügt, in Bezug auf seine Alltagsfunktionen weniger beeinträchtigt ist als Kinder mit dem vollständigen Phänotyp? Eine Antwort darauf gibt es bisher nicht, weil die relevanten Daten bis jetzt nicht publiziert worden sind.

Die bisher diskutierten Symptomskalen basieren auf Fragebögen, die in Studien mit konventionell diagnostizierten Kindern mit Autismus validiert wurden. Im Prinzip sollten alle die gleichen latenten Variablen erfassen, die eine Vulnerabilität für die klinische Störung darstellen. Alle sind vollständig abhängig von genauen elterlichen Angaben. Ein häufig übersehenes Problem ist die Tatsache, dass jede Messung autistischer Symptome, die auf elterlichen Angaben (oder auf jenen von anderen Drittpersonen) basiert, keine Validität haben kann, die über die Qualität der gestellten Fragen und den Wahrheitsgehalt der Antworten hinausgeht. Dies ist ein wenig diskutierter aber kritischer Punkt, wenn man für die Messung autistischer Symptome nur elterliche Angaben verwendet. Eltern können sich möglicherweise an kritische Aspekte der kindlichen Entwicklung nicht mehr erinnern, wobei Auslassungsfehler weniger wahrscheinlich sind als Hinzufügefehler. Aus verschiedenen Gründen (z. B. Zugang zu besseren erzieherischen Ressourcen, als Erklärung für anti-soziales Verhalten oder als Ausdruck eines Persönlichkeitsproblems der Eltern) werden Kinder, die keine autistische Störung haben, in Sprechstunden von ihren Eltern gelegentlich so vorgestellt, als ob sie autistisch wären. Dies ist möglich, weil die Eltern zunehmend gut über die Art und das Ausmaß autistischer Symptome informiert sind. Fragen zu der Anzahl der Dimensionen des autistischen Phänotyps müssen aus elterlichen Berichten beantwortet werden, weil direkte Beobachtungen nicht unbedingt Auffälligkeiten wie stereotypes Verhalten, fehlende Flexibilität, eingeschränkte Interessen und sensorische Auffälligkeiten erfassen, die für die Störung charakteristisch sind.

Wenn die Kriterien, nach denen Autismus diagnostiziert wird, willkürlich sind, wo muss dann die Grenze zwischen klinischen Interessen und genetischen Studien gezogen werden? In erster Linie müssen wir wissen, welcher Schweregrad der autistischen Symptome mit einer signifikanten funktionalen Beeinträchtigung verbunden ist, aber diese Information steht in Bezug auf den Einfluss einzelner Komponenten des Phänotyps auf das Funktionieren im Alltag zurzeit erstens noch nicht zur Verfügung. Zweitens können wir theoretisch annehmen, dass wir für Gene-Mapping-Studien besser quantitative Züge als kategorial definierte Fälle wählen, wobei im Idealfall große, genetisch relativ homogene Familienstammbäume genutzt werden sollten. Das Problem besteht jedoch darin, wie wir genetische Homogenität sichern können. Ein möglicher Zugang ist die Suche nach Endophänotypen, die der zugrundeliegenden genetischen Störung näher sind als Symptome. Ein Wort zur Vorsicht muss allerdings geäußert werden. Wenn wir Gene suchen, die spezifisch die Empfindlichkeit jener neurokognitiven Defizite beeinflussen, die mit dem autistischen Phänotyp verbunden sind, würde es mehr Sinn machen, sich auf Gruppen von Individuen mit normaler Intelligenz und guten sprachlichen Fähigkeiten zu konzentrieren. Ob die genetischen Risikofaktoren bei Männern und Frauen unterschiedlich sind, ist dabei eine noch offene Frage. Der bemerkenswerte Geschlechterunterschied in der Prävalenz stellt bis heute eine gewaltige Herausforderung dar, eine unbequeme aber offensichtliche Tatsache, die in Bezug auf die Ätiologie des Autismus relevant sein muss, bisher aber wenig diskutiert wurde. Eine genetische Homogenität kann, wenn auch unwahrscheinlich, möglicherweise leichter bei Menschen mit High-Funtioning-Autismus gefunden werden, die vermutlich in der Mehrheit sind (obwohl sie bisher noch wenig entdeckt wurden).

2.7 Mythen zur Komorbidität bei autistischen Störungen

Kinder mit Autismus zeigen oft emotionale, Aufmerksamkeits-, Aktivitäts-, Denk- und assoziierte Verhaltensprobleme (Lainhart 1999), aber es ist bisher nicht bekannt, wie oft diese durch eine komorbide psychiatrische Störung bedingt sind (Leyfer et al. 2006). Die genaue Erfassung und adäquate Behandlung komorbider Störungen ist wichtig, wenn Angebote für Kinder mit Autismus-Spektrum-Störungen geplant werden. Führende klinische Forschungsgruppen weisen auf das dringende Bedürfnis hin, valide und zuverlässige Methoden zu entwickeln, um psychiatrische Komorbiditäten bei ASS zu identifizieren (Leyfer et al. 2006) und nach autistischen Symptomen bei Kindern mit anderen psychiatrischen Störungen zu suchen (Towbin et al. 2005). Derzeit legen die Forschungskriterien der ICD-10 fest, dass für die Diagnose einer hyperkinetischen Störung (oder einer Aufmerksamkeitsdefizit-Hyperaktivitätsstörung; ADHS) die eindeutige Anwesenheit abnormer Ausmaße von Unaufmerksamkeit und Unruhe erforderlich ist, die in verschiedenen Situationen auftreten und über längere Zeit persistieren, die durch direkte Beobachtung festgestellt werden können und die nicht durch andere Störungen wie Autismus oder affektive Störungen verursacht sind. Dies bedeutet in der Konsequenz, dass wir eine ADHS nicht unabhängig von einem Autismus diagnostizieren können, was in Bezug auf die Behandlung gravierende Folgen hat. Die Behandlung einer ADHS als komorbide Störung bei einem Autismus ist nicht anders als die Behandlung einer nicht-komorbiden ADHS: wenn wir also die Diagnose ADHS nicht getrennt erfassen, befinden wir uns in der bizarren Position, dass wir eine autistische Störung so behandeln, als wäre sie eine hyperkinetische Störung.

Derzeit fehlen uns Methoden, um komorbide Störungen bei Autismus zu erfassen. Die standardisierten Interviews für die Diagnose autistischer Störungen sind umfangreich, schwierig zu erlernen und aufwändig in der Durchführung (ADI-R, Le Couteur et al. 2003; DISCO, Leekam et al. 2002; Wing et al. 2002) und sie enthalten keine assoziierten Module für die Erfassung nicht-autistischer Störungen. Standardisierte Interviews für die Erfassung nicht-autistischer psychischer Probleme bei Kindern wie das Child and Adolescent Psychiatry Assessment (Angold und Costello 2000), K-SADS (Ambrosini 2000) und DISC-R (Shaffer et al. 2000) hingegen enthalten keine Module zur Erfassung von Autismus-Spektrum-Störungen. Wir haben also derzeit keine standardisierten Methoden, um autistische Züge in Verbindung mit anderen psychischen Störungen effizient zu erfassen (Happe et al. 2006; Towbind et al. 2002).

Der Anteil von Kindern mit Autismus-Spektrum-Störungen und einer komorbiden ADHS liegt zwischen 25 % (Goldstein und Schwebach 2004) und 70 % (Yoshida and Uchiyama 2004). Leyfer et al. (2006) fanden ein Lebenszeitrisiko von 31 %, das auf 55 % ansteigt, wenn subsyndromale Fälle eingeschlossen werden. Die Komorbidität für das Tourette-Syndrom beträgt mindestens 6 % (Baron-Cohen et al. 1999), dies ist zehnmal höher als erwartet (Khalifa und von Knorring 2005). Zwangssymptome sind mit einem Risiko von 37 % für eine Zwangsstörung häufig, wobei eine genetische Empfänglichkeit möglicherweise eine Rolle spielt (Kano et al. 2004). Störungen des Sozialverhaltens (59 %) sind bei Autismus viel häufiger als im Vergleich zu Kindern ohne Autismus (5 %) (Gurney et al. 2006).

Komorbide emotionale Störungen sind eine große Sorge für Eltern und Lehrer (Weisbrot et al. 2005), mit einem hohen Risiko für Trennungsangst (12 %) und vor allem spezifische Phobien (44 %) bei Autismus (Leyfer et al. 2006). Depressive Symptome kommen bei Kindern in allen Altersstufen vor, wobei 10 % von ihnen mindestens eine Episode einer Major Depression erleben (Leyfer et al. 2006). In einer kürzlich durchgeführten nationalen Studie in den USA (Gurney et al. 2006) waren mehr als ein Drittel (39 %) der Kinder mit einer Autismus-Spektrum-Störung von einer komorbiden Depression oder Angstproblemen betroffen – verglichen mit nur 4 % bei Kindern ohne Autismus. Während es für die Behandlung einer komorbiden ADHS Behandlungsprotokolle gibt (Santosh et al. 2006), fehlen bis jetzt entsprechende Protokolle für das ebenso häufige Problem der Angststörungen.

2.8 Zusammenfassung

Der Autismus, wie er aktuell konzipiert und definiert wird, ist komplexer und unterschiedlicher als allgemein vermutet wird. Die zunehmende Zahl von diagnostizierten Fällen reflektiert zum Teil unser stärkeres Bewusstsein für das Wesen autistischer Störungen, aber auch die Tatsache, dass es keine klare Grenze zwischen normalem Verhalten und autistischen Symptomen gibt. Nur bei einem sehr kleinen Teil der klinisch diagnostizierten Kinder mit autistischen Störungen kann eine eindeutige assoziierte Pathologie gefunden werden. Eine eng definierte autistische Störung ist nur bei einer kleinen Minderheit aller Individuen mit autistischen Symptomen vorhanden, während die Mehrheit der Betroffenen, die hingegen nicht alle diagnostischen Kriterien erfüllen, keinen hinlänglichen Mangel an Flexibilität, an Verharren in Routinen, an stereotypen Bewegungen oder Ähnlichem zeigen. Es gibt daher keine Evidenz, dass diese Symptome für die funktionale Beeinträchtigung von kritischer Bedeutung sind. Ihr Einschluss in die DSM- und ICD-10-Kriterien basiert auf dem Bild der autistischen Störung bei Männern. In dieser Hinsicht bilden die üblichen diagnostischen Kriterien beim Autismus ein männliches Stereotyp ab.

Eine Folge dieser Tatsache ist, dass wir die Prävalenz der Störung bei Frauen unterschätzen. Behauptungen, dass das Geschlechterverhältnis unter den Betroffenen mit normaler Intelligenz 10 : 1 betrage, sind falsch und basieren auf der Unfähigkeit, die Unterschiede im Phänotyp bei Männern und Frauen wahrzunehmen. Wie Kopp und Gillberg (1992) betonten, könnte „der ganze autistische Phänotyp vielleicht unwissentlich aus typischen männlichen Fällen kopiert worden sein". Theorien, die Autismus als eine Variante des „extrem männlichen Gehirns" charakterisieren, basieren also möglicherweise auf einer Fehlannahme. Während vieler Jahre wurde das Geschlechterverhältnis bei ADHS ähnlich beurteilt wie bei Autismus-Spektrum-Störungen. Dann zeigten Biederman et al. (1999), dass die Prävalenz in beiden Geschlechtern ähnlich, der Phänotyp aber unterschiedlich ist. Es gibt bis jetzt nur wenige Daten zu Unterschieden in der klinischen Ausprägung von Autismus-Spektrum-Störungen in Abhängigkeit vom Geschlecht, wobei die vorhandenen Studien zudem unterschiedliche Resultate ergeben haben (Carter et al. 2007; Hofman et al. 2007; Lord et al. 1982; Volkmar et al. 1993).

Die meisten epidemiologischen Studien zeigen, dass etwa 70 % der Menschen mit Autismus eine signifikante geistige Behinderung aufweisen (Chakrabarti und Fombonne 2005; Honda et al. 2005). Neue Studien lassen vermuten, dass diese Aussage Ausdruck einer Selektionsverzerrung ist, indem Kinder mit einem Autismusverdacht und einer mittleren bis schweren geistigen Behinderung häufiger für eine Untersuchung auf einer zweiten Ebene ausgewählt werden, besonders, wenn sie im Vorschulalter untersucht werden. Wenn wir diese Beobachtung mit den Resultaten von Feldstudien zu autistischen Symptomen in Einklang bringen wollen, müssten wir die verbreitete Annahme in Frage stellen, dass Gene mit erhöhtem Risiko für Autismus auch eine geistige Behinderung und eine abnorme Hirnentwicklung verursachen, die zu EEG-Abnormitäten oder Epilepsie führen kann (Tuchman und Rapun 2002).

Ich habe eine alternative Erklärung vorgeschlagen. In diesem neuen Konzept sind die neuropathologischen Symptome nur Hinweise auf ein Gehirn, das weniger in der Lage ist, die Bereitschaft für autistische Züge zu kompensieren, und solche Hinweismerkmale sind oft mit einer allgemeinen geistigen Behinderung assoziiert. Neuere Befunde, die ein abnormes Kopfwachstum in der frühen Kindheit als eine gemeinsame neuropathologische Grundlage des Autismus betrachten, halten einer genauen Untersuchung in großen heterogenen Gruppen nicht stand (Leinhart et al. 2006). Andere Risikofaktoren beziehen sich auf Männer. Es ist sehr viel wahrscheinlicher, dass bei Männern eine autistische Diagnose als bei Frauen diagnostiziert wird, und merkwürdigerweise ist dieses Geschlechterverhältnis bei Kindern mit hoher Intelligenz noch viel ausgeprägter (Honda et al. 2005). Eine mögliche Interpretation dieser Beobachtung ist, dass Frauen in Bezug auf das genetische Risiko im gleichen Umfang wie Männer betroffen sind, es aber genetische oder Geschlechtshormonunterschiede gibt, die es ihnen ermöglichen, dieses Risiko zu kompensieren (Skuse 2006).

Literatur

American Psychiatric Association (2000). Diagnostic and Statistical Manual of Mental Disorders, American Psychiatric Association, Washington DC.

Ambrosini PJ (2000). Historical development and present status of the schedule for affective disorders and schizophrenia for school-age children (K-SADS). J Am Acad Child Adolesc Psychiatry January; 39(1): 49–58.

Angold A, Costello EJ (2000). The Child and Adolescent Psychiatric Assessment (CAPA). JJ Am Acad Child Adolesc Psychiatry 39(1): 39–48.

Allison C, Williams J, Scott F, Stott C, Bolton P, Baron-Cohen S, Brayne C (2007). The Childhood Asperger Syndrome Test (CAST): test-retest reliability in a high scoring sample. Autism 11(2): 173–85.

Antshel, KM, Aneja A, Strunge L, Peebles J, Fremont WP, Stallone K, Abdulsabur N, Higgins AM, Shprintzen RJ, Kates WR (2007). Autistic Spectrum Disorders in Velocardio Facial Syndrome (22q11.2 Deletion). J. Autism Dev. Disord. 37(9): 1776–86.

Bailey A, Le Couteur A, Gottesman I, Bolton P, Simonoff E, Yuzda E, Rutter M (1995). Autism as a strongly genetic disorder: evidence from a British twin study. Psychol. Med. 25: 63–77.

Baird G, Simonoff E, Pickles A, Chandler S, Loucas T, Meldrum D, Charman T (2006). Prevalence of disorders of the autism spectrum in a population cohort of children in South Thames: the Special Needs and Autism Project (SNAP). Lancet 368: 210–215.

Baron-Cohen S, Knickmeyer RC, Belmonte MK (2005). Sex Differences in the Brain: Implications for Explaining Autism. Science 310: 819–23.

Baron-Cohen S, Scahill VL, Izaguirre J, Hornsey H, Robertson MM (1999). The prevalence of Gilles de la Tourette syndrome in children and adolescents with autism: a large scale study. Psychol Med 29(5): 1151–9.

Baron-Cohen S (2002). The extreme male brain theory of autism. Trends Cogn Sci 6: 248–254.

Bartlett CW und Vieland VJ (2007). Accumulating quantitative trait linkage evidence across multiple datasets using the posterior probability of linkage. Genet. Epidemiol. 31: 91–102.

Biederman J, Faraone SV, Mick E, Williamson S, Wilens TE, Spencer TJ Weber W, Jetton J, Kraus I, Pert J, Zallen B (1999). Clinical correlates of ADHD in females: findings from a large group of girls ascertained from pediatric and psychiatric referral sources. J Am Acad Child Adolesc Psychiatry 38: 966–75.

Bishop DV, Maybery M, Wong D, Maley A, Hallmayer J (2006). Characteristics of the broader phenotype in autism: a study of siblings using the children's communication checklist-2. Am. J. Med. Genet. B Neuropsychiatr. Genet. 141: 117–122.

Blaxill MF, Baskin DS, Spitzer WO (2003). Commentary on Croen et al. (2002), The changing prevalence of autism in California. J. Autism Dev. Disord. 33: 223–226.

Bolton PF (2004). Neuroepileptic correlates of autistic symptomatology in tuberous sclerosis. Ment Retard Des Disabil Res Rev 10: 126–131.

Bonora E, Lamb JA, Barnby G, Sykes N, Moberly T, Beyer KS, Klauck SM, Poustka F, Bacchelli E, Blasi F, Maestrini E, Battaglia A, Haracopos D, Pedersen L, Isager T, Eriksen G, Viskum B, Sorensen EU, Brondum-Nielsen K, Cotterill R, Engeland H, Jonge M, Kemner C, Steggehuis K, Scherpenisse M, Rutter M, Bolton PF, Parr JR, Poustka A, Bailey AJ, Monaco AP, International Molecular Genetic Study of Austism Consortium (2005). Mutation screening and association analysis of six candidate genes for autism on chromosome 7q. Eur J Hum Genet 13: 198–207.

Carter JC, Capone GT, Gray RM, Cox CS, Kaufmann WE (2007). Autistic-spectrum disorders in Down syndrome: Further delineation and distinction from other behavioral abnormalities. Am J Med Genet B Neuropsychiatr Genet 144: 87–94.

Chakrabarti S, Fombonne E (2005). Pervasive developmental disorders in preschool children: confirmation of high prevalence. Am J Psychiatry 162: 1133–1141.

Chilvers R, Chowdhury U, Mandy W, Salter G, Seigal A, Puura K, Kaartinen M, Grieg F, Skuse D (2008). Gender difference analysis of autistic spectrum disorders: the not-so-male brain. (Submitted).

Constantino JN, Todd RD (2003). Autistic traits in the general population: a twin study. Arch Gen Psychiatry 60: 524–530.

Creswell C, Skuse D (2000). Autism in association with Turner syndrome: Implications for male vulnerability. Neurocase 5: 511–518.

Croen LA, Grether JK, Selven S (2002). The changing prevalence of autism in California. J. Autism Dev. Disord. 32: 207–215.

Dawson G, Estes A, Munson J, Schellenberg G, Bernier R, Abbott R (2006). Quantitative Assessment of Autism Symptom-related Traits in Probands and Parents: Broader Phenotype Autism Symptom Scale. J Autism Dev Disord 37: 523–36.

Duvall JA, Lu A, Cantor RM, Todd RD, Constantino JN, Geschwind DH (2007). A quantitative trait locus analysis of social responsiveness in multiplex autism families. Am J Psychiatry 164: 656–662.

Folstein S, Rutter M (1977). Infantile autism: a genetic study of 21 twin pairs. J Child Psychol Psychiatry 18: 297–321.

Freitag CM (2007). The genetics of autistic disorders and its clinical relevance: a review of the literature. Mol Psychiatry 12: 2–22.

Frith CD (2007). The social brain? Philos Trans R Soc Lond B Biol Sci 362: 671–678.

Geerts M, Steyaert J, Fryns JP (2003). The XYY syndrome: a follow-up study on 38 boys. Genet Couns 14: 267–279.

Gillberg C, Cederlund M, Lamberg K, Zeijlon L (2006). Brief report: „the autism epidemic". The registered prevalence of autism in a Swedish urban area. J Autism Dev Disord 36: 429–435.

Goldstein S, Schwebach AJ (2004). The Comorbidity of Pervasive Developmental Disorder and Attention Deficit Hyperactivity Disorder: results of a retrospective chart review. J Autism Dev Disord 34(3): 329–39.

Gotham K, Risi S, Pickles A, Lord C (2006). The Autism Diagnostic Observation Schedule: Revised Algorithms for Improved Diagnostic Validity. J. Autism Dev. Disord. 37: 613–27.

Gurney JG, McPheeters ML, Davis MM (2006). Parental report of health conditions and health care use among children with and without autism: National Survey of Children's Health. Arch Pediatr Adolesc Med 160(8): 825–30.

Happe F, Ronald A, Plomin R (2006). Time to give up on a single explanation for autism. Nat Neurosci 9: 1218–20.

Hinton VJ, Nereo NE, Fee RJ, Cyrulnik SE (2006). Social behavior problems in boys with Duchenne muscular dystrophy. J Dev Behav Pediatr 27: 470–76.

Holtmann M, Bölte S, Poustka F (2007). Autism spectrum disorders: sex differences in autistic behaviour domains and coexisting psychopathology. Dev Med Child Neurol 49: 361–366.

Honda H, Shimizu Y, Imai M, Nitto Y (2005). Cumulative incidence of childhood autism: a total population study of better accuracy and precision. Dev Med Child Neurol 47: 10–18.

Jamain S, Quach H, Quintana-Murci L, Betancur C, Philippe A, Gillberg C, Sponheim E, Skjeldal OH, Fellous M, Leboyer M, Bourgeron T (2002). Y chromosome haplogroups in autistic subjects. Mol Psychiatry 7: 217–19.

Kano Y, Ohta M, Nagai Y, Pauls DL, Leckman JF (2004). Obsessive-compulsive symptoms in parents of Tourette syndrome probands and autism spectrum disorder probands. Psychiatry Clin Neurosci 58(4): 348–52.

Khalifa N, von Knorring AL (2005). Tourette syndrome and other tic disorders in a total population of children: clinical assessment and background. Acta Paediatr 94(11): 1608–14.

Knickmeyer RC, Baron-Cohen S (2006). Fetal testosterone and sex differences in typical social development and in autism. J Child Neurol. 21(10): 825–45.

Knickmeyer RC, Baron-Cohen S, Auyeung B, Ashwin E (2008). How to Test the Extreme Male Brain Theory of Autism in Terms of Foetal Androgens? J Autism Dev Disord. 38(5) 995–996.

Kolevzon A, Mathewson KA, Hollander E (2006). Selective serotonin reuptake inhibitors in autism: a review of efficacy and tolerability. J Clin Psychiatry 67(3): 407–414.

Kolevzon A, Smith CJ, Schmeidler J, Buxbaum JD, Silverman JM (2004). Familial symptom domains in monozygotic siblings with autism. Am J Med Genet B Neuropsychiatr Genet 129: 76–81.

Kopp S, Gillberg C (1992). Girls With Social Deficits and Learning Problems: Autism, Atypical Asperger Syndrome or a Variant of These Conditions. Eur Child Adolesc Psychiatry 1: 89–99.

Lainhart JE (1999). Psychiatric problems in individuals with autism, their parents and siblings. Internat Rev of Psychiatry 11: 278–298.

Laws G, Bishop D (2004). Pragmatic language impairment and social deficits in Williams syndrome: a comparison with Down's syndrome and specific language impairment. Int J Lang Commun Disord 39: 45–64.

Le Couteur A, Lord C, Rutter M (2003). The Autism Diagnostic Interview-Revised (ADI-R). Los Angeles: Western Psychological Services.

Le Couteur A, Bailey A, Goode S, Pickles A, Robertson S, Gottesman I, Rutter M (1996). A broader phenotype of autism: the clinical spectrum in twins. J Child Psychol Psychiatry 37: 785–801.

Leekam SR, Libby SJ, Wing L, Gould J, Taylor C (2002). The Diagnostic Interview for Social and Communication Disorders: algorithms for ICD-10 childhood autism and Wing and Gould autistic spectrum disorder. J Child Psychol Psychiatry 43(3): 327–342.

Leyfer OT, Folstein SE, Bacalman S, Davis NO, Dinh E, Morgan J, Tager-Flusberg H, Lainhart JE (2006). Comorbid psychiatric disorders in children with autism: interview development and rates of disorders. J Autism Dev Disord 36(7): 849–861.

Lord C, Risi S, Lambrecht L, Cook EH Jr., Leventhal BL, DiLavore PC, Pickles A, Rutter M (2000). The autism diagnostic observation schedule-generic: a standard measure of social and communication deficits associated with the spectrum of autism. J Autism Dev Disord June 30(3): 205–223.

Lord C, Rutter M, LeCouteur A (1994). Autism diagnostic interview-revised: a revised version of a diagnostic interview for caregivers of individuals with possible pervasive developmental disorders. J Autism Dev Disord 24: 659–685.

Moeschler JB, Charman CE, Berg SZ, Graham JM Jr. (1988). Rett syndrome: natural history and management. Pediatrics Jul 82(1): 1–10.

Muhle R, Trentacoste SV, Rapin I (2004). The genetics of autism. Pediatrics 113: e472–e486.

Patwardhan, AJ, Brown WE, Bender BG, Linden MG, Eliez S, Reiss AL (2002). Reduced size of the amygdala in individuals with 47, XXY and 47, XXX karyotypes. American Journal of Medical Genetics 114: 93–98.

Pickles A, Starr E, Kazak S, Bolton P, Papanikolaou K, Bailey A, Goodman R, Rutter M (2000). Variable expression of the autism broader phenotype: findings from extended pedigrees. J Child Psychol Psychiatry 41: 491–502.

Ritvo ER, Freeman BJ, Mason-Brothers A, Mo A, Ritvo AM (1985). Concordance for the syndrome of autism in 40 pairs of afflicted twins. Am J Psychiatry 142: 74–77.

Ronald A, Happe F, Price TS, Baron-Cohen S, Plomin R (2006a). Phenotypic and genetic overlap between autistic traits at the extremes of the general population. J Am Acad Child Adolesc Psychiatry 45(10): 1206–1214.

Ronald A, Happé F, Bolton P, Butcher LM, Price TS, Wheelwright S, Baron-Cohen S, Plomin R (2006b). Genetic heterogeneity between the three components of the autism spectrum: a twin study. J Am Acad Child Adolesc. Psychiatry 45: 691–699.

Seigal A, Salter G, Liddle S, Skuse DH (2008). Memory for faces as a broader autism phenotype: evidence for X-linkage (Submitted).

Santosh PJ, Baird G, Pityaratstian N, Tavare E, Gringras P (2006). Impact of comorbid autism spectrum disorders on stimulant response in children with attention deficit hyperactivity disorder: a retrospective and prospective effectiveness study. Child Care Health Dev 32(5): 575–583.

Schellenberg GD, Dawson G, Sung YJ, Estes A, Munson J, Rosenthal E, Rothstein J, Flodman P, Smith M, Coon H, Leong L, Yu CE, Stodgell C, Rodier PM, Spence MA, Minshew N, McMahon WM, Wijsman EM (2006). Evidence for multiple loci from a genome scan of autism kindreds. Mol Psychiatry 11: 1049–1060, 979.

Scourfield J, Martin N, Lewis G, McGuffin P (1999). Heritability of social cognitive skills in children and adolescents. Br J Psychiatry 175: 559–64.

Sebat J, Lakshmi B, Malhotra D, Troge J, Lese-Martin C, Walsh T, Yamrom B, Yoon S, Krasnitz A, Kendall J, Leotta A, Pai D, Zhang R, Lee YH, Hicks J, Spence SJ, Lee AT, Puura K, Lehtimäki T, Ledbetter D, Gregersen PK, Bregman J, Sutcliffe JS, Jobanputra V, Chung W, Warburton D, King MC, Skuse D, Geschwind DH, Gilliam TC, Ye K, Wigler M. (2007). Strong association of de novo copy number mutations with autism. Science 316: 445–449.

Shaffer D, Fisher P, Lucas CP, Dulcan MK, Schwab-Stone ME (2000). NIMH Diagnostic Interview Schedule for Children Version IV (NIMH DISC-IV): description, differences from previous versions, and reliability of some common diagnoses. J Am Acad Child Adolesc Psychiatry 39(1): 28–38.

Sikora DM, Pettit-Kekel K, Penfield J, Merkens LS, Steiner RD (2006). The near universal presence of autism spectrum disorders in children with Smith-Lemli-Opitz syndrome. Am J Med Genet A 140: 1511–1518.

Silverman JM, Smith CJ, Schmeidler J, Hollander E, Lawlor BA, Fitzgerald M, Buxbaum JD, Delaney K, Galvin P (2002). Autism Genetic Research Exchange Consortium. Symptom domains in autism and related conditions: evidence for familiality. Am J Med Genet 114: 64–73.

Skuse D, Warrington R, Bishop D, Chowdhury U, Lau J, Mandy W Place M (2004). The developmental, dimensional and diagnostic interview (3Di): a novel computerized assessment for autism spectrum disorders. J Am Acad Child Adolesc Psychiatry 43: 548–558.

Skuse DH, Mandy WP, Scourfield J (2005). Measuring autistic traits: heritability, reliability and validity of the Social and Communication Disorders Checklist. Br J Psychiatry 187: 568–572.

Skuse DH (2007). Rethinking the nature of genetic vulnerability to autistic spectrum disorders. Trends Genet 23: 387–395.

Skuse DH (2006). Genetic influences on the neural basis of social cognition. Philos Trans R Soc Lond B Biol Sci 361: 2129–2141.

Skuse DH (2000). Imprinting, the X-chromosome, and the male brain: explaining sex differences in the liability to autism. Pediatr Res 47: 9–16.

Skuse DH, James RS, Bishop DV, Coppin B, Dalton P, Aamodt-Leeper G, Bacarese-Hamilton M, Creswell C, McGurk R, Jacobs PA (1997). Evidence from Turner's syndrome of an imprinted X-linked locus affecting cognitive function. Nature 387: 705–708.

Starr E, Berument SK, Pickles A, Tomlins M, Bailey A, Papanikolaou K, Rutter M (2001). A family genetic study of autism associated with profound mental retardation. J Autism Dev Disord 31: 89–96.

State MW (2006). A surprising METamorphosis: autism genetics finds a common functional variant. Proc Natl Acad Sci USA 103: 16621–22.

Steffenburg S, Gillberg C, Hellgren L, Andersson L, Gillberg IC, Jakobsson G, Bohman M (1989). A twin study of autism in Denmark, Finland, Iceland, Norway and Sweden. J Child Psychol Psychiatry 30: 405–416.

Sung YJ, Dawson G, Munson J, Estes A, Schellenberg GD, Wijsman EM (2005). Genetic investigation of quantitative traits related to autism: use of multivariate polygenic models with ascertainment adjustment. Am J Hum Genet 76: 68–81.

Sutcliffe JS, Delahanty RJ, Prasad HC, McCauley JL, Han Q, Jiang L, Li C, Folstein SE, Blakely RD (2005). Allelic heterogeneity at the serotonin transporter locus (SLC6A4) confers susceptibility to autism and rigid-compulsive behaviors. Am J Hum Genet 77: 265–279.

Szatmari P, Autism Genome Project Consortium (2007). Mapping autism risk loci using genetic linkage and chromosomal rearrangements. Nat Genet 39: 319–328.

Towbin KE, Pradella A, Gorrindo T, Pine DS, Leibenluft E (2005). Autism spectrum traits in children with mood and anxiety disorders. J Child Adolesc Psychopharmacol 15(3): 452–464.

Tuchman R, Rapin I (2002). Epilepsy in autism. Lancet Neurol 1: 352–58

Van Rijn RS, Swaab H, Aleman A, Kahn RS (2006). X Chromosomal effects on social cognitive processing and emotion regulation: A study with Klinefelter men (47, XXY). Schizophr Res 84: 194–203.

Volkmar FR, Szarmari P, Sparrow E (1993). Sex differences in pervasive developmental disorders. J Autism Dev Disord 23: 579–591.

Vorstman JA, Morcus ME, Duijff SN, Klaassen PW, Heineman-de Boer JA, Beemer FA, Swaab H, Kahn RS, van Engeland H (2006). The 22q11.2 deletion in children: high rate of autistic disorders and early onset of psychotic symptoms. J Am Acad Child Adolesc Psychiatry 45: 1104–1113.

Weisbrot DM, Gadow KD, DeVincent CJ, Pomeroy J (2005). The presentation of anxiety in children with pervasive developmental disorders. J Child Adolesc Psychopharmacol 15(3): 477–496.

Wing L, Leekam SR, Libby SJ, Gould J, Larcombe M (2002). The Diagnostic Interview for Social and Communication Disorders: background, inter-rater reliability and clinical use. J Child Psychol Psychiatry 43(3): 307–325.

World Health Organization (1993). The ICD-10 Classification of Mental and Behavioural Disorders, World Health Organization, Geneva.

Yoshida Y, Uchiyama T (2004). The clinical necessity for assessing Attention Deficit/Hyperactivity Disorder (AD/HD) symptoms in children with high-functioning Pervasive Developmental Disorder (PDD). Eur Child Adolesc Psychiatry 13(5): 307–314.

Zhao X, Leotta A, Kustanovich V, Lajonchere C, Geschwind DH, Law K, Law P, Qiu S, Lord C, Sebat J, Ye K, Wigler M (2007). A unified genetic theory for sporadic and inherited autism. Proc Natl Acad Sci USA 104(31): 12831–6.

3 Frühe soziale-kommunikative Beeinträchtigungen bei Autismus-Spektrum-Störungen

Herbert Roeyers und Petra Warreyn

3.1 Einleitung

Seit dem Kanner (1943) seine wegweisende Arbeit über Autismus publizierte, sind verschiedene Theorien für diese rätselhafte Störung vorgeschlagen worden. Diese haben schließlich zu zwei Hauptperspektiven geführt, die jeweils ihre eigenen enthusiastischen Befürworter haben. Auf der einen Seite gibt es die sozio-affektive Theorie mit Hobson als der treibenden Kraft. Hobson (1993, 2005) stellte fest, dass Kinder mit Autismus vornehmlich einen Mangel an interpersonaler Bezogenheit haben, die zu einer unpersönlichen Beziehung mit anderen Menschen, einem defizienten Konzept von sich selbst und anderen, einer Beeinträchtigung bei der Einnahme von Perspektiven und einer begrenzten Fähigkeit für Symbolisierung und Abstraktion führt. Im Gegensatz dazu behaupteten die kognitiven Theorien, dass die sozio-affektiven Probleme Begleitphänomene eines allgemeinen kognitiven Defizits sind. Innerhalb dieser Sichtweise haben sich drei Theorien entwickelt. Die Theorie der Exekutivfunktionen bei Autismus (Russell 1997) besagt, dass die Symptome der Störung das Ergebnis ungenügend entwickelter Exekutivfunktionen sind, d. h. jener Funktionen, welche problemlösendes Verhalten (z. B. Planen, Arbeitsgedächtnis, Inhibition und Flexibilität) hervorbringen, aufrechterhalten und bewerten. Die Theorie der zentralen Kohärenz besagt, dass Personen mit Autismus ungenügend über die Tendenz verfügen, Reize in ein sinnvolles Ganzes zu integrieren und den Kontext dabei zu berücksichtigen (Frith und Happeé 1994). Die kognitive Theorie mit der höchsten Anziehungskraft für die Autismus-Forschung ist jedoch die „Theory of Mind" (Baron-Cohen et al. 1985). Diese besagt, dass Personen mit Autismus unfähig sind, eine kohärente „Theorie des Geistes" zu entwickeln, worin die Fähigkeit verstanden wird „sich selbst und anderen mentale (geistige) Zustände zuzuschreiben" (Premack und Woodruff 1978, S. 515). Bei einer normalen Entwicklung zeigt dieses Verständnis für den geistigen Zustand anderer Menschen eine explosive Entwicklung zwischen dem dritten und vierten Lebensjahr (Wellman et al. 2001). Viele empirische Studien haben diese Idee einer defizitären Theory of Mind bei Autismus-Spektrum-Störungen unterstützt (als Übersicht siehe Baron-Cohen 2000). Bis jetzt ist jedoch keines dieser drei theoretischen Modelle allumfassend: Jede Theorie für sich ist nicht in der Lage, das ganze Ausmaß der Symptome von Menschen mit Autismus einzubeziehen und es gibt bisher keinen Beweis dafür, dass die angenommenen Defizite universal und spezifisch für das Syndrom sind und über die Entwicklung hinweg stabil bleiben. Vielmehr haben alle ihre Grenzen (für eine Übersicht vgl. Rajendran und Mitchel 2007).

Die in diesem Kapitel beschriebenen Studien nahmen ihren Ausgang bei einer wichtigen Begrenzung der Hypothese zur Theory of Mind: der Beobachtung, dass Kinder mit Autismus schon Defizite in ihrem sozialen und kommunikativen Verhalten vom ersten oder zweiten Lebensjahr an zeigen (während eine Theory of Mind gemäß ihrer Konzeption erst frühestens ab dem Alter von drei Jahren vorliegt). Dieser Widerspruch ebnete den Weg für ein neues Forschungsgebiet über die sogenannten „Vorläufer" der Theory of Mind.

3.2 Vorläufer der Theory of Mind: Imitation, geteilte Aufmerksamkeit und symbolisches Spiel

Man kann den Begriff „Vorläufer" auf zwei unterschiedliche Wege konzipieren: Erstens kann ein Vorläufer schlicht zeitlich vor etwas anderem erscheinen und daher dessen Kommen vorhersagen. Zweitens kann ein „Vorläufer" schon etwas von der späteren Fähigkeit in sich tragen und in Letztere transformieren (oder transformiert werden) (Gómez et al. 1993). Die in diesem Kapitel vorgestellte Forschung ging zunächst davon aus, dass Imitation, geteilte Aufmerksamkeit und symbolisches Spiel mögliche Vorläufer für eine spätere Theory of Mind sind und dass Beeinträchtigungen dieser Fertigkeiten wahrscheinlich in Beziehung zu Problemen in der Ausbildung der Theory of Mind stehen. Bald bemerkten wir jedoch, dass Imitation, geteilte Aufmerksamkeit und symbolisches Spiel sehr viel mehr als nur „Vorläufer" für diese bedeuten, da sie nicht nur für die nachfolgende soziale-kognitive und sprachliche Entwicklung des Kindes wichtig sind, sondern auch entscheidende Fertigkeiten in der frühen Kommunikation zwischen dem Kind und seiner Umwelt darstellen. Ferner gehören sie zu den ersten Merkmalen, welche Kinder mit Autismus-Spektrum-Störungen (ASS) von normal entwickelten Gleichaltrigen unterscheiden (Charman 2000). Die drei Fertigkeiten Imitation, geteilte Aufmerksamkeit und symbolisches Spiel fassen wir hier unter dem Sammelbegriff „frühe sozial-kommunikative Fertigkeiten" zusammen, da alle diese Fertigkeiten sozial interaktive als auch kommunikative Funktionen haben und früh in der normalen Entwicklung auftreten. Im Folgenden werden wir kurz Imitation, geteilte Aufmerksamkeit und symbolisches Spiel bei ASS und bei der normalen Entwicklung beschreiben.

3.2.1 Imitation

In der Alltagssprache bedeutet Imitation das Nachahmen von Handlungen, die bei anderen beobachtet werden. Im strengeren Wortsinne berücksichtigt die Imitation nur neue Handlungen. Die Ergebnisse neurer Forschung in verschiedenen Disziplinen legt nahe, dass Imitation eine Fähigkeit ist, die fundamental mit der Entwicklung der menschlichen Intelligenz verbunden ist, speziell mit Sprache, Kultur sowie der Fähigkeit, den geistigen Zustand von anderen zu verstehen (Hurley und Chater 2005). Imitation hat zwei Hauptfunktionen: eine Interaktions- und eine Lernfunktion (Utzgiris 1981). Das Erkennen einer Äquivalenz von Selbst und Anderen in der nachgeahmten Handlung erlaubt die Wahrnehmung, dass Andere ähnliche psychologische Zustände und Fähigkeiten wie Wahrnehmung und Emotionen haben. Diese „wie ich"-Erfahrung ist der Ausgangspunkt für die Entwicklung fundamentaler sozialer Fertigkeiten wie das Lesen von Gesichtsausdrücken und kommunikativen Gesten sowie für das Verständnis der Ziele, Intentionen und Wünsche anderer Menschen (Meltzoff 2005; Meltzoff und Gopnik 1993). Die Imitation von Gesichtsausdrücken und Gesten dienen von Geburt an allein der sozialen Interaktion (Want und Harris 2002). Später, im Alter von etwa neun Monaten, und mit der Entwicklung einer verbesserten motorischen Kontrolle, dient die prozedurale Imitation als eine Methode des sozialen Lernens (Masur 2006; Uzgiris 1981, Want und Harris 2002). Imitation erlaubt Kindern, spontan ein endloses Arsenal täglicher Lebensfertigkeiten aufzunehmen (Barr und Hayne 2003). Da Imitation im Wesentlichen eine Erfahrung des Lernens ohne Versuch ist, führt sie zu sicherem und schnellem Lernen bei Kindern (Meltzoff 2005).

Prozedurale Imitation bedeutet das Kopieren von Handlungen gegenüber Objekten, die bei anderen beobachtet werden. Eine Handlung ist hierbei eine auf ein bestimmtes Ziel gerichtete Bewegung. Sie besteht aus zwei beobachtbaren und zwei nicht-beobachtbaren Komponenten. Die direkt beobachtbaren Komponenten sind die Bewegungen selbst (die Vorgehensweise) und der Bewegungseffekt (das Ergebnis). Nicht-beobachtbare, aber erschließbare Komponenten sind die mentale Repräsentation des erwünschten Endresultats (des Ziels) und der Vorgehensweise oder des Handlungsplans (die Intention), der vor dem Modell ausgewählt wurde, um das gewünschte Resultat zu erreichen (Carpenter 2006; Elsner 2007). Folglich kann prozedurale Imitation auf zwei Ebenen stattfinden: dem Aktions-Niveau und dem Programm-Niveau (Byrne und Russon 1998). Imitation auf dem Aktions-Niveau benötigt eine vollständige Demonstration sowohl der Vorgehensweise als auch des Resultates der Handlung. Bei der Imitation auf dem Programm-Niveau leitet das Kind unsichtbare Ziele und Intentionen hinter den beobachteten Aktionen einer anderen Person und seinem Wissen über vorausgegangene Handlungs-Effekt-Beziehungen ab (Carpenter 2006). Experimentelle und Beobachtungs-Studien zeigen einen Entwicklungsfortschritt von der akkuraten Imitation auf dem Handlungs-Niveau zur ziel- und intensionsbegründeten Imitation auf dem Programm-Niveau (Gergely et al. 2002; Metzoff 1995: Tomasello und Carpenter 2005).

Kinder mit ASS zeigen ausgeprägte Beeinträchtigungen sowohl bei der Imitation von Gesichts- und Körperbewegungen (gestische Imitation) als auch der prozeduralen Imitation von Handlungen mit Objekten (vgl. Williams et al. 2004 als Übersicht). Insbesondere scheinen nicht-bedeutungsvolle Gesten und Manipulationen mit neuen Objekten ohne einen zusätzlichen sensorischen Effekt für diese

Kinder schwierig zu sein (Roeyers et al. 1998). Die Imitation auf dem Programm-Niveau ist bei Autismus bisher noch nicht genügend erforscht worden, jedoch gibt es viele klinische Berichte über non-funktionale Echopraxie. Das Imitationsdefizit ist bei ASS schon sehr früh im Leben vorhanden. In einer prospektiven Studie von Robins et al. (2001) war das Fehlen von Imitation einer der besten Prädiktoren für ASS bei Säuglingen im Alter von 18 bis 30 Monaten. Das Vorliegen bzw. der Verlust von Imitation scheint generell ein sehr produktives Signal bei Kindern mit ASS zu sein: So wurde eine positive Beziehung zwischen Imitation und späterer Sprachentwicklung gefunden (Charman 2003; Stone, Ousley et al. 1997; Stone und Yoder 2001). Angesichts der Wichtigkeit der frühen Imitation für die Entwicklung und der Hinweise, dass Kinder mit ASS bis zu einem gewissen Ausmaß Imitation lernen können, wird diese als sinnvolles Ziel für frühe Interventionsprogramme betrachtet (Rogers 1999b). Die kontingente Imitation des Kindes mit ASS ist auch als eine Methode eingesetzt worden, um dessen sozial-interaktives Verhalten zu stimulieren (z. B. Dawson und Galpert 1990). Die Ursachen einer mangelnden Imitationsfähigkeit bei ASS sind noch nicht klar und die Debatte über dieses Thema geht weiter (z. B. Hamilton 2008). Wir haben jedoch Hinweise für die Annahme, dass Imitationsprobleme wahrscheinlich durch eine verzögerte (und nicht defizitäre) Entwicklung des Aktions-Produktions-Systems (Ausführung von Bewegung) und nicht von Schwierigkeiten in der Repräsentanz von Erinnerungen für die Handlungen (Aktions-Konzept-System) bedingt sind (Vanvuchelen et al. 2007a, b).

3.2.2 Geteilte Aufmerksamkeit

Die geteilte Aufmerksamkeit ist die triadische Koordination der Aufmerksamkeit zwischen dem Kind, einer zweiten Person und einem dritten Ereignis, Objekt oder Person (Bakeman und Adamson 1984). Sie impliziert mehr als nur einfaches gemeinsames Betrachten: Beide Beteiligten sind sich des Aufmerksamkeitsfokuses der anderen Person bewusst und erfahren daher deren Wechselseitigkeit (Tomasello 1995). Allgemein wird eine Unterscheidung zwischen der imperativen (oder aufgeforderten) geteilten Aufmerksamkeit, welche eine instrumentelle Funktion hat, und der deklarativen geteilten Aufmerksamkeit gemacht, welche die soziale Funktion hat, das Interesse an etwas mit jemand anderem zu teilen. Ferner kann ein Kind (aktive) geteilte Aufmerksamkeit auslösen oder der geteilten Aufmerksamkeits-Anforderung von jemandem anderen folgen (passive geteilte Aufmerksamkeit).

In der normalen Entwicklung tritt die geteilte Aufmerksamkeit in der zweiten Hälfte des ersten Lebensjahres oder sogar früher auf, anfangs in Form von (passiven) Blickfolgen (Butterworth 1995; Corkum und Moore 1998; Hood et al. 1998). Kurz danach versuchen Säuglinge sogar, andere Personen in Kaskaden geteilter Aufmerksamkeit durch Blickwendungen, Zeigen und/oder Vokalisierungen zu beteiligen. Das Herstellen sozialer Bezüge, definiert als „die spontane Suche des Kindes nach emotionaler Information aus dem Gesicht des Erwachsenen, wenn es mit einem Reiz von unbekanntem Wert konfrontiert wird" (Bacon et al. 1998, S. 130), wird als eine besondere Form der geteilten Aufmerksamkeit betrachtet. Während die übliche geteilte Aufmerksamkeit hauptsächlich dazu dient, das Interesse an etwas zu kommunizieren, ist das Ziel des Herstellens von sozialen Bezügen sehr viel ausgedehnter. Sein Zweck besteht darin, von einer bestimmten Person Informationen über die Sicherheit und den Belohnungswert eines neuen Reizes zu erhalten, indem mit dieser Person eine geteilte Aufmerksamkeit bezüglich dieses Reizes aufgebaut wird. Die erhaltene Information kann dann dazu benützt werden, Motivation und Verhalten zu leiten (Dawson et al. 2002). Die Fähigkeit zum Herstellen sozialer Bezüge entwickelt sich typischerweise zwischen im Alter von 9–12 Monaten (Tomasello 2001). Das Teilen der Aufmerksamkeit erlaubt dem Kind, Erfahrungen und Emotionen mit einer anderen Person zu teilen, zu der es gleichzeitig eine Beziehung aufbaut und aufrechterhält. Die geteilte Aufmerksamkeit ist nicht nur von zentraler Bedeutung für die aktuellen sozio-emotionalen Funktionen des Kindes, sondern auch für dessen weitere Entwicklung.

Viele Autoren haben die Fähigkeit, Aufmerksamkeit zu teilen, mit dem späteren Auftreten der Theory of Mind verbunden. Die kognitiven Theorien über die Art, mit der die frühe geteilte Aufmerksamkeit auf die Theory of Mind bezogen oder als ein Vorläufer von ihr betrachtet wird, kann in zwei Hauptlinien der Argumentation geteilt werden. Auf der einen Seite sehen wir Autoren wie Leslie, Baron-Cohen und Tomasello. Aufbauend auf Leslie (1991), hat Baron-Cohen (1994, 1995 b) ein „Mindreading-System" (Lese-System des geistigen Zustandes) vorgeschlagen, das die Entwicklung des Verstehens des geistigen Zustandes eines anderen Menschen als eine Abfolge von Modulen erklärte. In diesem System ist der gemeinsame Aufmerksamkeitsmechanismus (GAM, aus triadischen Repräsentationen wie der geteilten Aufmerksamkeit bestehend) ein notwendiger, aber nicht allein ausreichender Entwicklungsvorläufer für den Theory of Mind-Mechanismus (ToMM, Leslie 1991). Auf diese Art und Weise reflektiert die Fähigkeit der geteilten Aufmerksamkeit ein frühes Verstehen der Aufmerksamkeit und Ziele anderer Menschen und bezeichnet daher die Fähigkeit, Aspekte geistiger Zustände Anderer wahrzunehmen. Eine ähnliche Sichtweise wurde von Tomasello übernommen. Während Baron-Cohen die Theory of Mind (TOM) als einen Ausgangspunkt für seine Überlegungen nahm, fokussierte Tomasello auf die Bedeutung des geteilten Aufmerksamkeitsverhaltens. Er argumentierte, dass die geteilte Aufmerksamkeit das aufkeimende Verständnis für andere als intentional Handelnde signalisiert und nahm an, dass sowohl geteilte Aufmerksamkeit als auch TOM Ausdruck der sozialen Kognition sind (Tomasello 1995). Später entwickelten Tomasello und seine Mitarbeiter (Tomasello et al. 2005) diese Ideen weiter und stellten fest, dass sich das Verstehen von Überzeugungen und Wünschen aus dem Verständnis und den gemeinsamen Intentionen (die sich in der geteilten Aufmerksamkeit niederschlagen) ergeben. Andererseits argumentierten andere Autoren (Kasari et al. 1990; Mundy 1995), dass die geteilte Aufmerksamkeit auf einfacheren, prä-symbolischen kognitiven Prozessen beruhen könnte, die sich von jenen unterscheiden, die für eine Theory of Mind notwendig sind. Sie lehnten jedoch nicht die Möglichkeit ab, dass die zuvor genannten kognitiven Prozesse Entwicklungsvorläufer für Letztere sein könnten. Aus ihrer Sicht ist zusätzlich zu diesen kognitiven Faktoren die geteilte Aufmerksamkeit auch mit einem Gefühlsausdruck verbunden. Es ist also gerade dieses Wechselspiel von affektiven und kognitiven Prozessen, welche die Einzigartigkeit der geteilten Aufmerksamkeit begründet. Unabhängig von ihrer Bedeutung für die sozial-kognitiven Entwicklung fördert die geteilte Aufmerksamkeit auch die Sprachentwicklung. Baldwin (1995) und Baldwin und Moses (2001) argumentierten, dass gemeinsame Aufmerksamkeitserlebnisse günstige Gelegenheiten darstellen, Sprachbegriffe mit Objekten und Handlungen zu verbinden. Verschiedene empirische Studien haben diese Beziehungen zwischen geteilter Aufmerksamkeit, Theory of Mind und Sprachentwicklung bereits bestätigt (Charman et al. 2000; Delinicolas und Young 2007; Markus et al. 2000; Morales et al. 1998; Tomasello und Farrar 1986). Ferner haben Liszkowski et al. (2004) formuliert, dass 12 Monate alte Säuglinge tatsächlich aus deklarativen Gründen auf etwas zeigen und damit schon ein Verständnis von den psychologischen Verfassungen anderer Personen haben.

Es wird allgemein angenommen, dass die geteilte Aufmerksamkeit bei Kindern mit ASS beeinträchtigt ist (vgl. Bruinsma et al. 2004 undCharman 1998 als Übersichten). Jedoch hängt viel von der Form und Funktion des Verhaltens und dem Ausmaß ab, mit dem das Kind die Aufmerksamkeit gegenüber anderen Personen überwacht und reguliert. Zum Beispiel scheint die deklarative geteilte Aufmerksamkeit bei Kindern mit ASS stärker als die imperative geteilte Aufmerksamkeit beeinträchtigt zu sein (z. B. Mundy et al. 1994; Sigman und Ruskin 1999; Stone et al. 1997). Obwohl noch ungenügend untersucht, gibt es Hinweise darauf, dass die soziale Bezugnahme bei Kindern mit ASS ebenfalls beeinträchtigt ist (Bacon et al. 1998). Säuglinge mit ASS unterscheiden sich schon zum Zeitpunkt ihres ersten Geburtstages von sich normal entwickelnden Säuglingen dadurch, dass bei ihnen das Zeigen auf oder von etwas fehlt. Ferner hat ein Kleinkind im Alter von 18 Monaten mit fehlender deklarativer geteilter Aufmerksamkeit und symbolischem Spiel eine sehr hohe Chance der Zuschreibung einer ASS-Diagnose (Baron-Cohen et al. 1992). Auch zeigen Kinder mit ASS nicht so viel positiven Affekt wie von ASS nicht betroffene Kinder, wenn sie sich in einer Situation mit geteilter Aufmerksamkeit befinden (Kasari et al. 1988). Die deklarative, aber nicht die imperative geteilte Aufmerksamkeit ist mit dem Schweregrad der ASS-Symptome (Mundy et al. 1994) und gleichzeitigen Sprachfertigkeiten (Bono et al. 2004; Charmann et al. 2003; Dawson et al. 2004; Siman und Ruskin 1999) in Verbindung gebracht worden. Die Unterscheidung zwischen fragendem und deklarativem Verhalten wurde auch auf einem fundamentaleren Niveau gefunden, bei dem die beiden Fertigkeiten mit verschiedenen Regionen im Gehirn in Verbindung gebracht wurden (Mundy 1995, 2003). Wenn man die kardinale Rolle der geteilten Aufmerksamkeit in der normalen Entwicklung und der Entwicklung von Kindern mit ASS (Charman 2003) und die Defizite bei Autismus betrachtet, so kann man die geteilte Aufmerksamkeit als ein wichtiges Ziel für Interventionen ansehen. Einige Studien haben explizit versucht, die Fertigkeiten für geteilte Aufmerksamkeit bei ASS zu lehren oder zu trainieren. Tatsächlich gibt es Hinweise, dass die geteilte Aufmerksamkeit Kindern mit ASS erfolgreich vermittelt werden kann und dass das gelernte Verhalten sich über verschiedene Settings generalisiert (Whalen und Schreibmann 2003).

3.2.3 Symbolisches Spiel

Symbolisches Spiel schließt die Fähigkeit ein, imaginäre Ereignisse zu kreieren und multiple Identitäten für Objekte, Umgebungen und Personen zu erfinden (einschließlich sich selbst; Jarrold et al. 1993). Die Umsetzung in die Praxis ist nicht einfach: oft ist es schwierig zu bestimmen, ob jemand wirklich etwas „vorgibt". Leslie (1987) beschrieb drei verschiedene Typen des symbolischen Spiels:

a) Ersatz eines Objektes für ein anderes Objekt oder eine Person,
b) Zuschreibung einer vorgestellten Eigenschaft zu einem Objekt oder einer Person und
c) Bezugnahme auf ein Objekt, eine Person oder einer Substanz, die abwesend sind.

Trotz dieser Leitlinien ist es oft schwierig, symbolisches Spiel von funktionalem Spiel (dem angemessenen Einsatz von realistischen Objekten) zu unterscheiden. In der Folge wird funktionales Spiel oft als ein Entwicklungsvorläufer für das symbolische Spiel mit einem allmählichen Übergang zwischen den beiden betrachtet.

Funktionales Spiel tritt etwa um das Lebensalter von 14 Monaten auf. In diesem Alter kann das Kind (sehr kleine) Objekte auf die Art und Weise benutzen, wie sie gedacht sind (z. B. ein Spielzeugauto schieben). Drei oder sechs Monate später ist das Kind zum symbolischen Spiel fähig. Im Alter von 20 Monaten kombiniert das Kind auch schon Gelegenheiten für symbolisches Spiel in bedeutungsvolle Sequenzen (Bretherton 1984).

Spielen erfüllt eine wichtige Rolle im Leben des Kindes: Es ist diese Aktivität, die kleine Kinder die meiste Zeit betreiben. Ihr Wissen um die Welt wächst durch das Explorieren und Manipulieren von Objekten. Beim Prozess des Spielens lernen Kinder auch flexibel und kreativ zu denken, wovon ihre Problemlösefertigkeiten profitieren. Kleine Kinder praktizieren und perfektionieren ihre neuerworbenen Sprachfertigkeiten ebenfalls im Spiel und sie lernen, Objekte, Handlung und Gefühle über die Sprache zu repräsentieren. Neben dieser kognitiven und emotionalen Funktion hat das Spiel auch eine soziale Funktion, wenn Kinder miteinander spielen (Wolfberg 1999). Leslie (1987, 1994) nahm an, dass sowohl symbolisches Spiel als auch sozial-kognitives Verstehen (Theory of Mind) auf den gleichen zugrunde liegenden Prozessen beruhen, nämlich der Fähigkeit, Meta-Repräsentationen zu bilden. Meta-Repräsentationen können dank der Fähigkeit, eine Repräsentation von der Realität „abzukoppeln", konstruiert werden. Dies würde bedeuten, dass das symbolische Spiel nicht ein „Vorläufer" der TOM im engeren Sinne des Wortes ist, sondern dass dessen Auftreten eher eine Signalfunktion hat. Lillard (1993) stellt jedoch fest, dass kindliches Verhalten im vorgebenden Spiel zwar oft meta-repräsentational erscheint, es aber nicht sein muss. Sie nahm an, dass Kinder das vorgebende Spiel als eine Handlung in einer alternativen „als-ob"-Welt verstehen könnten, während sie nicht erkennen würden, dass diese Welt vornehmlich in den Köpfen von anderen existiert. Carpendale und Lewis (2004) schlugen alternativ vor, dass das vorgebende Spiel ein erleichternder Faktor in der Entwicklung des sozialen Verständnisses sein könnte.

Ferner ist auch eine Verbindung zwischen symbolischem Spiel und Sprachentwicklung angenommen worden, zumal beide Fähigkeiten auf dem Vermögen beruhen, Symbole einzusetzen. Diese Verbindung ist empirisch sowohl für das Sprachverständnis als auch den Sprachausdruck gestützt worden (Charman et al. 2000; Laasko et al. 1999; Lewis et al. 2000).

Kinder mit ASS zeigen ausgeprägte Beeinträchtigungen des symbolischen Spiels (als Übersicht vgl. Jarrold 2003; Libby et al. 1998). Darüber hinaus ist ihr funktionales Spiel weniger variantenreich entwickelt und integriert als bei normalen Kindern (Williams et al. 2001). Ein früher Mangel an symbolischem Spiel (kombiniert mit einem Defizit in der geteilten Aufmerksamkeit) ist hochgradig prädiktiv für eine spätere Diagnose einer ASS (Baron-Cohen et al. 1992). Es hat sich auch gezeigt, dass sich im symbolischen Spiel Kinder mit ASS und Kinder mit Aufmerksamkeitsdefizit-Hyperaktivitätsstörung (ADHS) bereits im zweiten Lebensjahr voneinander unterscheiden (Roeyers et al. 1998). Gleichwohl ist das symbolische Spiel-Defizit bei ASS nicht immer repliziert worden: Verschiedene Studien fanden keine Unterschiede zwischen Kindern mit ASS und Gleichaltrigen, die nach Alter und/oder Sprache parallelisiert worden waren, insbesondere in hochstrukturierten Situationen oder wenn das symbolische Spiel spezifisch ausgelöst wurde (Charman und Baron-Cohen 1997; Jarrold et al. 1996: Lewis und Boucher 1988; McDonough et al. 1997; Morgan et al. 2003). Daher scheint es, dass Kinder mit ASS unter bestimmten Bedingungen in der Lage sind, symbolisch zu spielen, dies aber nicht spontan zu tun tendieren. Die Verbindung zwischen Sprache und symbolischem Spiel ist bei ASS nicht repliziert worden, obwohl dies teilweise mit den kleinen Stichprobengrößen oder den Deckeneffekten zusammenhängen könnte (Charman et al. 2003; Morgan et al. 2003). Angesichts der Bedeutung des Spiels im Säuglingsalter und der frühen Kindheit und seiner möglichen Beziehung zu späteren Sprachentwicklung und Fertigkeit im Sinne der „Theory of Mind" ist argumentiert worden, dass bei Kindern mit ASS das Spiel gefördert werden sollte (Roeyers und van Berckelaer-Onnes 1994; van Berckelaer-Onnes 2003). Frühinterventionen mit einer Zielausrichtung auf diese Spielfertigkeiten haben vielversprechende Ergebnisse erbracht (z. B. Morrison et al. 2002; van Berckelaer-Onnes 2003).

3.3 Übersicht der in diesem Kapitel diskutierten Studien

In diesem Abschnitt werden fünf von uns durchgeführte aufeinanderfolgende Studien über frühe sozial-kommunikative Fertigkeiten und ihre Beziehung zum sozial-kognitiven Verständnis vorgestellt. Da wir diese Fertigkeiten im Detail studieren wollten, entschieden wir uns, in jeder Studie nur eine Auswahl von ihnen zu untersuchen. Jedes Kind mit allen Aufgaben zu testen wäre wirklich eine zu große Belastung für sie gewesen. Außerdem hätte die Untersuchung zahlreicher Variablen in einer einzigen Stichprobe die Wahrscheinlichkeit für statistische und methodologische Fehler erhöht. Daher wurden vier unterschiedliche Stichproben von Kindern im Vorschulalter mit ASS gezogen und mit einer Kontrollgruppe des gleichen Alters verglichen. Tabelle 3.1 gibt eine Übersicht der verschiedenen Studien, Stichproben und Fertigkeiten, die untersucht wurden. Das chronologische Alter (CA) ist in Monaten angegeben.

Tab. 3.1: Übersicht der Studien, Stichproben und untersuchten Fertigkeiten

	Stichprobe (CA)	Fertigkeiten
Studie 1	N = 20 (42–76)	Spontanes symbolisches Spiel, Iniziierende deklarative geteilte Aufmerksamkeit, soziale Bezugnahme, symbolische Imitation
Studie 2	N = 18 (26–66)	Initiierende und folgende deklarative und initiierende auffordernde geteilte Aufmerksamkeit
Studie 3	N = 19 (43–74)[1]	Initiierende deklarative gemeinsame Aufmerksamkeit, gestische, prozedurale und symbolische Imitation, mütterlicher Interaktionsstil
Studie 4	N = 20 (41–85)	Folgende deklarative geteilte Aufmerksamkeit, Zielerkennung und visuelle Perspektivenübernahme
Studie 5	N = 19 (43–74)[1]	Initiierende deklarative geteilte Aufmerksamkeit; symbolisches Spiel, visuelle, affektive und kognitive Perspektivenübernahme, Sprache

[1] diese Kapitel basieren auf derselben Stichprobe

In der ersten Studie wurden verschiedene sozial-kommunikative Fertigkeiten in einer Gruppe von Vorschulkindern mit ASS in Interaktion mit ihren Müttern untersucht (Warreyn et al. 2005). Die Ziele der Studie lagen in der Untersuchung jener Fertigkeiten, von denen angenommen wurde, dass sie für Kinder mit ASS am schwierigsten sind. Erstens untersuchten wir spontanes symbolisches Spiel in einer unstrukturierten Situation. Zweitens lösten wir soziale Bezugnahme und deklarative geteilte Aufmerksamkeit aus, in dem wir ein ambiguöses Objekt und drei positiv bewertete Objekte/Ereignisse aktivierten. Schließlich untersuchten wir die kindliche Imitation einer Serie von bedeutungsvollen (symbolischen) und nicht-bedeutungsvollen Aktionen mit Objekten.

In der zweiten Studie untersuchten wir die Fähigkeit von Kindern mit ASS, geteilte Aufmerksamkeit in sehr detaillierter Weise einzusetzen und zu verstehen (Warreyn et al. 2007). Wir kombinierten verschiedene Maße der iniziierenden und folgenden geteilten Aufmerksamkeit und der iniziierenden auffordernden geteilten Aufmerksamkeit. Verschiedene Verhaltenskategorien (schauen, verbale und non-verbale Kommunikation) wurden Bild für Bild codiert. Zu diesem Zweck benutzten wir die Observer 4.1-Methode (Noldus 2002a). Anschließend untersuchten wir diesen sehr umfänglichen Datensatz auf drei verschiedenen Wegen, von elementaren Statistiken (Häufigkeit, Latenz und Dauer jedes Verhaltens) über die Koordination von zwei Typen von Verhalten (z. B. die andere Person innerhalb von fünf Sekunden anschauen, bevor auf das Objekt gezeigt wird) bis zur Entdeckung von wiederkehrenden Verhaltenssequenzen oder Mustern (unter Einsatz des Software-Pakets Theme 4.0, Noldus 2002 b). In dieser Studie wurde ein zweite methodologische Veränderung eingeführt: Wir arbeiteten mit drahtlosen Kopfhörern, um den Müttern zusätzliche Instruktionen zu geben, wenn diese erforderlich waren, und um eingreifen zu können, wann immer sie gegen die Ziele der Studie handelten.

Ungeachtet der Defizite und Probleme bei diesen beiden Studien mit Kindern mit ASS waren wir ein wenig überrascht, dass sie gleichwohl auf einem recht guten und besseren Niveau als erwartet ihre Leistungen erbrachten. Unsere ersten Studien unterschieden sich von der vorhandenen Literatur in einem bedeutsamen Aspekt: Um die sozial-kommunikativen Fertigkeiten der Kinder zu beobachten und zu überprüfen, ließen wir sie mit ihren Müttern anstatt mit einem unvertrauten Experimentator interagieren. Da Kinder mit ASS gegenüber Fremden sehr zurückhaltend sein können und Probleme in der Generalisierung von gelernten Fertigkeiten außerhalb des spezifischen Lernkontextes haben, dachten wir, dass die Kinder sich recht unterschiedlich verhalten würden, wenn sie mit einer vertrauten statt einer unvertrauten Person interagieren würden. Diese Hypothese wurde in Studie 3 exploriert, in der wir die imitativen und geteilten Aufmerksamkeits-Fertigkeiten von Kindern mit ASS in Interaktion mit ihren Müttern im Vergleich zu einer ihnen nicht vertrauten Experimentatorin verglichen (Warreyn und Roeyers, zur Veröffentlichung eingereicht, a). Zusätzlich beobachteten wir den mütterlichen Interaktionsstil, um zu untersuchen, ob bestimmte Merkmale dessen (wie z. B. Sensitivität oder Direktivität) mit bestimmten Fähigkeiten des Kindes (wie z. B. verbalen Fertigkeiten) verbunden sind.

Die letzten beiden Studien untersuchten die Beziehung zwischen sozial-kommunikativen Fertigkeiten und Perspektivenübernahme. Wir entschieden uns für die Untersuchung der Perspektivenübernahme anstatt der Theory of Mind, weil sie einen größeren Bereich von Fertigkeiten einschließt. Studie 4 befasste sich mit den einfacheren Fertigkeiten: Blick verfolgen, Ziel entdecken und einer einfachen Aufgabe der visuellen Perspektivenübernahme (Warreyn et al. 2005). Studie 5 erfasste weiterentwickelte Fertigkeiten: iniziierende deklarative geteilte Aufmerksamkeit, symbolisches Spiel und visuelle, affektive und kognitive Perspektivenübernahme (Warreyn und Royers, zur Veröffentlichung eingereicht, b).

3.4 Integration und Verarbeitung der Resultate

3.4.1 Rekapitulation der Forschungsziele

Bei der in diesem Kapitel berichteten Forschung war es unser Ziel, die frühen sozial-kommunikativen Fertigkeiten der Imitation, geteilten Aufmerksamkeit und des symbolischen Spiels, ihre Beziehungen zueinander und ihre Beziehung zur

Perspektivenübernahme bei Vorschulkindern mit ASS zu untersuchen. Daher setzten wir uns zu Beginn unserer Forschung drei Hauptziele:

- Unser erstes Ziel bestand darin, verschiedene Stichproben von Kindern im Vorschulalter mit ASS einzubeziehen und die Kinder so jung wie möglich für die Studie zu rekrutieren.
- Unser zweites Ziel bestand in der Einbeziehung der Mutter des Kindes als eine Interaktionspartnerin. Da die Kinder mit ASS in der Interaktion mit ihren Müttern die erhaltenen Aufgaben relativ gut zu meistern schienen, schlossen wir in der dritten Stunde einen Vergleich zwischen den Müttern und den Experimentatoren ein. Bei den Studien mit standardisierten Tests oder jener zur Perspektivenübernahme entschieden wir uns, das Kind mit dem Experimentator bei allen Aufgaben interagieren zu lassen, da wir nicht erwarten konnten, dass die Mütter spezifische Tests (wie z. B. den des vorgestellten Spieles, ToPP; Lewis und Boucher 1997) oder eine Serie von Perspektivenübernahmeaufgaben vorgeben können.
- Das dritte Ziel bestand in der detaillierten Untersuchung von sozial-kommunikativen Fertigkeiten und ihren Beziehungen zueinander sowie zur Perspektivenübernahme. Da es statistisch weder machbar noch empfehlenswert war, alle Fertigkeiten detailliert bei derselben Gruppe von Kindern zu untersuchen, testeten wir eine Auswahl von Fertigkeiten in vier verschiedenen Stichproben. Wir glauben, dass die Integration dieser Studien eine recht umfassende Sicht auf frühe sozial-kommunikative Fertigkeiten bei Kindern im Vorschulalter mit ASS ermöglicht. Im Folgenden werden wir diesen Aspekt weiter darstellen.

3.4.2 Integration der Resultate

Imitation

Die Fähigkeit von Kindern mit ASS zur Imitation wurde in den Studien 1 und 3 getestet. Auf den ersten Blick erscheinen unsere Ergebnisse widersprüchlich: In Studie 1 fanden wir keine Unterschiede zwischen den Gruppen hinsichtlich Imitation des symbolischen Spiels, während die Kinder mit ASS sich klar von der Kontrollgruppe in Maßen der prozeduralen und symbolischen Imitation in Studie 2 unterschieden. Es gab jedoch einige methodologische Unterschiede zwischen den Imitationsaufgaben in beiden Studien. In der Studie 1 benutzten wir ein symbolisches Skript, das bedeutungsvoll und wahrscheinlich für die Kinder hochgradig vertraut war und mit realistischen Objekten durchgeführt wurde (eine Puppe füttern, Rührei zubereiten). Während das Skript in Studie 3 ebenfalls bedeutungsvoll und vertraut war (ein Mädchen baden, ein Baby zu Bett bringen), wurde es mit nicht-repräsentativen (Bett-Skript) oder gegenfunktionalen (Bade-Skript) Platzhaltern durchgeführt. Während also die in Studie 1 modulierten Handlungen vertraut und realistisch waren, handelte es sich bei den Aktionen in Studie 3 um sehr unvertraute und neue Handlungen für das Kind. Es ist schon früher gezeigt worden, dass Kinder mit ASS die deutlichsten Defizite haben, wenn sie unver-

3.4 Integration und Verarbeitung der Resultate

traute Handlungen imitieren sollen (z. B. Roeyers et al. 1998: vgl. Williams et al. 2004 als Übersicht). In Studie 1 wurden zwei Serien von Handlung für jedes Set von Objekten dem Kind vorgegeben: Eine nannten wir „symbolisch" (das oben beschriebene Skript) und eine erachteten wir als „nicht-symbolisch" (Objekte nacheinander berühren). Wir erwarteten, dass die Kinder mit ASS keine Unterschiede zwischen einem symbolischen und einem nicht-symbolischen Skript machen würden. Es lag jedoch eine Konfundierung zwischen symbolischen und vertrauten Aktionen vor: Das von uns als nicht-symbolisch erachtete Skript war den Kindern ebenfalls nicht vertraut. Vielleicht lag es an diesem Umstand, dass fast keines der Kinder (in beiden Gruppen) die nicht-symbolischen Aktionen imitierte. Eine zweite mögliche Erklärung für die guten Resultate in Studie 1 liegt darin, dass wir nicht Imitationen maßen, sondern symbolisches Spiel auslösten. Wie wir bereits in der Einleitung dargestellt haben, sind Kinder mit ASS zum symbolischen Spiel in der Lage, wenn es von anderen ausgelöst wird (vgl. Jarrold 2003, als Übersicht). Diese Idee wird durch die signifikante Korrelation gestützt, die wir zwischen symbolischer Imitation (oder Imitation von symbolischem Spiel) und spontanem Spielen in Studie 1 fanden.

Unabhängig vom symbolischen Spiel untersuchte Studie 3 ebenfalls prozedurale und gestische Imitation. Die prozedurale Imitation war bei ASS eindeutig beeinträchtigt. Dieser Befund steht in Übereinstimmung mit der Literatur, in der berichtet worden ist, dass speziell neue Aktionen mit Objekten für Kinder mit ASS schwierig zu imitieren sind (Williams et al. 2004). Entgegen unserer Erwartung imitierten die Kinder mit ASS die Gesten des Modells ähnlich gut wie die Kontrollkinder. Ferner gab es keine Hinweise darauf, dass die Neuheit oder Sichtbarkeit der Gesten eine Rolle spielten (die entsprechenden F-Werte aus Varianzanalysen für vertraut sichtbar, unvertraut sichtbar, vertraut unsichtbar und unvertraut unsichtbar waren alle nicht signifikant). Diese Ergebnisse kontrastieren mit jenen von Roeyers et al. (1998), wo die unvertrauten Gesten besser als die vertrauten Gesten zwischen den Gruppen differenzierten. Unsere Stichprobe war jedoch im Durchschnitt 6 Monate älter als die Stichprobe in der Studie von Roeyers et al. (1998), und das mittlere geistige Alter, welches nach der Formel geistiges Alter = chronologisches Alter x IQ/100 geschätzt wurde, war 17–18 Monate höher in unserer Stichprobe. Die eingesetzten Gesten basierten auf jenen, die von Charman und Baron-Cohen (1994) beschrieben worden sind. Während die Stichprobe dieser Autoren ein mittleres chronologisches Alter von etwa 12 Jahren hatte, betrug das mittlere verbale geistige Alter etwa vier Jahre und das non-verbale geistige Alter etwa sieben Jahre. Vielleicht war unsere Stichprobe hinsichtlich der kognitiven Fertigkeiten dieser Stichprobe ähnlicher. In der Tat fanden Charman und Baron-Cohen ebenfalls keine gestischen Imitationsdefizite bei Kindern mit Autismus. Dieser Befund legt die Annahme nahe, dass der Einfluss von Neuigkeit und Vertrautheit mit zunehmendem Alter bei ASS zurückgehen könnte.

Typischerweise beginnen Kinder zunächst mit der Imitation von Gesten, gefolgt von (neuen) Handlungen mit Objekten und später auch mit symbolischen Skripts. Es scheint, dass Kinder mit ASS demselben Muster folgen, allerdings erst in einem beträchtlich höheren Alter. Daher unterstützen unsere Ergebnisse in Einklang mit der verfügbaren Literatur die Idee einer Entwicklungsverzögerung von Imitation anstelle einer Devianz oder eines absoluten Defizits. In einer unlängst durchgeführten Studie mit einer Gruppe von Vorschulkindern, die einer Autismusambulanz zugeführt wurden, weist der Vergleich zwischen Kindern mit und ohne Diagnose einer ASS in Richtung der gleichen Schlussfolgerungen (Vanvuchelen et al. 2008).

Geteilte Aufmerksamkeit

Da der geteilten Aufmerksamkeit eine zentrale Rolle in der Entwicklung zugeschrieben wird und sie so verschiedene Aspekte umfasst (imperative und deklarative, aktive und passive), bezogen wir in jeder Studie ein Maß der geteilten Aufmerksamkeit ein. In den Studien 1, 3 und 5 untersuchten wir die initiierende deklarative geteilte Aufmerksamkeit. In Studie 4 untersuchten wir die spontane Blickfolge und den Blickkontakt des Kindes in Reaktion auf eine doppeldeutige Handlung (Blockieren und Necken; basierend auf Phillips et al. 1992). In Studie 2 untersuchten wir unmittelbar folgendes, initiierendes, deklaratives und aufforderndes Verhalten.

Die Resultate lassen sich zu den folgenden Schlussfolgerungen zusammenfassen. Kinder mit ASS haben die geringsten Probleme mit Fertigkeiten des Aufforderns. Sie scheinen in der Lage, ihren Blick zwischen einem Objekt und einer Person hin und her bewegen zu können, wobei sie dies sogar mit verbaler oder non-verbaler Kommunikation verbinden, wenn sie etwas erreichen wollen. Sie machen dies jedoch weniger häufig als Kinder ohne ASS. Etwas stärker beeinträchtigt ist ihre Fähigkeit, der Aufforderung einer anderen Person zu geteilter Aufmerksamkeit zu folgen. Wenn die andere Person dies mit Zeigen (wie in Studie 2) verband, waren Kinder mit ASS in der Lage, geteilte Aufmerksamkeit zu erbringen, wenn- gleich langsamer und weniger effizient: Sie schauten weniger auf das Ziel und die Hälfte von ihnen schaute auf den Körper der anderen Person (speziell auf die Hand), bevor sie dem jeweiligen Punkt folgten. Wenn diese zusätzliche Unterstützung nicht gegeben wurde, wie bei der spontanen Blickfolge (Studie 4), gingen Kinder mit ASS bedeutsam weniger auf geteilte Aufmerksamkeit ein (weniger als 25 % richtige Versuche). Diese Befunde stimmen mit den Annahmen von Leekam et al. (1997) in überein, dass Kinder mit ASS eine geometrische Strategie der Blickfolge haben. Wenn ein Arm oder Finger auf das Ziel gerichtet sind, ist es für sie sehr viel einfacher, den Aufmerksamkeitsfokus des anderen zu verfolgen, als wenn sie nur die Augen auf das Ziel richten. Ferner fanden die Kinder mit ASS es schwieriger, ein Ziel zu entdecken, das auf einer Linie mit einem anderen Ziel lag. Es gab jedoch noch zwei weitere Unterschiede zwischen unseren Aufgaben des Punktverfolgens und der Blickfolge: Die Aufgabe des Punktverfolgens wurde von der Mutter des Kindes ausgeführt, die spontane Blickfolge-Aufgabe hingegen von einem nicht vertrauten Experimentator. Wir haben bereits argumentiert, dass der Interaktionspartner bei dieser Aufgabe eine Rolle spielen könnte. Ferner gestalteten wir die Punktfolge-Aufgabe dadurch deutlicher, das wir die Mutter den Namen des Kindes auf enthusiastische Art und Weise sagen ließen, während bei der Blickfolgeaufgabe die Aufmerksamkeit des

Kindes niemals verbal, sondern durch Augenkontakt oder wenn notwendig mit Einsatz eines Spiels hergestellt wurde. Schließlich erscheint die initiierende deklarative Aufmerksamkeit bei Kindern mit ASS am stärksten beeinträchtigt zu sein. Alle drei Studien zur Untersuchung dieser Fertigkeit zeigten klare Defizite bei der Herstellung von Augenkontakt und der Kombination von Augenkontakt mit verbaler/non-verbaler Kommunikation oder beim Betrachten eines Objektes. Hier handelt es sich jedoch nicht um ein absolutes Defizit: Nur eine kleine Anzahl von Kindern in jeder Studie zeigte nie Augenkontakt (Studie 1: zwei Kinder; Studie 2: ein Kind; Studie 3: zwei Kinder in Interaktion mit der Mutter, vier mit dem Experimentator; Studie 4: zwei Kinder).

Zusammengefasst lassen unsere Ergebnisse darauf schließen, dass Vorschulkinder mit ASS in der Lage sind, zum Zwecke der Aufforderung die Aufmerksamkeit zu teilen, wobei sie dies jedoch etwas weniger häufig als normal entwickelte Vorschulkinder tun. Sie scheinen auch in der Lage zu sein, der Aufmerksamkeit einer anderen Person zu folgen, wenn dies durch Zeigen unterstützt wird, jedoch passiert dies nicht immer auf effiziente Weise. Nur dem Blick einer anderen Person zu folgen, scheint hingegen schwieriger zu sein, vielleicht weil das Zeichnen einer imaginären Linie zwischen den Augen einer Person und einem Objekt schwieriger ist, als einer bereits durch einen Arm oder Finger geformten Linie zu folgen. Dennoch scheinen die Kinder sich durch diese „Linie" bewusst zu sein, dass Personen auf etwas schauen oder ihre Aufmerksamkeit auf etwas richten, das scheinbar des Anschauens wert ist. Das Defizit der geteilten Aufmerksamkeit von Vorschulkindern mit ASS war am deutlichsten in Situationen, welche deklarative geteilte Aufmerksamkeit auslösten, ausgeprägt; dort schnitten diese Kinder bei allen eingesetzten Codierungen schlechter ab. Speziell die in Studie 2 erbrachten Resultate, in der wir den Einsatz von Verhaltensmustern zum Zweck der geteilten Aufmerksamkeit bei Kindern mit ASS untersuchten, unterstützten die Idee, dass Kinder mit ASS in der Lage sind, die Person als ein Objekt oder sich selbst voran treibenden Akteur zu behandeln, aber selten eine andere Person als ein Subjekt behandeln (Hobson und Lee 1999; Loveland und Landry 1986, Mundy et al. 1986; Phillips et al. 1995). Die Vorstellung, dass die deklarative geteilte Aufmerksamkeit stärker als die Aufforderungsfertigkeiten beeinträchtigt ist, existiert schon seit einiger Zeit (z.B. Loveland und Landry 1986; McEvoy et al. 1993; Mundy et al. 1986; 1994; Sigman und Ruskin 1999). Die vorliegenden Resultate zeigten jedoch, dass die deklarativen geteilten Aufmerksamkeitsprobleme von Vorschulkindern mit ASS sicherlich nicht ein absolutes Defizit darstellen, was die Vorstellungen von Mundy et al. (1986, 1990, 1994) unterstützt. In Übereinstimmung mit Misailidi (2002), aber in Kontrast zu Kasari et al. (1990), fanden wir keinen Hinweis, dass bei ASS während geteilter Aufmerksamkeitsepisoden weniger positiver Affekt zum Ausdruck kommt. Schließlich fanden wir bei fehlenden Deckeneffekten keinen Hinweis auf eine starke Beziehung zwischen den verschiedenen geteilten Aufmerksamkeitsfertigkeiten. Dieser Befund steht mit den Hypothesen in Übereinstimmung, dass auffordernde geteilte Aufmerksamkeit und aktive und passive deklarative geteilte Aufmerksamkeit drei Fertigkeiten sind, die sich recht unabhängig voneinander entwickeln, auf unterschiedlichen zugrunde liegenden Prozessen beruhen und verschiedene Regionen im Gehirn aktivieren (vgl. Mundy 2003 als Übersicht der diesbezüglichen Literatur). Ferner ist festgestellt worden, dass deklarative und auffordernde Fertigkeiten in unterschiedlicher Weise mit Sprachfertigkeiten (Sigman und Ruskin 1999) und dem Schweregrad der sozialen und kommunikativen Symptome verbunden sind (Mundy et al. 1994).

Die Frage, ob die Probleme bei der geteilten Aufmerksamkeit bei ASS eine Entwicklungsverzögerung statt einer qualitativen Beeinträchtigung widerspiegeln, ist noch nicht gelöst. Die vorliegenden Resultate verweisen darauf, dass Personen mit ASS in der Lage sind, zumindest Fertigkeiten der geteilten Aufmerksamkeit zu lernen, insbesondere die auffordernde und passive geteilte Aufmerksamkeit. Aus diesen Befunden kann man schlussfolgern, dass die Entwicklung dieser Fertigkeiten bei ASS nur verzögert ist. Auf der anderen Seite bedeutet die Beobachtung, dass Kinder mit ASS zu einem bestimmten Zeitpunkt in ihrer Entwicklung fragende und passive geteilte Aufmerksamkeit zeigen, nicht, dass diese Verhaltensweisen auf den gleichen zugrunde liegenden Prozessen beruhen (wie z. B. die Erkennung der Intentionalität) und den gleichen Funktionen dienen wie bei normalen Kindern. Die Probleme bei der initiierenden deklarativen geteilten Aufmerksamkeit scheinen robuster zu sein und können über die ganze Kindheit sogar bis in das Erwachsenenalter hinein persistieren. Zukünftige Forschungen könnten die Methodologie nützen, die wir zur Identifikation von Verhaltensmustern bei älteren Populationen betrieben haben, und untersuchen, ob die von Personen mit ASS eingesetzten Muster sich von jenen normaler Personen unterscheiden (was eine qualitative Abweichung bedeuten würde) oder ähnlicher werden (was mit einer spezifischen Entwicklungsverzögerung in Einklang stehen würde).

Symbolisches Spiel

Die vorliegenden Befunde zeigen Defizite bei ASS sowohl beim spontanen als auch beim ausgelösten symbolischen Spiel. Die Unterschiede zwischen den Gruppen in Studie 1 wurden jedoch erst sichtbar, nachdem wir das Sprachalter als Ko-Variate aufnahmen. Es muss bemerkt werden, dass die Kontrollgruppe in dieser Studie ebenfalls nur wenig spontanes symbolisches Spiel zeigte. Dies mag durch einen oder die Kombination der folgenden Faktoren erklärt werden:

- Die Kinder in der Kontrollgruppe waren vornehmlich in ihrer geistigen Entwicklung verzögerte Kinder, die ein Spielverhalten gemäß ihrem geistigen und nicht ihrem chronologischen Alter zeigten;
- Neben den Objekten für die Auslösung symbolischen Spiels (wie Stoffteile oder anderes Material) waren viele realistische Objekte vorhanden, die eher ein funktionales statt ein symbolisches Spiel auslösten (McGhee et al. 1984). In der Tat spielte die Kontrollgruppe in mehr als der Hälfte der Intervalle funktional im Vergleich zu weniger als einem von insgesamt 14 Intervallen mit symbolischem Spiel;
- Wir berücksichtigten ein relativ stringentes Kriterium: Nur Spiel, das einige klare Hinweise von vorgegebenem Spiel enthielt (wie von Leslie 1987 beschrieben), wurde als symbolisches Spiel gezählt. Dadurch wurde es möglich, ein

Kind als „nur" funktional spielend zu beurteilen, das einen Fahrer und einen Passagier in einen Spielzeug-Bus stellt und ihn herumfährt.

In Studie 5 benutzten wir einen standardisierten Test (ToPP, Lewis und Boucher 1997) um symbolisches Spiel in einer strukturierten Situation auszulösen. Sogar in dieser strukturierten Situation erreichten die Kinder mit ASS signifikant niedrigere Werte, die zu einer mittleren „Spielverzögerung" von 17 Monaten führte. Da der ToPP einen Punkt für eine symbolische Handlung gibt, die im Model vorgegeben oder instruiert wird, und zwei Punkte für spontanes symbolische Spiel, was es möglich, dass die Kinder mit ASS ihren Punktwert ausschließlich durch Imitieren von symbolischen Akten oder Befolgen von Instruktionen erhielten. Dies war in der Tat der Fall für den Ersatz des Selbst (z.B. vorgeben, ein Hase zu sein), wo nur sieben Kinder mit ASS gegenüber 13 Kontrollkindern mit einer spontanen neuen Handlung hervortraten (dieser Befund ist signifikant) und für die Zuordnung eines Besitzes, wo diese Zahlen 6 gegenüber 14 betrugen (ebenfalls signifikant). Bei der Aufforderung, verschiedene nicht-repräsentationaler Objekte oder ein einzelnes repräsentationales Objekt zu ersetzen, waren beide Gruppen in der Lage, neue symbolische Handlungen zu leisten. Ebenso war eine gleiche Anzahl von Kindern mit ASS in der Lage, Bezug zu einem abwesenden Objekt herzustellen.

Die Ergebnisse der Spielaufgabe scheinen die Idee einer Verzögerung der Sprachfertigkeiten statt eines absoluten Defizits in diesem Bereich zu unterstützen, wie McDonough et al. (1997) bereits angenommen haben. Mit Ausnahme eines einzigen Kindes mit ASS waren in Studie 5 alle in der Lage, spontan mindestens ein nicht-repräsentationales Objekt zu ersetzen. Ferner stellten acht von ihnen einen neuen Bezug zu einem abwesenden Objekt her und sechs waren in der Lage, spontan einen Besitz einem Teddybär oder sich selbst zuzuordnen. Ferner zeigten in Studie 1 vier Kinder mit ASS symbolisches Spiel in einer spontanen unstrukturierten Spielsituation. Dabei handelte es sich vornehmlich um Objektersatz. Trotz dieser Erfolge war die Kontrollgruppe ihnen in den erhobenen Merkmalen des Spiels sowohl in der strukturierten als auch der unstrukturierten Bedingung, überlegen. Es kann angenommen werden, dass das Spiel von Vorschulkindern mit ASS dem von sehr viel jüngeren gesunden Kindern entspricht, die in der Lage sind, Objekte zu ersetzen, aber noch nicht alle drei Formen des symbolischen Spieles flexibel einsetzen. Diese Interpretation wird auch durch ihr Altersäquivalent im ToPP unterstützt, welches 17 Monate niedriger als ihr chronologisches Alter war, während ihr geschätztes geistiges Alter (geistiges Alter = chronologisches Alter × IQ /100) nur um sieben Monate verzögert war. In der Kontrollgruppe korrespondierte die Spielverzögerung (5–6 Monate) mit der geschätzten Verzögerung des geistigen Alters (7–8 Monate).

Perspektivenübernahme

Die Perspektivenübernahme wurde detailliert in Studie 5 untersucht. Wie erwartet erzielten die Kinder in Aufgaben zur Messung von affektiver und kognitiver Perspektivenübernahme niedrigere Werte. Kinder mit ASS versagen in der Tat bei verschiedenen Theory of Mind-Aufgaben, welche auf die Fertigkeit zielen, die

Gedanken und Gefühle anderer Menschen zu erfassen (vgl. für eine Übersicht Baron-Cohen 2000). Die von uns eingesetzte Testbatterie basierte auf einem von Gerris (1981; basierend auf Selman 1980) entwickelten Modell. Es kann argumentiert werden, dass die Aufgaben auf den ersten drei Niveaus (Identifizieren, Diskriminieren und Differenzieren/Vergleichen) nicht wirklich die Perspektivenübernahme betreffen. Jedoch müssen Kinder manchmal auf geistige Zustände auf diesem Niveau schließen können, z. B. wenn sie Emotionen anderer erkennen und benennen oder auf das Ziel einer Person aus deren Verhalten schließen müssen. Das vierte Niveau ist mit „Perspektivenübernahme" bezeichnet und impliziert tatsächlich die Fähigkeit, sich in die Position einer anderen Person hineinversetzen zu können.

Im Durchschnitt erreichen Kinder mit ASS dieses vierte Niveau der affektiven und kognitiven Perspektivenübernahme nicht: Das durchschnittliche Niveau, dass sie erreichen (nur eine Aufgabe auf diesem Niveau konnte als korrekt oder als „in Entwicklung" bewertet werden) betrug 3.28 für die affektive und 3.18 für die kognitive Perspektiveübernahme (vs. 4.61 und 4.56 für die Kontrollkinder, die ohne Zweifel zur Perspektivenübernahme fähig waren). Bei den visuellen Perspektivenübernahmeaufgaben waren die Werte für beide Gruppen deutlich höher. Es kann argumentiert werden, dass dies durch einen Artefakt unserer Methodologie bedingt war, zumal der visuelle Teil des Tests mehr durch Bilder und Objekte unterstützt wurde. Es gibt jedoch Hinweise, dass die visuelle Perspektivenübernahme in der Entwicklung früher als ihr affektives und kognitives Gegenstück auftritt. Flavell et al. (1981) berichteten, dass dreijährige Kinder schon eine Aufgabe mit einem zweiseitigen Bild lösen konnten. Bei dieser Aufgabe sehen die Kinder zunächst die Vorder- und Rückseite einer Karte, auf die zwei verschiedene Bilder gedruckt sind. Dann wird eine Seite dem Kind gezeigt und gefragt, welches Bild der Experimentator sieht.

Wir setzten diese Aufgabe auf Niveau 4 ein. Unser Niveau-4-Maß der kognitiven Perspektivenübernahme enthielt eine Aufgabe, die der von Wellman und Liu (2004) berichteten Aufgabe der falschen innerlichen Überzeugung sehr ähnlich ist. Sie fanden, dass etwa die Hälfte der Vierjährigen korrekt auf die (falsche) Überzeugung einer Person über den Inhalt einer Schachtel schließen konnte, während bereits alle Fünfjährigen die Aufgabe erfüllten. Es gibt Hinweise darauf, dass die Zuordnung von Emotionen (die in unseren affektiven Perspektivenübernahmeaufgaben auf Niveau 4 gemessen wurden) sich nach dem Verständnis der Überzeugung entwickelt (Bradmetz und Schneider 1999; Hadwin und Perner 1991). Es wird angenommen, dass diese Emotionszuordnung sich etwa im Alter von fünf bis sechs Jahren entwickelt. Wir können daher schlussfolgern, dass die visuelle Perspektivenübernahme in der normalen Entwicklung in der Tat vor der kognitiven und affektiven Perspektivenübernahme auftritt und dass die Ergebnisse unserer Studie diese Realität anstelle von Studienartefakten widerspiegelt. Trotz ihrer besseren Werte bei dem visuellen Teil der Aufgabe lagen die Leistungen der Kinder mit ASS dennoch unter dem Niveau der Kontrollgruppe.

Bei einer genaueren Betrachtung der Resultate zeigte sich, dass sich die Leistungen in den ersten vier Niveaus (einschließlich Perspektivenübernahme) nicht signifikant zwischen den Gruppen unterschieden, während dies beim 5. Niveau

3.4 Integration und Verarbeitung der Resultate

der Fall war: Zwölf Kinder mit ASS, gegenüber sieben Kontrollkindern, erreichten den minimalen Wert auf diesem Niveau und nur ein Kind mit ASS gegenüber sieben Kontrollkindern erreichte den maximalen Wert (diese Verteilung ist signifikant verschieden). Auf dem vierten Niveau gab es zwei Aufgaben. Die erste Aufgabe betraf das zweiseitige Bild wie von Flavell et al. (1981) beschrieben. Die zweite Aufgabe bestand darin, ein Haus aus der Perspektive des Experimentators zu zeichnen. Offensichtlich können Kinder mit ASS mindestens eine dieser beiden Aufgaben lösen. In Studie 4 berichteten wir auch die Ergebnisse einer visuellen Perspektivenübernahme. Bei dieser Aufgabe müssen die Kinder das Objekt benennen, welches der Experimentator anschaut. Konservativ betrachtet, betrifft diese Aufgabe nur die Identifizierung der Perspektive des Experimentators (zumal die echte Perspektivenübernahme erfordert, dass auf die Perspektive geschlossen wird, anstatt sie direkt zu beobachten). Dieser Aufgabe wurde auch als eine Niveau-1-Aufgabe im Modell von Flavell (1974; 1978) von verschiedenen Autoren (Baron-Cohen 1989; Leekam et al. 1997) interpretiert. Nach Flavell kann das Kind auf Niveau 1 erfassen, was eine Person sieht, aber nicht wie sie es sieht, während ein Kind auf Niveau 2 sich bewusst ist, dass zwei Beobachter verschiedene visuelle Erfahrungen desselben Objektes haben können. Das 1. Niveau (Identifizieren) bei Gerris (1981) kann unter das 1. Niveau bei Flavell subsumiert werden, während das 4. Niveau (Perspektivenübernahme) bei Gerris unter das 2. Niveau bei Flavell fällt. Die Kinder in unserer Stichprobe erbrachten auf Niveau 1 signifikant schlechtere Leistungen als die Kontrollgruppe, indem sie durchschnittlich 1.6 Versuche gegenüber 2.6 der Kontrollgruppe korrekt beantworten.

Zusammengefasst bedeuten die Resultate, dass Kinder mit ASS in allen drei Formen der Perspektivenübernahme, der visuellen, der affektiven und der kognitiven, Probleme haben. Während es keine klaren Hinweise dafür gab, dass sie die „wirkliche" Perspektivenübernahme bei den affektiven und kognitiven Teilen der Aufgabe erreichten, konnten die Aufgaben auf Niveau 4 im visuellen Teil nicht ohne das Bewusstsein und das Schließen auf die Perspektive einer anderen Person gelöst werden. Einfach anzunehmen, dass die visuelle Unterstützung durch Bildobjekte den Kindern mit ASS bei der Lösung der Aufgaben half, kann unserer Meinung nach ihre Leistung nicht vollständig erklären. Wir nehmen daher an, dass die visuelle Perspektivenübernahme in unserer Stichprobe von Vorschulkindern mit ASS weniger stark beeinträchtigt war als ihre affektiven und kognitiven Gegenstücke. Es gibt für dieses Muster der Resultate zwei mögliche Erklärungen.

Die erste besteht darin, dass visuelle, affektive und kognitive Perspektivenübernahme die gleiche zugrunde liegende Fertigkeit betreffen und dass deren Entwicklung bei ASS verzögert ist. Die andere Möglichkeit besteht darin, dass die visuelle Perspektivenübernahme auf einem unterschiedlichen Mechanismus als die affektive und kognitive Perspektivenübernahme beruht. Baron-Cohen (1994) unterstützte diese Betrachtungsweise und nahm an, dass die zuvor genannte Fertigkeit keine meta-repräsentationalen Fertigkeiten benötigt und daher bei ASS nicht beeinträchtigt ist, während die zuletzt genannte Fertigkeit wegen meta-repräsentationaler Defizite qualitativ beeinträchtigt ist. Unsere Ergebnisse können nicht direkt zwischen diesen beiden Hypothesen unterscheiden. Eine Nachfolgeuntersuchung unserer Stichprobe könnte klären, ob diese Kinder möglicherweise zur affektiven und kognitiven Perspektivenübernahme fähig sind (was unsere erste Hypothese unterstützen würde). Es gibt einige Hinweise darauf, dass dies tatsächlich der Fall ist. Beispielsweise fanden Roeyers et al. (2001) bei Erwachsenen mit tiefgreifenden Entwicklungsstörungen, dass sie bei statistischen Tests zu einer Erkennung des geistigen Zustandes relativ unbeeinträchtigt fähig sind. Ferner bedeutet die Beobachtung, dass in unseren Studien zur visuellen Perspektivenübernahme Kinder mit ASS unter dem Niveau von Kontrollgruppen blieben und dass diese Fertigkeit nicht so intakt ist, wie Baron-Cohen (1994) annahm. Viele Studien haben keine Defizite bei der visuellen Perspektivenübernahme bei Autismus gefunden (z.B. Baron-Cohen 1989; Leekam et al. 1997; Reed 2002; Tan und Harris 1991; Yirmiya et al. 1994), doch waren die Probanden in diesen Studien deutlich älter als die von uns Untersuchten und/oder die eingesetzten Aufgaben weniger komplex. Diese Beobachtung könnte auch in die Richtung einer spezifischen Entwicklungsverzögerung weisen, wie in unserer ersten Hypothese dargelegt.

Beziehungen zwischen sozial-kommunikativen Fertigkeiten, Sprache und Perspektivenübernahme

In Studie 1 berichteten wir die Korrelationen getrennt für die ASS und Kontrollgruppe. Es bestanden ausgeprägte Unterschiede zwischen den Gruppen hinsichtlich der Beziehung zwischen IQ und verbalem geistigem Alter auf der einen und geteilter Aufmerksamkeit und symbolischem Spiel auf der anderen Seite. Bei Kindern mit ASS war das verbale geistige Alter signifikant positiv auf das symbolische Spiel bezogen, während dies in der Kontrollgruppe nicht der Fall war. Ein ähnlicher Zusammenhang wurde zwischen dem IQ des Kindes, seinem verbalen geistigen Alter, dem Betrachten des mütterlichen Gesichtes während der geteilten Aufmerksamkeit r und dem Zeigen und Verbalisieren während dieser gefunden (diese Korrelationen waren signifikant verschieden von den Befunden bei Cohen und Cohen 1983, S. 54). Auf der Ebene der Gesamtgruppe fand sich eine signifikante Verbindung zwischen symbolischem Spiel und geteilter Aufmerksamkeit (Korrelationen mit Betrachten des mütterlichen Gesichtes: $r =.34$, $p <.05$). Eine ähnliche positive Korrelation fand sich zwischen symbolischer Imitation und geteilter Aufmerksamkeit ($r =.48$, $p <.01$). Ferner war symbolisches Spiel signifikant positiv auf funktionales, aber nicht auf symbolisches Spiel bezogen ($r =.49$, $p < 01$ und $r =.26$, $p =.12$). Auch in der Gesamtgruppe korrelierten IQ und geistiges Alter positiv mit symbolischem Spiel ($r =.51$, $p <.01$ und $r =.52$, $p < 0.1$).

Bei den Daten der Studie 2 fanden wir, dass sich verbales geistiges und chronologisches Alter bei Kindern mit ASS positiv auf die Häufigkeit des Augenkontaktes während der initiierenden deklarativen geteilten Aufmerksamkeitsaufgabe auswirkte. Dies war nicht der Fall bei den Kontrollkindern (die Korrelationen waren in den Befunden bei Cohen und Cohen 1983 signifikant verschieden). Bei den Daten aus den Studien 3 und 5 fanden wir keine signifikant verschiedenen Korrelationen zwischen den Gruppen. Symbolisches Spiel, Sprache, Perspektiven-

3.4 Integration und Verarbeitung der Resultate

übernahme und Imitation waren signifikant positiv in beiden Gruppen interkorreliert. Es fanden sich keine oder nur sehr geringfügige Assoziationen zwischen diesen Fertigkeiten und den Maßen für geteilte Aufmerksamkeit. Schließlich waren in Studie 4 die Assoziationen zwischen den Fertigkeiten in beiden Gruppen ähnlich. Die visuelle Perspektivenübernahme war mit chronologischem als auch verbalem geistigen Alter eindeutig positiv korreliert ($r = .41$, $p < .01$ und $r = .55$, $p < 001$). Ferner war das Blickregistrieren signifikant mit Blickkontakt bei den Aufgaben zur Erkennung des Ziels verbunden ($r = .46$, $p < .01$). Erneut fanden sich keine Beziehungen zwischen geteilter Aufmerksamkeit und Perspektivenübernahme, obwohl die Aufgaben oberflächlich betrachtet sehr ähnlich waren (beide bezogen sich auf das Verfolgen des Blickes des Experimentators).

Da die Korrelationen zwischen den Fertigkeiten in den verschiedenen Studien etwas differieren, ist es nicht möglich, eine eindeutige Schlussfolgerung zu ziehen. Insgesamt bedeuten unsere Daten, dass die Leistung von Kindern mit ASS in Aufgaben zur Messung von geteilter Aufmerksamkeit und spontanem symbolischen Spiel mehr von ihrem Entwicklungsniveau (wie aus dem chronologischen, geistigen und verbalen geistigen Alter geschlossen werden kann) als bei den Kontrollkindern abhängen könnte. Obwohl dieser Zusammenhang nicht immer signifikant war, wurde er in allen Studien bestätigt. Eine zweite Schlussfolgerung bezieht sich auf die Zusammenhänge zwischen diesen Fertigkeiten. Unsere Daten belegen, dass Imitation, Sprache und Spielfertigkeiten recht stark miteinander verbunden sind. Ihre Beziehung zur geteilten Aufmerksamkeit ist jedoch weniger klar. Das mag mit der Tatsache zusammenhängen, dass die zuerst genannten Fertigkeiten bei ASS schwerpunktmäßig verzögert sind, während die zuletzt genannten über die gesamte Lebensspanne qualitativ abweichend bleiben könnten. Imitation, Sprache und symbolischen Spiel waren auch signifikant mit der Perspektivenübernahme korreliert. Dies war nicht der Fall für geteilte Aufmerksamkeit (sowohl in Studie 4 als auch in Studie 5). Die Ergebnisse bedeuten, dass sich die geteilte Aufmerksamkeit stärker unabhängig zu entwickeln scheint, während symbolisches Spiel, Sprache, Perspektivenübernahme und möglicherweise Imitation auf der gleichen zugrunde liegenden Fähigkeit, wie z. B. Meta-Repräsentationen bilden zu können, beruhen. Diese Annahme würde im Widerspruch mit den Vorhersagen stehen, die aus Baron-Cohens Modell für die Entwicklung des Erkennens des geistigen Zustandes (Baron-Cohen 1994) folgen. Es muss jedoch angemerkt werden, dass nur eine Longitudinalstudie diese Hypothese zuverlässig bestätigen oder zurückweisen könnte. Eine derartige Studie wurde von Charman et al. (2000) durchgeführt. Bei normal entwickelten Vorschulkindern fanden sie in der Tat eine longitudinale Beziehung zwischen geteilter Aufmerksamkeit und Theory of Mind. Sie berichteten auch querschnittliche Korrelationen zwischen geteilter Aufmerksamkeit und Imitation, aber nicht mit symbolischem Spiel.

Hat der Interaktionspart eine Bedeutung?

In Studie 3 untersuchten wir den Interaktionsstil von Müttern mit ihren von ASS betroffenen Kindern mit der Frage, ob dieser auf Merkmale des Kindes bezogen ist. Wir fanden, dass Mütter von Kindern mit ASS ihre Form der Interaktion an das Kind anpassten und dies öfter taten als die mit den gleichen Kindern interagierenden Experimentatoren. Speziell versuchten sie, im Vergleich mit den Müttern der Kontrollgruppe, aktiver die Aufmerksamkeit und das Verhalten ihrer Kinder zu lenken. In dieser Studie erwarteten wir, dass Kinder mit ASS von den Interaktionen mit ihren Müttern profitieren und so weiterentwickelte Imitations- und geteilte Aufmerksamkeitsfertigkeiten, im Vergleich zu Interaktionen mit einer ihnen unvertrauten weiblichen Experimentatorin, zeigen würden. Wir erwarteten auch, dass die Interaktionspartner bei den Kontrollkindern einen nicht so großen Unterschied ausmachen würden, zumal diese ihre Fertigkeiten über verschiedene Kontexte generalisieren und eine allgemeine soziale Erwartung gegenüber anderen Menschen haben sollten. Obwohl die Mittelwerte diese Hypothese zu unterstützen schienen (Kinder mit ASS erzielten höhere Werte in der Interaktion mit ihren Müttern, Kontrollkinder zeigten gleiche Leistungen über verschiedene Interaktionspartner hinweg), erreichten die statistischen Tests selten die erforderliche Signifikanz. Jedoch war die Aussagekraft dieser Tests niedrig. Wir schlossen, dass die Vertrautheit des Interaktionspartners im sozialen Verhalten von Kindern mit ASS eine Rolle spielen könnte und dass den Bezugspersonen in der Forschung und bei der Intervention eine größere Rolle zugeordnet werden sollte.

3.5 Theoretische Implikationen

3.5.1 Verzögerung gegenüber Devianz

In unseren Studien fanden wir Hinweise auf spezifische Entwicklungsverzögerungen beim frühen sozialen kommunikativen Verhalten bei Vorschulkindern mit ASS wie auch einige auf eine qualitative Abweichung. Wir werden zuerst die Hinweise auf eine Verzögerung und dann jene auf eine Abweichung zusammenfassen und schließlich versuchen, diese zwei Betrachtungsweisen zu integrieren.

3.5.2 Spezifische Entwicklungsverzögerung

Allgemein wird der Befund, dass eine bestimmte Population eine ähnliche Entwicklungssequenz von Verhalten wie in der normalen Population nur zu einem späteren Zeitpunkt zeigt, als Hinweis auf eine Entwicklungsverzögerung betrachtet (z. B. VanMeter et al. 1997). Viele Befunde unserer Studien bedeuten tatsächlich, dass Vorschulkinder mit ASS derselben Entwicklungssequenz wie normal entwickelte Vorschulkinder folgen. Dies fand sich für Imitation, symbolisches

Spiel, visuelle Perspektivenübernahme und zu einem geringeren Umfang auch für geteilte Aufmerksamkeit und affektive und kognitive Perspektivenübernahme bestätigt. Weitere Hinweise können in der Literatur gefunden werden. Leekam et al. (1998) wiesen z. B. nach, dass es möglich ist, Kinder mit ASS Blickverfolgen beizubringen, wenn eine von Corkum und Moore (1995) in einer Studie mit normalen Säuglingen entwickelte Vorgehensweise eingesetzt wird. Dies bedeutet, dass Defizite der geteilten Aufmerksamkeit nicht absolut sind. Der Befund, dass die Beziehungen zwischen den Fertigkeiten bei den Kindern mit und ohne Autismus ähnlich waren, bedeutet auch, dass die Entwicklung und Funktion von sozial-kommunikativen Fertigkeiten bei ASS denen bei normaler Entwicklung ähnlich sind. Jedoch wird die Streuung innerhalb einer Aufgabe als ein anderes Maß für Hinweise auf Entwicklungsabweichung betrachtet. VanMeter et al. (1997) erwähnten, dass eines der hier nützlichen Maße die Standardabweichung ist. Wir sahen über unsere Studien hinweg keine Hinweise für größere Standardabweichungen bei den ASS-Gruppen im Vergleich zu den Kontrollgruppen. Auch andere Autoren haben angenommen, dass die frühen sozial-kommunikativen Fertigkeiten bei ASS, z. B. für Imitation (Beadle-Brown und Whiten 2004; Williams et al. 2004) und geteilte Aufmerksamkeit (Leekam 2005; Mundy et al. 1994), vornehmlich verzögert sind.

3.5.3 Devianz/qualitativer Unterschied

Wenn man schlussfolgert, dass die soziale und kommunikative Entwicklung bei ASS vornehmlich verzögert ist, sollte man annehmen, dass alle bei ASS offensichtlichen Verhaltensweisen auch zu einem bestimmen Zeitpunkt in der normalen Entwicklung vorkommen. Dies ist aber nicht der Fall. Zum Beispiel gibt es keine Hinweise darauf, dass Säuglinge eine Phase haben, in der sie nur auf die Hand oder den Arm einer anderen Person schauen, bevor sie das Verfolgen von Punkten lernen. Im Gegenteil gibt es Evidenz dafür, dass sechs Monate alte Säuglinge sich schon auf die Kopf- und Blickrichtung einer Person verlassen, um darauf zu schließen, was die Person anschaut (z. B. Butterworth 1995). Ferner fanden VanMeter et al. (1997) stärkere Intratest-Variationen bei Kindern mit ASS in den Bereichen Sozialisation, Kommunikation und tägliches Leben der Vineland Adaptive Behaviour Scales (Sparrow et al. 1984). Sie schlussfolgerten, dass die Entwicklung von Menschen mit ASS in diesen Bereichen qualitativ abweichend ist. Teilweise bedingt durch einen Mangel entsprechender Studien gibt es keine Hinweise auf bleibende Defizite hinsichtlich Imitation, geteilter Aufmerksamkeit und symbolischem Spiel bei Erwachsenen mit ASS. Gleichwohl fanden viele Studien ein Defizit hinsichtlich der Theory of Mind-Fertigkeiten in dieser Population (vgl. Brereton und Tonge 2002 als Übersicht für diese Evidenz). Ferner nahmen Peterson et al. (2005) eine abweichende Entwicklungssequenz hinsichtlich der Theory of Mind bei ASS an.

3.5.4 Verzögerung und Abweichung?

Wir glauben, dass es zwei Wege gibt, um die Befunde hinsichtlich einer Verzögerung oder Abweichung bei ASS zu integrieren. Erstens ist es sicher, dass eine Verzögerung in einem oder mehreren Entwicklungsbereichen zu einer Kaskade von Problemen in anderen Bereichen führen kann und sehr wahrscheinlich auch führen wird, welche wiederum auch die spätere Entwicklung beeinflussen werden. Dies trifft unter anderen auf Kinder zu, die ihre ersten Lebensjahre unter sehr deprivierten Umständen verbracht haben. Beckett et al. (2002) beschrieben eine Stichprobe von adoptierten rumänischen Kindern, die eine Reihe von Abnormitäten aufwiesen, welche den Charakteristiken des Autismus ähnlich sind. Bei Autismus kann erwartet werden, dass die frühen Defizite der Imitation, geteilten Aufmerksamkeit und des symbolischen Spiels zu spezifischen Rückständen in der Sprache und Perspektivenübernahme führen können, da sie sich später entwickeln und nie so flexibel wie bei typischen Erwachsenen ablaufen. Diese problematische Entwicklung kann ebenso durch einen Mangel an sozialer Erfahrung bedingt sein.

Ferner können einige Fertigkeiten bei Kindern mit ASS evtl. auftreten, aber nicht denselben Funktionen wie bei normalen Kindern dienen. Leekam (2005) illustrierte diese Idee an einem Beispiel der geteilten Aufmerksamkeit und Sprache. Sie nahm an, dass die Fertigkeiten der geteilten Aufmerksamkeit sich bei Kindern mit ASS später, nach der Sprache, und möglicherweise erleichtert durch diese, entwickeln, während es bei der normalen Entwicklung genau umgekehrt abläuft. Carpenter und Mitarbeiter (Carpenter et al. 2002) nahmen an, dass Kinder mit ASS sich daher auf andere Strategien verlassen, um Sprache zu lernen. Dieses Erlernen der Sprache ohne Verlass auf die Perspektiven und geistigen Zustände anderer Menschen kann eine Erklärung für einige Sprachauffälligkeiten bei ASS wie z. B. die Pronominalumkehr und die Echolalie sein (Tager-Flusberg 1993).

Eine zweite Methode zur Integration der Ideen von Verzögerungen und Abweichung ist von VanMeter et al. (1997) vorgebracht worden. Sie meinten, dass die Schlussfolgerung in dem Fall, dass die Entwicklungssequenz des Verhaltens ein Hinweis für Verzögerung versus Abweichung ist, davon abhängen wird, wie weit man die Betrachtung ausdehnt. Sie illustrierten diesen Sachverhalt am Beispiel eines Kindes, das eine normale Sprachproduktion, aber ein verzögertes Sprachverständnis hat. Wenn man getrennt auf das Sprachverständnis und die Sprachproduktion schaut, würde man auf eine Entwicklungsverzögerung schließen. Nichts desto trotz kann die Sprache insgesamt als deviant betrachtet werden, weil die Entwicklungsfolge von Verständnis und Produktion nicht normal ist. Eine erstklassige Illustration für diese Betrachtungsweise kann in der Studie von Carpenter et al. (2002) gesehen werden. Sie untersuchten verschiedene sozialkognitive Fertigkeiten in einer Gruppe von Vorschulkindern mit ASS und verglichen die Ergebnisse mit jenen, die sie zuvor in einer Gruppe von normal entwickelten zwölf Monate alten Kindern gefunden hatten (Carpenter et al. 1998). Sie fanden, dass die Entwicklungssequenz für diese Fertigkeiten bei Kindern mit ASS recht verschieden war und dass keines dieser Kinder dem Muster bei normalen Säuglingen folgte. Daher konnte man schließen, dass die sozial-kognitive Entwicklung bei ASS qualitativ abweichend ist. Als sie jedoch die Entwicklungssequenz innerhalb der Bereiche von Aufmerksamkeit und Verhalten betrachteten, fanden sie, dass Kinder mit ASS der normalen Abfolge von Teilen, Folgen und Leiten entsprachen. Während sich bei ASS also der Verhaltensbereich vor der Aufmerksamkeit entwickelte, was umgekehrt zur normalen Entwicklung ist, war die Entwicklung innerhalb dieser Bereiche nur verzögert und nicht abweichend.

Auf ähnliche Weise fanden Roeyers et al. (1998), dass Kinder mit ASS sowohl bei der prozeduralen Imitation als auch der geteilten Aufmerksamkeit beeinträchtigt waren. Die Beeinträchtigung bei der Imitation war jedoch nicht so robust wie die Beeinträchtigung in der geteilten Aufmerksamkeit: Acht von 18 Kindern mit ASS zeigten eine zuverlässige prozedurale Imitation und keine zuverlässige geteilte Aufmerksamkeit. Dies war überraschend, wenn man annimmt, dass beide Fertigkeiten ein beginnendes Verständnis für Intensionalität widerspiegeln und sich bei normalen Kindern um das Alter von neun Monaten entwickeln (Metzoff und Moore 1994; Tomasello et al. 1993). Wenn man also eine separate Betrachtung anstellt, so könnten Imitation und geteilte Aufmerksamkeit verzögert erscheinen, während ihre Beziehung zu einander und der möglicherweise zugrunde liegende Mechanismus eher abweichend erscheinen.

In Anwendung auf unser Studiengebiet konnten wir annehmen, dass Imitation, geteilte Aufmerksamkeit und symbolisches Spiel sämtlich eine spezifische Entwicklungsverzögerung bei Vorschulkindern mit ASS zeigen. Jedoch kann ihre allgemeine sozial-kommunikative Entwicklung als qualitativ abweichend betrachtet werden. Diese frühen Defizite haben einen ungünstigen Effekt auf die gleichzeitige Entwicklung von Kindern mit ASS, wie sich in ihren Defiziten der Sprache und der Theory of Mind zeigen. Idealerweise sollte dieser Aspekt in Longitudinalstudien untersucht werden, bei denen die Reihenfolge der erworbenen Fertigkeiten ebenso wie die Verbindung zwischen früher und später entwickelten Fertigkeiten bestimmt werden kann.

3.5.5 Vorläufer der Theory of Mind

Obwohl der Auslöser für den Beginn der in diesem Kapitel berichteten Forschung das Bedürfnis war, mögliche Vorläufer der Theory of Mind-Fertigkeit zu untersuchen, bemerkten wir bald, dass es sehr viel mehr bei Imitation, geteilter Aufmerksamkeit und symbolischem Spiel zu untersuchen gab. Hinsichtlich der Verbindung zwischen diesen frühen Fertigkeiten auf der einen Seite und der Theory of Mind" – oder der Perspektivenübernahme, wie wir es nannten – auf der anderen Seite fanden wir eine Verbindung zwischen Imitation, symbolischem Spiel, Sprache und Perspektivenübernahme, während die geteilte Aufmerksamkeit überraschenderweise unverbunden war. Gleichwohl sind diese querschnittlichen Korrelationen (oder ihr Mangel) keine fehlerfreie Evidenz für oder gegen den Vorläufer-Status dieser Fertigkeiten. Ein valider Test der Entwicklungsverbindungen zwischen frühen sozialen-kommuniktiven Fertigkeiten und späterer sozialer Kognition sollte eine längsschnittliche Forschung berücksichtigen.

Parallel zu dieser Forschung wurde eine derartige Studie durchgeführt: Die in Studie 1 untersuchte Stichprobe wurde drei Jahre später für eine Untersuchung der Perspektivenübernahme erneut eingeladen. Unglücklicherweise konnte wegen Umzug der Familien in andere Regionen (6), mangelnder Fähigkeit oder Motivation zur Teilnahme bei den Eltern (9) und für eine Testung zu niedrigem Funktionsniveau der Kinder (5) nur etwa die Hälfte der ursprünglichen Stichprobe in die Folgestudie aufgenommen werden. Daher müssen die Ergebnisse mit extremer Vorsicht interpretiert werden. Gleichwohl erzielte die Studie einige interessante Befunde. Während in Übereinstimmung mit der Vorläufer-Idee Imitation und geteilte Aufmerksamkeit signifikant positiv mit der späteren Perspektivenübernahme bei den Kontrollkindern (n = 6) verbunden waren, waren diese Verbindungen bei der ASS-Gruppe (n = 13) nicht sichtbar. Diese Ergebnisse unterstützen sehr tendenziell die oben dargelegte Idee, dass sozial-kommunikative Fertigkeiten, sofern sie bei Kindern mit ASS vorliegen, nicht dieselbe Funktion wie bei der normalen Entwicklung haben. Details dieser Studie sind separat berichtet worden (Warreyn et al. 2004).

3.6 Klinische Implikationen

3.6.1 Untersuchung

Die aktuelle Forschung hat eine zentrale Implikation für die Diagnose und Untersuchung von ASS. Frühe sozial-kommunikative Fertigkeiten wie Imitation, geteilte Aufmerksamkeit, symbolisches Spiel und sozial-kognitive Fertigkeiten wie die Perspektivenübernahme (oder Theory of Mind) sind keine Alles-oder-nichts-Phänomene. Das Vorliegen einer oder mehrerer dieser Verhaltensweisen darf nicht automatisch zu der Schlussfolgerung führen, dass ein Kind keine ASS hat. Auf der anderen Seite haben Kinder mit Rückständen in diesen Bereichen nicht immer eine ASS, können aber unter einer allgemeinen Entwicklungsverzögerung leiden. Die in diesem Kapitel erörterten Fähigkeiten können eine bloße Funktion als Hinweis für die Störung haben, jedoch muss die Reziprozität, Flexibilität und interpersonale Qualität dieser Fertigkeiten berücksichtigt werden. Angesichts der Tatsache, dass die Interaktionspartner bei den von Kindern mit ASS gezeigten Fertigkeiten eine Rolle spielen, scheint es sinnvoll zu sein, sowohl Informationen von den Eltern (z.B. erhoben mit dem Autism Diagnostic Interview-Revised, Rutter et al. 2003) als auch die Leistung des Kindes in der Interaktion mit einem Fremden (als Beobachter während des ADOS-G, Lord et al. 1999) in die Untersuchung des Kindes beim Verdacht auf ASS einzubeziehen. Die Diskrepanz zwischen den zwei Informationsquellen kann ebenfalls als Hinweis auf die Störung betrachtet werden.

3.6.2 Behandlung

Frühe sozial-kommunikative Fertigkeiten, insbesondere Imitation und geteilte Aufmerksamkeit, haben eine wichtige Rolle in der kindlichen Entwicklung zugeschrieben bekommen und sind bei ASS begrenzt. Daher wurde angenommen, dass eine Ausrichtung auf diese Fertigkeiten in der Behandlung von Kindern mit ASS vorteilhaft sein könnte. Wir wollen diese Möglichkeiten im Detail nicht diskutieren, zumal dies an anderer Stelle getan worden ist (z. B. Drew et al. 2002, Kasari et al. 2006, Mundy und Neal 2001; Paparella und Kasari 2004, Rogers 1999 b; Whalen und Schreibmann 2003). Auf der Basis der Resultate dieses Kapitels würden wir zwei Empfehlungen für die Behandlung von Kindern mit ASS erwähnen wollen und auch eine Warnung beifügen.

Erstens glauben wir, dass die Reihenfolge, in der die verschiedenen Fertigkeiten vermittelt werden, möglicherweise auf die Wirksamkeit der Behandlung einen Einfluss hat. Obwohl viele Fertigkeiten bei Kindern mit ASS in einer der normalen Entwicklung ähnlichen Reihenfolge aufzutreten scheinen, ist dies nicht immer der Fall. Zum Beispiel scheint die Aufforderung zu geteilter Aufmerksamkeit für Kinder mit ASS einfacher zu sein als jene zu deklarativer geteilter Aufmerksamkeit. Die Behandlung sollte soweit wie möglich dieser Sequenz folgen, wobei die Schritte zwischen diesen aufeinander folgenden Fertigkeiten so klein wie möglich gehalten werden sollten. Zweitens ist es wichtig, die Rolle von Kontext und Motivation für die sozialen und kommunikativen Funktionen von Kindern mit ASS nicht zu vergessen. Unsere Ergebnisse weisen darauf hin, dass Mütter ihr Verhalten auf die Charakteristiken ihrer Kinder abstimmen. Sollte die zukünftige Forschung zeigen, dass diese Abstimmungen hilfreich sind, könnten sie auch von Therapeuten, Lehrern und Eltern übernommen werden, welche dies nicht spontan tun.

Sofern die zukünftige Forschung bestätigt, dass Kinder mit ASS in der Interaktion mit einer vertrauten Person sozialer sind, sollten Bezugspersonen auf ähnliche Weise definitiv und mehr als gegenwärtig in die Behandlung der Kinder einbezogen werden. Beispielsweise könnten neue Fertigkeiten in einem familiären Kontext eingeführt und das Kind anschließend angeregt werden, diese Fertigkeiten in anderen weniger vertrauten Kontexten einzusetzen. Gegenwärtig läuft es häufig genau gegenläufig. Kinder mit ASS werden in neuen Fertigkeiten in der Schule oder in der Therapie unterrichtet und diese werden nicht auf die häusliche Umwelt generalisiert. Ferner könnte man, wenn soziale Verstärkung bei Kindern mit ASS nicht wirksam ist, andere Verstärker bei der Einführung neuer Fertigkeiten einsetzen. Man sollte jedoch vorsichtig sein und das Kind nicht von künstlichen Belohnungen abhängig machen. Die Technik des inszidentellen Lernens versucht dieses Problem dadurch zu überwinden, indem Lernmöglichkeiten in tägliche Routineabläufe und Bedürfnisse des Kindes integriert werden (vgl. auch McGee et al. 1999).

3.7 Schlussfolgerungen

In sämtlichen unserer Studien zeigten Vorschulkinder mit ASS Defizite in den Bereichen von Imitation, geteilter Aufmerksamkeit, symbolischem Spiel und Perspektivenübernahme. Während einige dieser Bereiche bei ASS nur verzögert sein könnten, zeigt unserer Auffassung nach eine breitere Perspektive unter Einschluss auch der Entwicklungsfolgen für die Verzögerungen und der Beziehungen innerhalb der Bereiche eine qualitativ verschiedene und abweichende Entwicklung bei ASS. Unsere Forschung unterstreicht die Rolle der primären Bezugspersonen bei der Untersuchung und Behandlung von sozial-kommunikativen Fertigkeiten. Müttern von Kindern mit ASS haben ihre Interaktionsstile auf die Bedürfnisse der Kinder abgestimmt und es gibt diskrete Hinweise darauf, dass die Kinder von diesem Verhalten profitieren.

Literatur

Bakeman R, Adamson LB (1984). Coordinating attention to people and objects in mother-infant and peer-infant interaction. Child Dev 55: 1278–1289.

Baldwin DA (1995). Understanding the link between joint attention and language. In: Moore C, Dunham PJ (Hrsg.). Joint Attention: Its Origin and Role in Development. Hilisdale, NJ: Lawrence Eribaum Associates. S. 131–158.

Baldwin DA, Moses LJ (2001). Links between social understanding and early word learning: Challenges to current accounts. Soc Dev 10: 309–329.

Baron-Cohen S (1989). Perceptual role taking and protodeciarative pointing in autism. B J Dev Psychol 7: 113–127.

Baron-Cohen S (1994). The Mindreading System: New directions for research. Curr Psychol Cogn 13: 724–750.

Baron-Cohen S (1995a). Mindblindness: An Essay on Autism and Theory of Mind. Cambridge, Massachusetts: MIT Press.

Baron-Cohen S (1995b). The Eye Direction Detector (EDD) and the Shared Attention Mechanism (SAM): Two cases for evolutionary psychology. In: Moore C, Dunham PJ (Hrsg.). Joint Attention: Its origins and role in development. Hilisdale, NJ: Lawrence Eribaum Associates. S. 41–60.

Baron-Cohen S (2000). Theory of Mind and autism: a fifteen year review. In: Baron-Cohen S, Tager-Flusberg SH, Cohen DJ (Hrsg.). Understanding Other Minds. Perspectives From Developmental Cognitive Neuroscience. Oxford University Press. S. 3–20.

Baron-Cohen S, Leslie AM, Frith U (1985). Does the autistic child have a 'Theory of Mind'? Cognition 2: 37–46.

Beadle-Brown JD, Whiten A (2004). Elicited imitation in children and adults with autism: is there a deficit? J Intellect Dev Disord 29: 147–163.

Beckett C, Bredenkamp D, Castle J, Groothues C, O'Connor TG, Rutter M (2002). Behaviour patterns associated with institutional deprivation: A study of children adopted from Romania. J Dev Behav Pediat 23: 297–303.

Bono MA, Daley T, Sigman M (2004). Relations among joint attention, amount of intervention and language gain in autism. J Autism Dev Disord 34: 495–505.

Bradmetz J, Schneider R (1999). Is Little Red Riding Hood afraid of her grandmother? Cognitive versus emotional response to a false belief. B J Developm Psycho 17: 501–514.
Brereton AV, Tonge BJ (2002). Autism and related disorders in adults. Curr Opin Psychiatry 15: 483–487.
Bretherton L (1984). Symbolic Play. Toronto: Academic Press.
Bruinsma Y, Koegel RL, Koegel LK (2004). Joint attention and children with autism: A review of the literature. Ment Retard Dev Disord Res Rev 10: 169–175.
Butterworth G (1995). Origins of mind in perception and action. In: Moore C, Dunham PJ (Hrsg.). Joint Attention: its Origins and Role in Development. Hilisdale, NJ: Lawrence Eribaum Associates. S. 29–40.
Byrne RW, Russon AE (1998). Learning by imitation: A hierarchical approach. Behav Brain Sci 21: 667–721.
Carpenter M (2006). Instrumental, Social, and Shared Goals and Intentions in Imitation. In: Rogers SJ, Williams JHG (Hrsg.). Imitation and the Social Mind. Autism and Typical Development. New York: The Guilford Press. S. 48–70.
Carpenter M, Nagell K, Tomasello M (1998). Social cognition, joint attention, and communicative competence from 9 to 15 months of age. Monogr Soc Res Child Dev 63: V–143.
Carpenter M, Pennington BF, Rogers SJ (2001). Understanding of other's intentions in children with autism. J Autism Dev Disord 31: 589–599.
Carpenter M, Pennington BF, Rogers SJ (2002). Interrelations among social cognitive skills in young children with autism. J Autism Dev Disord 32: 91–106.
Charman T (1998). Specifying the nature and course of the joint attention impairment in autism in the preschool years. Autism 2: 61–79.
Charman T (2000). Theory of Mind and the early diagnosis of autism. In: Baron-Cohen S, Tager-Flusberg H, Cohen DJ (Hrsg.). Understanding Other Minds. Perspectives From Developmental Cognitive Neuroscience. Oxford University Press. S. 422–441.
Charman T (2003). Why is joint attention a pivotal skill in autism? Philos Trans R Soc Lond Series B-Biol Sci 358: 315–324.
Charman T (2004). Matching preschool children with autism spectrum disorders and comparison children for language ability: Methodological challenges. J Autism Dev Dis 34: 59–64.
Charman T, Baron-Cohen S (1994). Another look at imitation in autism. Dev Psychopath 6: 403–413.
Charman T, Baron-Cohen S (1997). Brief report: Prompted pretend play in autism. J Autism Dev Dis 27: 325–332.
Charman T, Baron-Cohen S, Swettenham J, Baird G, Cox A, Drew A (2000). Testing joint attention, imitation, and play as infancy precursors to language and Theory of Mind. Cognitive Development 15: 481–498.
Charman T, Baron-Cohen S, Swettenham J, Baird G, Drew A, Cox A (2003). Predicting language outcome in infants with autism and pervasive developmental disorder. Intl J Lang Commun Disord 38: 265–285.
Cohen J, Cohen P (1983). Applied Multiple Regression/Correlation Analysis for the Behavioral Sciences, 2nd ed. Hilisdale, NJ: Lawrence Eribaum Associates.
Corkum V, Moore C (1995). Development of joint visual attention in infants. In: Moore C, Dunham PJ (Hrsg.). Joint Attention: Its origins and role in development. Hilisdale, NJ: Lawrence Eribaum Associates. S. 61–84.
Corkum V, Moore C (1998). The origins of joint visual attention in infants. Dev Psychol 34: 28–38.

Dawson G, Galpert L (1990). Mother's use of imitative play for facilitating social responsiveness and toy play in young autistic children. Dev Psychopat 2: 151–162.

Dawson G, Munson J, Estes A, Osterling J, McPartland J, Toth K, L, Abbott R (2002). Neurocognitive function and joint attention ability in young children with autism spectrum disorder versus developmental delay. Child Dev 73: 345–358.

Dawson G, Toth K, Abbott R, Osterling J, Munson J, Estes A, Liaw J (2004). Early social attention impairments in autism: Social orienting, joint attention, and attention to distress. Dev Psychol 40: 271–283.

Delinicolas EK, Young RL (2007). Joint attention, language, social relating, and stereotypical behaviours in children with autistic disorder. Autism 11: 1837–1857.

Drew A, Baird G, Baron-Cohen S, Cox A, Slonims V, Wheelwright S, Swettenham J, Berry B, Charman T (2002). A pilot randomised control trial of a parent training intervention for preschool children with autism – Preliminary findings and methodological challenges. Eur Child Adolesc Psychiatry 11: 266–272.

Elsner B (2007). Infants' imitation of goal-directed actions: the role of movements and action effects. Acta Psychol 124: 44–59.

Farroni T, Johnson M, Brockbank M, Simion F (2000). Infant's use of gaze direction to cue attention: the importance of perceived motion. Vis Cogn 7: 705–718.

Feinman S (1982). Social referencing in infancy. Merrill-Palmer Quarterly 28: 445–470.

Flavell JH (1974). The development of inferences about others. In: Mischell T (Hrsg.). Understanding other persons. Oxford, UK: Blackwell, 66–116.

Flavell JH (1978). The development of knowledge about visual perception. In: Keasey CB (Hrsg.). Nebraska Symposium on motivation (Vol. 25). Lincoln: University of Nebraska Press. S. 421–453.

Flavell JH, Everett BA, Crofi K, Flavell ER (1981). Young children's knowledge about visual perception – further evidence for the level 1-level 2 distinction. Dev Psychol 7: 99–103.

Frith U, Happ F (1994). Autism – Beyond Theory of Mind. Cognition 50: 115–132.

Gergely O, Bekkering H, Kiraly L (2002). Rational imitation in preverbal infants. Nature 415: 755.

Gerris JRM (1981). Onderwijs en sociale ontwikkeling. Lisse, Netherlands: Swets & Zeitlinger.

Gömez JC, Sarria E, Tamarit J (1993). The comparative study of early communication and theories of mind: ontogeny, phylogeny and pathology. In: Baron-Cohen S, Tager-Flusberg H, Cohen DJ (Hrsg.). Understanding other minds: Perspectives from autism. Oxford University Press. S. 397–426.

Hadwin J, Perner J (1991). Pleased and surprised-Children's cognitive theory of emotion. Br J Devl Psychol 9: 215–234.

Hamilton, ADFC (2008). Emulation and mimicry for social interaction: A theoretical approach to imitation in autism. Quart J Exp Psychol 6: 101–115.

Hobson RP (1993). Understanding persons: the role of affect. In: Baron-Cohen S, Tager-Flusberg H, Cohen DJ (Hrsg.). Understanding Other Minds: Perspectives from Autism. Oxford-University-Press. S. 204–227.

Hobson RP (2005). What puts the jointness into joint attention? In: Eilan N, Hoerl C, McCormack T, Roessler J (Hrsg.). Joint Attention: Communication and Other Minds. Oxford, UK: Clarendon Press. S. 185–204.

Hobson RP, Lee A (1999). Imitation and identification in autism. J Child Psychol Psychiatry, 40: 649–659.

Hood B, Willen D, Driver J (1998). Adult's eyes trigger shifts of visual attention in human infants. Psychol Sci 9: 131–134.

Hurley S, Chater N (2005). Introduction: The Importance of Imitation. In: Hurley S, Chater N (Hrsg.). Perspectives on imitation: From Neuroscience to Social Science. Volume 2: Imitation, Human Development, and Culture. Cambridge, MA: MIT Press. S. 1–52.
Jarrold C (2003). A review of research into pretend play in autism. Autism 7: 379–390.
Jarrold C, Boucher J, Smith P (1993). Symbolic play in autism: A review. J Autism Dev Dis 23: 281–307.
Jarrold C, Boucher J, Smith P (1996). Generativity deficits in pretend play in autism. Br J Dev Psychol 14: 275–300.
Kanner L (1943). Autistic disturbances of affective contact. Nervous Child, 2: 217–250.
Kasari C, Sigman M, Mundy P, Yirmiya N (1988). Caregiver interactions with autistic children. Journal of Abnormal Child Psychology, 16: 45–56.
Kasari C, Freeman S, Paparella T (2006). Joint attention and symbolic play in young children with autism: a randomised controlled intervention study, J Child Psychol Psychiatry 47: 6, 611–620.
Laakso ML, Poikkeus AM, Eklund K, Lyytinen P (1999). Social interactional behaviors and symbolic play competence as predictors of language development and their associations with maternal attention-directing strategies. Infant Behav Dev 22: 541–556.
Leekam S, Baron-Cohen S, Perrett D, Milders M, Brown S (1997). Eye direction detection: a dissociation between geometric and joint attention skills in autism. Br J Dev Psychol, 15: 77–95.
Leekam SR, Hunnisett E, Moore C (1998). Targets and cues: Gaze-following in children with autism. J Child Psychol Psychiatry 39: 951–962.
Leslie AM (1987). Pretense and representation: The origins of „Theory of Mind". Psychol Rev 94: 412–426.
Leslie AM (1991). The Theory of Mind impairment in autism: Evidence for a modular mechanism of development? In: Whiten A (Hrsg.). Natural theories of mind: Evolution, development anti simulation of everyday mindreading. Cambridge, UK: Blackwell. S. 63–78.
Leslie AM (1994). Pretending and believing. Cognition, 50: 211–238.
Lewis V, Boucher J (1988). Spontaneous, instructed, and elicited play in relatively able autistic children. Br J Dev Psychol 6: 325–339.
Lewis V, Boucher J (1997). Manual of the Test of Pretend Play. London, UK: The Psychological Corporation.
Lewis V, Boucher J, Lupton L, Watson S (2000). Relationships between symbolic play, functional play, verbal and non-verbal ability in young children. Int J Lang Comm Disord 35: 117–127.
Libby S, Powell S, Messer D, Jordan R (1998). Spontaneous play in children with autism: A reappraisal. J Autism Dev Disord 28: 487–497.
Lillard AS (1993). Young children's conceptualization of pretence – action or mental representational state. Child Dev 64: 372–386.
Liszkowski U, Carpenter M, Henning A, Striano T, Tomasello M (2004). Twelve-month-olds point to share attention and interest. Dev Sci 7: 297–307.
Loveland K, Landry S (1986). Joint attention and language in autism and developmental language delay. J Autism Dev Disord 16: 335–349.
Markus J, Mundy P, Morales M, Delgado CEF, Yale M (2000). Individual differences in infant skills as predictors of child-caregiver joint attention and language. Soc Dev 9: 302–315.
Masur EF (2006). Vocal and Action Imitation by Infants and Toddlers during Dyadic Interactions: Development, Causes and Consequences. In: Rogers SJ, Williams JHG

(Hrsg.). Imitation and the Social Mind. Autism and Typical Development. New York: The Guilford Press. S. 27–47.

McDonough L, Stahmer A, Schreibman L, Thompson SJ (1997). Deficits, delays, and distractions: An evaluation of symbolic play and memory in children with autism. Dev Psychopathol 9: 17–41.

McEvoy R, Rogers S, Pennington R (1993). Executive function and social communication deficits in young autistic children. J Child Psychol Psychiatr 34: 563–578.

McGee GG, Morrier MJ, Daly T (1999). An incidental teaching approach to early intervention for toddlers with autism. J Assoc Persons Sev Handic 24: 133–146.

McGhee PE, Ethridge L, Benz NA (1984). Effect of level of toy structure on preschool children's pretend play. J Gen Psychol 144: 209–217.

Meltzoff AN (1995). What infant memory tells us about infantile amnesia: Long-term recall and deferred imitation. J Exp Child Psychol 59: 497–515.

Meltzoff AN (2005). Imitation and Other Minds: The „Like Me"-Hypothesis. In: Hurley S, Chater N (Hrsg.). Perspectives on Imitation: From Neuroscience to Social Science. Vol. 2: Imitation, Human Development, and Culture. S. 55–77.

Meltzoff AN, Gopnik A (1993). The Role of Imitation in the Understanding Persons and Developing a Theory of Mind. In: Baron-Cohen S, Tager-Flusberg H, Cohen D (Hrsg.). Understanding Other Minds: Perspectives from Autism. Oxford University Press. S. 335–366.

Meltzoff AN, Moore MK (1977). Imitation of facial and manual gestures by human neonates. Science 198: 75–78.

Meltzoff AN, Moore MK (1997). Explaining facial imitation: A theoretical model. Early Dev Parent 6: 179–192.

Meltzoff AN, Moore MK (2002). Imitation, memory, and the representation of persons. Infant Behav Dev 25: 39–61.

Misailidi P (2002). Affective expressions during joint attention interactions with an adult: The case of autism. Psychology: The J Hellenic Psychol Soc 9: 9–21.

Morales M, Mundy P, Rojas J (1998). Gaze following and language development in six-month-olds. Infant Behav Dev 21: 373–377.

Morgan B, Maybery M, Durkin K (2003). Weak central coherence, poor joint attention, and by verbal ability: Independent deficits in early autism. Dev Psychol 39: 646–656.

Morrison RS, Sainato DM, Benchaaban, D, Endo S (2002). Increasing play skills of children with autism using activity schedules and correspondence training. J Early Intervent 25: 58–72.

Mundy P (1995). Joint attention and social-emotional approach behaviour in children with autism. Dev Psychopathol 7: 63–82.

Mundy P (2003). Annotation: The neural basis of social impairments in autism: The role of the dorsal medial-frontal cortex and anterior cingulate system. J Child Psychol Psychiatry 44: 793–809.

Mundy P, Neal AR (2001). Neural plasticity, joint attention, and a transactional social-orienting model of autism. Intern Rev Res Ment Retard 23: 139–168.

Mundy P, Sigman M, Kasari C (1994). Joint attention, developmental level, and symptom presentation in autism. Dev Psychopath 6: 389–401.

Noldus (2002a). The Observer: Professional System for Collection, Analysis, Presentation and Management of Observational Data. Wageningen, Netherlands: Noldus.

Noldus (2002b). Theme: Powerful Tool for Detection and Analysis of Hidden Patterns in Behavior. Wageningen, Netherlands: Noldus.

Osterling J, Dawson G (1994). Early recognition of children with autism: A study of first birthday home videotapes. J Autism Dev Disord 24: 247–257.

Paparella T, Kasari C (2004). Joint attention skills and language development in special needs populations – Translating research into practice. Infants and Young Children 17: 269–280.

Perner J, Lang B (2000). Theory of Mind and executive function: is there a developmental relationship? In: Baron-Cohen S, Tager-Flusberg H, Cohen DJ (Hrsg.). Understanding other Minds. Perspectives From Developmental Cognitive Neuroscience. Oxford-University-Press. S. 150–181.

Peterson CC, Weilman HM, Liu D (2005). Steps in Theory of Mind development for children with deafness or autism. Child Dev 76: 502–517.

Phillips W, Baron-Cohen S, Rutter M (1992). The role of eye contact in goal detection: Evidence from normal infants and children with autism or mental handicap. Dev Psychopathol 4: 375–383.

Phillips W, Gomez JC, Baron-Cohen S, Laa V, Rivière A (1995). Treating people as objects, agents, or „subjects": How young children with and without autism make requests. J Child Psychol Psychiatry 36: 1383–1398.

Premack D, Woodruff G (1978). Does the chimpanzee have a „Theory of Mind"? The Behav Brain Sci 4: 515–526.

Rajendran G, Mitchell P (2007). Cognitive Theories of Autism. Dev Rev 27: 224–260.

Reed T (2002). Visual perspective taking as a measure of working memory in participants with autism. J Dev Physical Disab 14: 63–76.

Reimann M (2002). Notes on individual differences and the assumed elusiveness of neonatal imitation. In: Meitzoff AN, Prinz W (Hrsg.). The Imitative Mind: Development, Evolution, and Brain Bases. New York: Cambridge University Press. S. 74–84.

Robins DL, Fein D, Barton ML, Green JA (2001). The Modified Checklist for Autism in Toddlers: An initial study investigating the early detection of autism and pervasive developmental disorders. J Autism Dev Disord 31: 131–144.

Roeyers H, van Berckelaer-Onnes IA (1994). Play in autistic children. Commun Cogn 27: 349–360.

Roeyers H, Buysse A, Ponnet K, Pichal B (2001). Advancing advanced mind-reading tests: Empathic accuracy in adults with a pervasive developmental disorder. J Child Psychol Psychiatr 42: 271–278.

Roeyers H, Keymeulen H, Buysse A (1998). Differentiating Attention Deficit/Hyperactivity Disorder from Pervasive Developmental Disorder Not Otherwise Specified. J Learn Dis 31: 565–571.

Roeyers H, Van Oost P, Bothuyne S (1998). Immediate imitation and joint attention in young children with autism. Dev Psychopathol 10: 441–450.

Rogers SJ (1999b). Intervention for young children with autism: From research to practice. Infants and Young Children 12: 1–16.

Russell J (1997). Autism as an executive disorder. Oxford-University-Press.

Rutter M, Le Couteur A, Lord C (2003). ADI-R: The Autism Diagnostic Interview – Revised. Los Angeles, CA: Western Psychological Services.

Selman RL (1980). The Growth of Interpersonal Understanding. New York: Academic Press.

Sigman M, Ruskin E (1999). Continuitiy and Change in the social competence of children with autism, Down Syndrome, and developmental delays. Monographs of the Society for Research in Child Development, 64(1): Serial No. 256.

Sparrow SS, Balla DA, Cicchetti DV (1984). Vineland Adaptive Behavior Scales. Circle Pines, MN: American Guidance Service.

Stone WL, Yoder PJ (2001). Predicting spoken language level in children with autism spectrum disorders. Autism 5: 341–361.

Stone WL, Ousley OY, Yoder PJ, Hogan KL, Hepburn SL (1997). Nonverbal communication in two- and three-year-old children with autism. J Autism Dev Disord 27: 677–696.

Tan J, Harris PL (1991). Autistic children understand seeing and wanting. Dev and Psychopathol 3: 163–174.

Tomasello M (1995). Joint attention as social cognition. In: Moore C, Dunham PJ (Hrsg.). Joint Attention: Its origins and role in development. Hilisdale, NJ: Lawrence Erlbaum Associates. S. 103–129.

Tomasello M (2001). Cultural transmission. A view from chimpanzees and human infants. J Cross-Cult Psychol 32: 135–146.

Tomasello M, Farrar MJ (1986). Joint attention and early language. Child Dev 57: 1454–1463.

Tomasello M, Carpenter M (2005). Intention Reading and Imitative Learning. In: Hurley S, Chater N (Hrsg.). Perspectives on Imitation: From Neuroscience to Social Science. Vol. 2: Imitation, Human Development, and Culture. Cambridge: MIT Press. S. 133–148.

Tomasello M, Carpenter M, Call J, Behne T, Moll H (2005). Understanding and sharing intentions: The origins of cultural cognition. Behavioral and Brain Sciences.

Tomasello M, Kruger AC, Ratner HH (1993). Cultural learning. Beha Brain Scienci 16: 495–511.

Uzgiris LC (1981). Two Functions of Imitation During Infancy. Int J BehavDev 4: 1–12.

van Berckelaer-Onnes IA (2003). Promoting early play. Autism 7: 415–423.

VanMeter L, Fein D, Morris R, Waterhouse L, Allen D (1997). Delay versus deviance in autistic behaviour. J Autism Dev Disord 27: 557–569.

Vanvuchelen M, Roeyers H, De Weerdt W (2007). Nature of motor imitation problems in school-aged males with autism: how congruent are the error types? Dev Med Child Neurol 49: 6–12.

Vanvuchelen M, Roeyers H, De Weerdt W (2007). Nature of motor imitation problems in school-aged boys with autism. A motor or a cognitive problem? Autism 11: 225–240.

Vanvuchelen M, Roeyers H, De Weerdt W (2008). Differences in imitation accuracy in children suspected of autism spectrum disorders. Poster presented at the IMFAR meeting, London.

Want SC, Harris PL (2002). How do children ape? Applying concepts from the study of non-human primates to the developmental study of ‚imitation‘ in children. Dev Sci 5: 1–41.

Warreyn P, De Groote I, Van Wetswinkel U, Roeyers H (2007). Temporal coordination of joint attention behaviors in preschoolers with autism spectrum disorder. J Autism Dev Dis 37: 501–512.

Warreyn P, Roeyers H. Early social-communicative abilities in preschoolers with autism spectrum disorder: Does the interaction partner matter? (Zur Veröffentlichung eingereicht, a).

Warreyn P, Roeyers H. Social communication and social cognition in preschoolers with autism spectrum disorder. (Zur Veröffentlichung eingereicht, b.)

Warreyn P, Roeyers H, De Groote, I (2005). Early social communicative behaviors of preschoolers with autism spectrum disorder during interaction with their mothers. Autism 9: 342–361.

Warreyn P, Roeyers H, Oelbrandt T, De Groote I (2005). What are you looking at? Joint attention and visual perspective taking in young children with autism spectrum disorder. J Dev Phys Dis 1 7: 55–71.

Warreyn P, Roeyers H, Peene N, De Groote I (2004). Do early social communicative abilities predict later perspective-taking in autism? A 3-year follow-up study. J Cogn Behav Psychother 6: 131–148.

Weilman HM, Cross D, Watson J (2001). Meta-analysis of theory-of-mind development: the truth about false belief. Child Dev 72: 655–684.

Weilman HM, Liu D (2004). Scaling of Theory-of-Mind tasks. Child Dev 75: 523–541.

Whalen C, Schreibman L (2003). Joint attention training for children with autism using behavior modification procedures. J Child Psychol Psychiatry 44: 456–468.

Williams E, Reddy V, Costall A (2001). Taking a closer look at functional play in children with autism. J Autism Dev Disord 31: 67–77.

Williams JHG, Whiten A, Singh T (2004). A systematic review of action imitation in autistic spectrum disorder. J Autism Dev Disord 34: 285–299.

Wolfberg PJ (1999). Play and Imagination in Children with Autism. New York/London: Teachers College Press.

World Health Organisation (1993). The ICD-1O classification of mental and behavioral disorders: Clinical descriptions and diagnostic guidelines. Geneva: World Health Organisation.

Yirmiya N, Sigman M, Zacks D (1994). Perceptual perspective-taking and seriation abilities in high-functioning children with autism. Dev Psychopathol 6: 263–272.

Klinik

4 Diagnostik der Autismus-Spektrum-Störungen

Sven Bölte

4.1 Einführung

Psychiatrische Diagnosen nach ICD-10 und DSM-IV-TR folgen einem operationalisierten, verhaltensbasierten Verständnis von Psychopathologie. Liegt eine Anzahl von beobachtbaren abweichenden Verhaltensweisen (Symptomen, manifeste Variablen) in einer bestimmten Mindestkonfiguration in Form von diagnostischen Kriterien vor, so wird unterstellt, dass eine kausale, nicht beobachtbare Größe (latentes Konstrukt), die den Namen der Störung trägt, die Symptome generiert hat. Die Störung selbst ist gemäß dieser Auffassung von Psychopathologie im engeren Sinne nicht direkt beobachtbar, da sie keine materiellen Eigenschaften hat. Vielmehr wird die Störung aus dem Zusammenspiel von Symptomen „erschlossen". Die Vergegenwärtigung dieser Philosophie ist bei der Diagnostik wichtig, um eine transparente, reflektierte Urteilsbildung zu gewährleisten. Dieser Ansatz folgt nicht dem konventionellen Verständnis von Erkrankungen in der Medizin. Diagnostische Prozesse bei psychiatrischen Störungen sind für gewöhnlich zeitaufwändiger und komplexer als bei vielen somatischen Erkrankungen, aber keineswegs weniger zuverlässig oder gültig. Eine psychiatrische Diagnose stellt lediglich nicht automatisch einen Kausalzusammenhang her. Die operationalisierte Diagnostik nach ICD-10 und DSM-IV-TR führt bei den Autismus-Spektrum-Störungen (ASS) zu reliablen Diagnosen. Die Übereinstimmung für die Diagnose „Autismus" vs. andere psychiatrische Störungen zwischen erfahrenen und unerfahrenen Psychiatern und Psychologen ist exzellent (Kappa =.89–1.00), und auch die Abgrenzung von Autismus und anderen tiefgreifenden Entwicklungsstörungen (TE) ergibt meist zufriedenstellende bis exzellente Resultate (Kappa =.41–.85) (Klin et al. 2002). Es verbleiben jedoch bei leichteren und differenzialdiagnostisch uneindeutigen Fällen stets Graubereiche, die hohe Anforderungen an die Diagnostiker stellen.

Die Suche nach Biomarkern für ASS, zur Unterstützung und Absicherung der verhaltensbasierten Diagnostik, schreitet voran. Eine eindeutige Zuordnung von Merkmalen der Psychopathologie zu organischen Quellen ist im Einzelfall (noch) nicht möglich. Auch vielsprechende, gut replizierte Befunde aus der biologischen Grundlagenforschung des Autismus, z. B. vergrößerter Kopfumfang (Courchesne et al. 2007) und Hypoaktivation des Gyrus Fusiformis (Hubl et al. 2003; Bölte et al. 2006a) erfüllen nicht die notwendige Güte, um als Biomarker zur individuellen Diagnostik informativ zu sein. Gleiches gilt für die Ergebnisse genetischer Untersuchungen (Klauck 2006; AGPC 2007).

Die Anwendung standardisierter Psychodiagnostika bei Status- und Prozessdiagnostik sowie Differenzialdiagnostik von ASS bildet heute die beste Option zur Gewährleistung vergleichbarer, zuverlässiger und gültiger Diagnosen und in der Folge guter Prognosen und maßgeschneiderter Interventionsplanungen. Ein Hauptanliegen dieses Beitrags ist es, eine Übersicht zu hilfreichen und im deutschen Sprachraum verfügbaren Skalen zu geben, die bei der ASS-spezifischen Diagnostik in Praxis und Forschung zum Einsatz kommen können. Die ersten beiden Abschnitte widmen sich aber zunächst grundlegenden klinischen Fragen der ASS-Diagnostik, und zwar der Definition/Klassifikation von ASS in der ICD-10 und der Differenzialdiagnostik/Komorbidität solcher Erscheinungsformen.

4.2 Differenzialdiagnostik und Komorbidität

Nicht wenige psychiatrische Störungen können in einer bestimmten Phase der Erkrankung, altersabhängig, hinsichtlich bestimmter Symptombereiche, situativ oder selektiv gegenüber einzelnen Personen phänotypische Überschneidungen mit autistischem Verhalten aufweisen (**Tab. 4.1**). Bei schwachen Varianten von ASS ist auch die Abgrenzung mit Normvarianten zu thematisieren. Darüber hinaus erfüllen Personen mit Autismus häufig die diagnostischen Kriterien für weitere psychiatrische Störungen und somatische Erkrankungen (Matson und Nebel-Schwalm 2007), die ebenfalls in Tabelle 4.1 aufgeführt sind. Wie der Tabelle weiter entnommen werden kann, sind diverse psychiatrische Störungen gleichermaßen differenzialdiagnostisch wie komorbid zu beachten. Im diagnostischen Prozess müssen daher die gesamte Psychopathologie exploriert und verschiedene zusätzliche somatische Komplikationen abgeklärt werden. Die Abgrenzung zu anderen Störungen und Erkrankungen bzw. komorbiden Diagnosestellungen sind für den Diagnostiker eine anspruchsvolle Aufgabe, besonders bei unvollständigen Angaben zur Person. Die meisten solcher Fragestellungen können aber bereits beantwortet werden, wenn die frühkindliche Entwicklung eingehend exploriert und hierbei speziell die Fragen nach einem Vorliegen abnormer Entwicklung und Regression geklärt werden, die Kriterien für qualitative Auffälligkeiten der sozialen Interaktion sorgfältig geprüft werden und sichergestellt wird, dass das auffällige Verhalten nicht selektiv gegenüber bestimmten Personen oder in ausgewählten Situationen gezeigt wird, sondern durchgängig. Im Erwachsenenbereich muss bei High-Functioning ASS zusätzlich stets die Abwesenheit einer Positivsymptomatik und das Vorliegen eines Andersartigkeitsbewusstseins erhoben werden.

Tab. 4.1: Differenzialdiagnostik und Komorbidität der Autismus-Spektrum-Störungen (mit ICD-10 Verschlüsselung)

Differenzial-diagnosen	• Andere tiefgreifende Entwicklungsstörungen • *Sonstige desintegrativen Störungen des Kindesalters* (F84.3) • *Rett-Syndrom* (F84.2) • *Überaktive Störung mit Intelligenzminderung und Bewegungsstereotypien* (F84.4) • Landau-Kleffner-Syndrom (F80.3) • Störungen des Hör- oder Sehapparates (H00–95) • Expressive und rezeptive Sprachstörungen (F80.1, F80.2) • Bindungsstörungen (F94.1, F94.2) • Anpassungsstörungen (F43) • Elektiver Mutismus (F94.0) • Schizophrenie (F20) • *Schizoide Persönlichkeitsstörung* (F60.1)
Komorbidität	• Epilepsien (G40) • Doppelsyndrome (siehe Tabelle 4)
Differenzialdiagnose und Komorbidität	• Intelligenzminderung (F70–79) • Hyperkinetische Störung (F90) • Emotionale Störungen (F93) • Angststörungen (F41) • Zwangsstörungen (F42) • Tic-Störungen (F95) • Depressive Verstimmungen (F32)

4.2.1 Differenzialdiagnostik

Tiefgreifende Entwicklungsstörungen (TE)

Bezüglich der Differenzialdiagnostik ist in der Regel zunächst die zentrale Frage zu klären, welche ASS vorliegt bzw. ob die Symptomatik eher einer anderen TE entspricht. Bei den *sonstigen desintegrativen Störungen des Kindesalters* (F84.3) kommt es nach einer zunächst offensichtlich normalen körperlichen und geistigen Entwicklung in den ersten drei bis vier (mindestens jedoch den ersten zwei) Lebensjahren zur Regression im Bereich der Sprache, des Spielens, der sozialen Fertigkeiten, des adaptiven Verhaltens, der Darm- und Blasenkontrolle und der motorischen Fertigkeiten. Die allgemeine Symptomatik der *sonstigen desintegrativen Störungen* des Kindesalters ist nach Ausbruch der Störung der einer schweren Form des Autismus ähnlich.

Beim *Rett-Syndrom* (F84.2) ist die prä- und postnatale Entwicklung in den ersten Lebensmonaten unauffällig oder nahezu unauffällig. Ab dem sechsten Lebensmonat (spätestens bis zum 18. Lebensmonat) stagniert die Entwicklung und das Kind regrediert. Das Kopfwachstum ist verlangsamt und der Verlust der zielgerichteten Handmotorik ist zu beobachten. Stereotype Handbewegungen, wie Händewringen oder Waschbewegungen, sind typisch, ferner Störungen der kommunikativen Fertigkeiten, z. B. der expressiven und rezeptiven Sprache, ein unsicherer, unkoordinierter Gang und eine allgemeine Verlangsamung der Psychomotorik. Viele Kinder weisen grobmotorische Stereotypien auf (Tänzeln auf der Stelle, Rumpfschaukeln, Oberkörperpendeln).

Beim Vorliegen einer Entwicklungsregression in Verbindung mit Aphasie und Epilepsie ist auch das *Landau-Kleffner-Syndrom* (F80.3) differenzialdiagnostisch zu erwägen, welches aber in der ICD-10 nicht unter den TE geführt wird. Die Krankheit beginnt zwischen dem dritten und dem siebenten Lebensjahr. Jungen sind häufiger betroffen als Mädchen. Die vorher altersgemäß entwickelten sprachlichen Fähigkeiten des Kindes gehen innerhalb von Tagen bis Wochen verloren. Hinzu kommen Auffälligkeiten im EEG, häufig auch epileptische Anfälle. Der zeitliche Zusammenhang zwischen dem Beginn der Krampfanfälle und dem Sprachverlust ist variabel, d. h. die Epilepsie kann dem Sprachverlust vorgeordnet sein oder auch umgekehrt.

Für die Diagnose *Überaktive Störung mit Intelligenzminderung und Bewegungsstereotypien (F84.4)* in der ICD-10 müssen anhaltende motorische Überaktivität mit Aktivitäts- und Aufmerksamkeitsproblemen, repetitives und stereotypes Verhalten und eine profunde geistige Behinderung (IQ < 50) vorliegen. Qualitative soziale Beeinträchtigungen mit der Schwere des frühkindlichen Autismus kommen nicht vor.

Psychiatrische und somatische Differenzialdiagnosen

Bei reinen *Entwicklungsverzögerungen* kommt keine qualitativ deviante Entwicklung, sondern lediglich eine noch im Normbereich liegende langsame Progression der Grundfunktionen (sozio-kommunikatives Verhalten, Sprache, Laufen) vor. *Störungen des Hör- oder Sehapparates (H00–95)* können zu autistiformen Verhaltensweisen führen. Objektive Prüfungen der Sinne, mittels evozierter Potenziale, sind daher angezeigt. Bei *expressiven* und *rezeptiven Sprachstörungen (F80.1, F80.2)* handelt es sich um Teilleistungsstörungen, bei denen entweder die Verwendung der gesprochenen Sprache oder das Sprachverständnis unter dem des Intelligenzalters des Kindes liegt. Non-verbale Mittel der Kommunikation (Mimik und Gestik) und fantasievolles Spielen müssen im Unterschied zum frühkindlichen Autismus relativ intakt sein. Das Kind muss ein Bedürfnis nach sozialer Interaktion und Kommunikation zeigen. Emotionale Probleme, Schwierigkeiten im Umgang mit Gleichaltrigen, mangelnde Reaktion auf Ansprache sowie Unruhe und impulsives Verhalten können aber auftreten.

Bindungsstörungen (F94.1, F94.2) sind durch Furcht („frozen watchfullness"), auffällige soziale Beziehungsmuster zu Betreuungspersonen, Mangel an Kontakt zu Gleichaltrigen, Unglücklichsein sowie Fremd- und Selbstaggressionen charakterisiert. Interesse am Kontakt mit Gleichaltrigen ist aber zumeist vorhanden. Bindungsstörungen treten wahrscheinlich zumeist im Zusammenhang mit Deprivation, Verwahrlosung und anderen negativen Milieueinflüssen auf. Schwer *deprivierte Kinder* können vielfältige auffällige Verhaltensweisen entwickeln, die denen autistischer Störungen ähneln, z. B. Störungen der sozialen Interaktion und der Sprache. Eine eingehende Untersuchung macht eine Differenzialdiagnostik jedoch in der Regel einfach. Deprivierte Kinder sind bspw. hinsichtlich des Sozialverhaltens überwiegend unselektiv, also nicht unbedingt zurückgezogen oder isoliert und die Sprache ist eher verzögert als abnorm. Zudem profitieren diese Kinder in der Regel zügig und kontinuierlich von einem positiven, stimulierenden und strukturierten Milieu. All diese Sachverhalte sind für ASS untypisch. Eine Deprivation kann nach der ICD-10 neben einer Bindungsstörung auch als *Anpassungsstörung (F43)* klassifiziert werden.

Der *Elektive Mutismus (F94.0)* ist durch eine emotional bedingte Selektivität des Sprechens gekennzeichnet. Das betroffene Kind spricht z. B. nicht in der Schule oder mit Fremden. Oft wird Mutismus von Sozialangst, sozialem Rückzug, starker Empfindsamkeit und oppositionellem Verhalten begleitet. Teilweise liegt in der Vergangenheit eine Sprachentwicklungsverzögerung vor. Mutistische Kinder verstummen jedoch typischerweise nur in einigen Situationen oder gegenüber bestimmten Personen, zeigen ein normales Sprachverständnis und im Vergleich zu TE keine chronisch und qualitativ beeinträchtigten kommunikativen, sozialen oder eindeutig repetitive, stereotype Verhaltensweisen.

Bei der *Schizophrenie (F20)* liegt immer eine Phase normaler Entwicklung vor. Auch die seltenen sehr frühen Formen („early onset") der Schizophrenie beginnen nicht vor dem siebenten oder achten Lebensjahr. Zudem treten bei schizophrenen Störungen meist Positivsymptome auf (Wahn, Halluzinationen), die für Autismus in dieser Art untypisch sind. Im Rahmen der normalen Prävalenz sind jedoch einige Symptome der Schizophrenie bei autistischen Störungen nicht völlig auszuschließen, z. B. Negativsymptome (Trägheit, Eigensinnigkeit, flacher Affekt) bei Jugendlichen und Erwachsenen mit Asperger-Syndrom und High-Functioning-Autismus (Konstantareas und Hewitt 2001).

Die *schizoide Persönlichkeitsstörung (F60.1)* ist durch ein Muster von Anhedonie, emotionaler Kälte, Distanziertheit, Mangel an Gefühlsäußerungen, scheinbarer Gleichgültigkeit gegenüber Kritik, Einzelgängertum, Mangel an Freunden und geringer Sensibilität gegenüber sozialen Konventionen charakterisiert. Die Abgrenzung zum Asperger-Syndrom oder High-Functioning-Autismus kann erschwert sein, wenn keine anamnestischen Informationen vorliegen (Wolff und McGuire 1995). Die schizoide Persönlichkeitsstörung wird im Unterschied zu den TE in der Regel erst nach der frühen Kindheit auffällig. Zudem ist der Wunsch nach Sozialkontakten und das Störungsbewusstsein bei schizoider Persönlichkeitsstörung gering, während Menschen mit Asperger-Syndrom und High-Functioning-Autismus oft an einem Mangel an sozialer Akzeptanz und Integration leiden und sich im Jugendlichen- oder Erwachsenenalter ihrer Andersartigkeit bewusst werden.

4.2.2 Komorbidität

Epilepsien (G40) sind überzufällig häufig mit ASS assoziiert. Die ersten Krampfanfälle treten typischerweise in der frühen Kindheit oder Pubertät auf (und stehen oft in Verbindung mit Depressionen). Ungefähr 20 % der Kinder mit frühkindlichem Autismus leiden an Epilepsie. Noch höher ist die Rate epileptiformer EEGs bei ASS (Tuchman und Rapin 1997). Eine Epilepsie kann bei Menschen jeder intellektuellen Begabungsstufe auftreten. Die Komorbidität von Epilepsie und ASS ist höher als diejenige von Epilepsie und Intelligenzminderung ohne Autismus. Bei vielen Personen mit ASS kann durch eine Einstellung mit Antikonvulsiva Anfallsfreiheit erreicht werden. Einige seltene, gut objektivierbare, genetische und neurologische Syndrome treten überzufällig häufig mit ASS auf (Gillberg und Coleman 2000), darunter tuberöse Hirnsklerose, die unbehandelte Phenylketonurie, das Fragile X-Syndrom und die Neurofibromatose. Man spricht in diesen Fällen auch von *Doppelsyndromen* oder *syndromalem Autismus*. Je nach Schätzung liegen bei 6 % bis 25 % der Fälle von Autismus solche Syndrome vor, meist bei schweren Erkrankungsformen mit geistiger Behinderung.

Im Folgenden eine Aufstellung genetischer und neurologischer Syndrome, die mit Autismus-Spektrum-Störungen assoziiert sein können:

- Tuberöse Sklerose
- Fragiles X-Syndrom
- Phenylketonurie
- Neurofibromatose
- Williams-Beuren-Syndrom
- Angelmann-Syndrom
- Prader-Willi-Syndrom
- Down-Syndrom
- Joubert-Syndrom
- Ljuan-Fryns-Syndrom
- Moebius-Syndrom
- Sotos-Syndrom
- Lesch-Nyhan-Syndrom

4.2.3 Differenzialdiagnostik und Komorbidität

Die *Intelligenzminderung (F70–79)* stellt sowohl eine bedeutende komorbide Störung als auch eine Differenzialdiagnose von ASS dar. Wenngleich man autistisches Verhalten bei Menschen jeder Intelligenz finden kann, treten geistige Behinderung und autistisches Verhalten überzufällig häufig zusammen auf. Neuere epidemiologische Studien deuten darauf hin, dass die Komorbidität 30–50 % beträgt (Fombonne 2003; Baird et al. 2006). Zur Einschätzung der intellektuellen Fähigkeiten sind breit angelegte testpsychologische Untersuchungen notwendig. Für die Diagnose einer geistigen Behinderung bedarf es darüber hinaus deutlich eingeschränkter adaptiver Fähigkeiten. Die Wahrscheinlichkeit für das Auftreten kommunikativer und sozialer Störungen sowie stereotypen, repetitiven Verhaltens steigt ganz allgemein mit abnehmender intellektueller Leistungsfähigkeit. Vor allem im Bereich einer schweren geistigen Behinderung müssen daher eine Autismusdiagnose sorgfältig abgewogen sowie verbale und zwischenmenschliche Fertigkeiten in Relation zum generellen Leistungsniveau der Person betrachtet werden. Das Vorliegen von motorischen Manierismen und repetitivem Verhalten ist für eine Diagnose aus dem autistischen Spektrum nicht hinreichend.

Motorische Unruhe, Impulsivität und Aufmerksamkeitsprobleme treten gehäuft in Verbindung mit ASS auf (Holtmann et al. 2007). Nicht selten werden die Kriterien für die Diagnose einer *hyperkinetischen Störung (F90)* vollständig erfüllt, aber eine Doppeldiagnose ist nach ICD-10 formal nicht zulässig. Die Aufhebung des Ausschlusskriteriums wird für eine Revision des Manuals von Expertenseite zunehmend gefordert (Holtmann et al. 2005). *Emotionale Störungen (F93)*, *Angststörungen (F41)* und *Zwangsstörungen (F42)* sind durch unangemessene Furcht vor Situationen oder Objekten, Misstrauen, übertriebene Vorsicht, Unsicherheit, Vermeidungsverhalten, quälende Gedanken und stereotype ritualisierte Handlungen definiert. Verhaltensweisen dieser Art kommen auch bei ASS regelmäßig vor. Menschen, die primär an einer solchen Problematik leiden, zeigen aber keine qualitativen Störungen der Kommunikation oder sozialen Interaktion im Sinne des Autismus.

Tic-Störungen (F95) beinhalten rasche, wiederholte, unwillkürliche Bewegungen (motorische Tics) und/oder Lautproduktionen (vokale Tics), die plötzlich einsetzen und als unbeeinflussbar erlebt werden. Motorische Tics beinhalten Blinzeln, Kopfwerfen, Schulterzucken und Grimassieren. Häufige vokale Tics sind Räuspern, Bellen, Schnüffeln und Zischen. Sogenannte komplexe Tics sind Sich-Selbst-Schlagen, Springen, Hüpfen und der Gebrauch sozial sanktionierter Wörter (Koprolalie). Treten in chronischer Weise sowohl motorische als auch vokale Tics auf, liegt eine Tourette-Störung vor. Tics treten bei ASS wahrscheinlich überzufällig häufig auf. Menschen mit Tourette-Syndrom zeigen in schwächerer Form auch einige Eigenschaften, die für ASS typisch sind, z. B. Störungen der Empathie und ritualisiertes Verhalten.

Depressive Verstimmungen (F32) werden bei ASS mit hoher Wahrscheinlichkeit unterdiagnostiziert (Ghaziuddin et al. 2000). Gedrückte Stimmung, Freudlosigkeit, Verminderung des Antriebs, Pessimismus und Hoffnungslosigkeit sind vor allem bei Personen mit Asperger-Syndrom und High-Functioning-Autismus im Erwachsenenalter häufig festzustellen, vermutlich aber auch bei Menschen mit ASS, die ihr Befinden nicht gut kommunizieren können, vermehrt vorhanden. ASS können von weiteren abnormen Verhaltens- und Erlebensweisen begleitet werden, die sich nicht unmittelbar in ICD-10-Diagnosen niederschlagen, aber trotzdem zu Beeinträchtigungen des Alltags führen. Diese Verhaltensweisen treten zumindest in geringer Ausprägung bei vielen Menschen mit Autismus auf, sind aber nicht Teil der diagnostischen Kriterien bzw. der Symptome, die damit in Verbindung stehen. Zu solchen Symptomen gehören insbesondere *absonderliche Essgewohnheiten*, *Schlafstörungen*, *selbst- und fremdaggressives Verhalten*, *abnorme Reaktionen auf sensorische Reize* und die *Abwesenheit von angemessenen Ängsten* (z. B. im Straßenverkehr oder gegenüber Fremden).

4.3 Diagnostische Instrumente

Der folgende Abschnitt gibt einen selektiven Überblick zu Skalen, die bei der Diagnostik von ASS zur besseren Vergleichbarkeit und Absicherung von klinischen Urteilen zum Einsatz kommen können. Es werden in erster Linie Skalen vorgestellt, die internationaler Standard sind und in deutschsprachiger Adaptation vorliegen (**Tab. 4.2**). Nicht alle dieser Instrumente wurden bislang für den hiesigen Sprach- und Kulturkreis geeicht. Die geprüften Skalen zeigen aber eine hohe Vergleichbarkeit mit den Originalen, so dass auch die nicht standardisierten Skalen vorläufig als ausreichend zuverlässig gelten können. Neben den hier vorgestellten Skalen liegen einige weitere Verfahren in deutscher und etliche in englischer Sprache vor. Übersichten zu solchen Skalen bieten etwa Bölte und Poustka (2005) sowie Lord und Corsello (2005).

Die Durchführung von Skalen zur Erfassung der Kernsymptomatik von ASS und ggf. anamnestischer Informationen ist das Wichtigste, stellt aber nur einen Ausschnitt einer ganzheitlichen Diagnostik dar. Eine komplette ASS-Abklärung erfordert einen umfangreichen Katalog an diagnostischen Maßnahmen, darunter neurologische, neuropsychologische, körperliche sowie auf das Funktionsniveau und die allgemeine Psychopathologie bezogene Untersuchungen (Bölte und Poustka 2004a; Poustka et al. 2004; Volkmar et al. 2005) mit anschließender multiaxialer Klassifikation (Remschmidt et al. 2001), die hier nicht näher dargestellt werden können.

In diesem Abschnitt wird zum Zwecke der Strukturierung eine Unterscheidung in kategoriale Verfahren für ASS, dimensionale Fragebögen, Selbstbeurteilung, Skalen zur Verlaufs- und Förderdiagnostik, Verfahren für das Asperger-Syndrom und Fragebogen zur Sprache und Kommunikation vorgenommen. Diese Einteilung ist etwas willkürlich, aber nach Erfahrung des Autors hinsichtlich des klinischen Gebrauchs und Vorgehens sinnvoll. Die kategorialen Verfahren für ASS sind weiter danach unterklassifiziert, wann diese im diagnostischen Prozess zur Anwendung kommen (Früherkennung, Screening), bzw. nach der Art der Datenerhebung (Beobachtung, Interview). Die wissenschaftliche Güte der Instrumente variiert erheblich. Einige der Skalen, z. B. diejenigen, welche dem Goldstandard angehören (FSK, ADOS, ADI-R, siehe **Tab. 4.2**) erfüllen im Grunde annähernd alle theoretischen und psychometrischen Kriterien für hervorragende Diagnostika und setzen sich in Klinik und Forschung dementsprechend zunehmend durch. Reliabilität und Validität sind für unterschiedliche Adaptationen bestätigt, es liegen Algorithmen und Cut-offs für die Einzelfalldiagnostik vor und die Verfahren selbst sind problemlos über Verlage zu beziehen.

Auf der anderen Seite zählt der Nebengüteaspekt der Ökonomie nicht zu den Stärken des Goldstandards. Das ADOS und ADI-R sind vergleichbar kostensowie zeitintensiv und bedürfen einer einführenden Schulung. Die Realisierung dieser Verfahren ist zwar immer wünschenswert, aber im Einzelfall nicht zu garantieren. Zudem können einige diagnostische Fragenstellungen anhand von spezialisierten Instrumenten besser beantwortet werden, z. B. solche zur Früherkennung oder zur Schweregradbestimmung, zur Selbsteinschätzung oder Verlaufsmessung. Entsprechend werden hier auch andere Skalen als der sog. Goldstandard besprochen, so dass der potenzielle Diagnostiker für die Erfassung der Kernsymptomatik von ASS in ein breites Inventar eingeführt wird, welches den meisten Anforderungen in Klink und Forschung gerecht wird. Als Mindeststandard für die Diagnostik von ASS ist eine vollständige Anamnese und strukturierte Verhaltensbeobachtung des Patienten anzusehen.

Tab. 4.2: Skalen zur Erfassung von Autismus-Spektrum-Störungen, mit internationaler Verbreitung, die in deutschsprachiger Fassung vorliegen

Früherkennung	• Checkliste Autismus bei Kleinkindern (CHAT) • Modifizierte-Checkliste Autismus bei Kleinkindern (M-CHAT)
Screening Fragebogen	• Fragebogen zur Sozialen Kommunikation (FSK, engl. SCQ)
Beobachtungsskalen	• Diagnostische Beobachtungsskala für Autistische Störungen (ADOS) • Autismus-Beurteilungsskala (CARS)
Interview	• Diagnostische Interview für Autismus-Revidiert (ADI-R)
Dimensionale Fragebogen	• Skala zur Erfassung sozialer Reaktivität (SRS) • Checkliste für soziale und kommunikative Störungen (SCDC)
Fragebogen zur Selbstbeurteilung	• Autismus-Spektrum-Quotient (AQ) • Empathie Quotient (EQ)
Skalen zur Verlaufs- und Förderdiagnostik	• Skala zur Erfassung sozialer Reaktivität (SRS) • Autismus-Beurteilungsskala (CARS) • Parent-Interview for Autism – Clinical Version-Kurzfassung (PIA-CV-Mini) • Entwicklungs- und Verhaltensprofil für Kinder (PEP-R) • Entwicklungs- und Verhaltensprofil für Jugendliche und Erwachsene (AAPEP)
Skalen zum Asperger-Syndrom	• Das Asperger-Syndrom Diagnostik-Interview (ASDI) • Australian Scale for Asperger's Syndrome (ASAS) • Adult Asperger Assessment (AAA)
Fragebogen zur Sprache und Kommunikation	• Einschätzungsbogen kindlicher Kommunikationsfähigkeiten (CCC)

4.3.1 Kategoriale Skalen

Diejenigen Verfahren, welche im Folgenden beschrieben werden, dienen in erster Linie der Generierung einer Verdachtsdiagnose (Früherkennung, Screening) oder Entscheidung darüber, ob eine ASS vorliegt oder nicht (kategorial; Beobachtung, Interview). Die Früherkennung ist ein Sonderfall der kategorialen Diagnostik von ASS. Das Screening mit Fragebogen ist ebenso ein Sonderfall der Diagnostik, da die Anwesenheit von Patient oder Bezugsperson dazu nicht notwendig ist. Beobachtungsskalen und Interviews dienen nach dem Screening der Prüfung und Erhärtung eines ASS-Verdachts.

Früherkennung

Die Zielsetzung der Früherkennung bei Autismus besteht in der Identifikation und Formulierung einer Verdachtsdiagnose zwischen dem 18. und 24. Lebensmonat. Eine Diagnosestellung vor dem 24. Lebensmonat ist nicht sinnvoll, wenngleich eine Verdachtsdiagnose durchaus ab dem 18. Lebensmonat erfolgen kann. Erschwerend für die Frühdiagnostik ist, dass in diesem Zeitraum der frühkindlichen Entwicklung auch bei gesunden Kindern viele kommunikative und soziale Funktionen erst entstehen und darüber hinaus nicht wenige Auffälligkeiten noch unspezifisch sind. Erst ab dem dritten. bis vierten Lebensjahr ist die autismustypische Symptomatik beim betroffenen Kind in der Regel so entwickelt, dass ASS direkt nach den Kriterien der ICD-10 und des DSM-IV-TR und daraus abgeleiteten Verfahren diagnostiziert werden können.

Zwei standardisierte Verfahren sind im Rahmen der Frühdiagnostik des Autismus verbreitet: die Checkliste Autismus bei Kleinkindern (CHAT; Baron-Cohen et al. 1992) sowie die daran angelehnte Modifizierte-Checkliste Autismus bei Kleinkindern (M-CHAT, Robins et al. 1999). Beide sind in deutschsprachiger Übersetzung frei verfügbar (ATZ-Köln 2000; Bölte 2005a). Die CHAT ist eine gemischte Rating- und Interviewskala für Experten. Teil A enthält neun Fragen an Eltern, Teil B enthält fünf Expertenratings über das Verhalten des Kindes. Das Antwortformat ist binär. Die CHAT enthält fünf Schlüsselitems. Sind alle kritischen Items positiv, gilt das Vorliegen von Autismus als wahrscheinlich. Die CHAT weist jedoch einige methodische Probleme auf, z. B. eine geringe Sensitivität sowie mangelnde Eignung zum Breitflächenscreening.

Die M-CHAT wurde entwickelt, um diesen Einschränkungen der CHAT zu begegnen. Sie ist ein Elternfragebogen mit 23 leicht verständlichen binär skalierten Items; das Expertenrating wurde eliminiert. Die Fragen setzen sich aus den neun Items der CHAT plus 14 weiteren zusammen. Studien zur Sensitivität und Spezifität der M-CHAT (z. B. Robins et al. 1999; Kleinman et al. 2007) ergaben, dass bei drei beliebigen positiven Items oder zwei von sechs kritischen Items und einem anschließenden Kurzinterview per Telefon eine Sensitivität und Spezifität für Autismus von jeweils > 90 % erreicht wird. Der Erwartungswert bei Kindern mit Autismus bei der M-CHAT beträgt 10.3 (von max. 23). Ab einem Wert von 6 gilt Autismus als sehr wahrscheinlich.

Screening-Fragebogen

Zum Screening bietet sich der Einsatz von Elternfragebogen, im deutschen Sprachraum in erster Linie der aus dem ADI-R abgeleitete Fragebogen zur Sozialen Kommunikation, an (FSK, engl. SCQ, Bölte und Poustka 2006; Rutter et al. 2003a). Der FSK enthält 40 binär skalierte Items. Der Einsatz erfolgt bei Kindern ab einem Alter von vier Jahren bzw. einem Entwicklungsalter von mindestens zwei Jahren. Es liegen eine Lebenszeitversion und eine Form zur Erfassung des aktuellen Verhaltens vor. Die Bearbeitungsdauer beträgt 15 Minuten in der

Durchführung und fünf Minuten in der Auswertung. Erst jüngst zeigte sich in einer Studie von Chandler et al. (2007), dass der FSK insbesondere zum Screening in Hochrisikogruppen, also solchen mit einem erhöhten Risiko für Autismus, durch z.B. klinische Stichproben, ausgezeichnet geeignet ist. Selbiges gilt auch für die deutschsprachige Adaptation, welche bei einer kinder- und jugendpsychiatrischen Klientel bei einem Cut-off von 15 Punkten (von maximal 39) eine Sensitivität von .89 und eine Spezifität von .91 für die Diskrimination von ASS und anderen psychischen Störungen aufweist (Bölte et al. im Druck). Der Mittelwert für ASS auf dieser Skala liegt bei 24.2 (SD = 5.9) für Autismus und 17.5 (SD = 3.5) für alle anderen ASS. Der Mittelwert für externalisierende Störungen liegt bei 8.4 (SD = 4.4), für Intelligenzminderung bei 10.0 (SD = 5.4), für internalisierende Störungen bei 7.4 (SD = 4.5) und 5.9 (SD = 2.9) bei normal entwickelten Kindern. Die interne Konsistenz liegt bei $r = .83$, die Stabilität bei $r = .76$ (nach sechs Monaten bis zwei Jahren). Die konvergente Validität mit den Skalen des ADOS und ADI-R ist robust ($r = .26$ bis .53).

Beobachtungsskalen

Für die strukturierte Verhaltensbeobachtung im Bereich der ASS haben sich zwei Verfahren in besonderer Weise etabliert: die Diagnostische Beobachtungsskala für Autistische Störungen (ADOS, Rühl et al. 2004; Lord et al. 2001) und die Autismus-Beurteilungsskala (CARS; Schopler et al. 1980; Steinhausen 1996, S. 379–386). Das ADOS ist ein standardisiertes Protokoll zur Abklärung einer Störung des autistischen Spektrums nach ICD-10 und DSM-IV-TR. Es enthält vielfältige definierte Aufgaben, Aktivitäten und Interviewelemente. Das ADOS besteht aus vier Modulen, die in der Durchführung zwischen 30 und 45 Minuten beanspruchen. Der Untersucher wählt für den jeweiligen Probanden entsprechend der Einschätzung des expressiven Sprachniveaus und Alters geeignete Module aus. Auf einer drei- bis vierstufigen Skala werden anhand detaillierter Vorschriften zwischen 28 und 31 Verhaltensweisen eingeschätzt. Eine Auswahl der kodierten Verhaltensweisen wird anschließend in einem diagnostischen Algorithmus verrechnet. Der Algorithmus ergibt drei mögliche Bewertungen des Verhaltens: Autismus, autistisches Spektrum oder unauffällig. Neben umfassenden psychometrischen Studien zur Originalversion untersuchten Bölte und Poustka (2004b) die testtheoretischen Eigenschaften der deutschen Fassung. Interrater- und Retestreliabilität erwiesen sich sowohl auf Diagnosen- (Kappa = 1.00 bzw. .62) als auch auf Skalenebene ($r = .84$ bzw. .79) als gut, ebenso die interne Konsistenz der Algorithmusskala der Module 1 bis 4 ($r = .78$ bis .89). Die Diagnosenkonvergenz mit dem ADI-R lag bei 79 %. Die Übereinstimmung von ADOS und klinischer Konsensusdiagnose betrug bei einer Sensitivität von 90.4 % und einer Spezifität von 48.1 % für die Diskrimination von Autismus und anderen ASS 77 %. Für das ADOS sind neue diagnostische Algorithmen für die Module 1 bis 3 (Gotham et al. 2007) und ferner ein neues Untersuchungsmodul für das Säuglingsalter in Vorbereitung.

Die DSM-III-R basierte CARS beinhaltet 15 Funktionsbereiche (u. a. Beziehungen zu Menschen, Imitation, Affekt, verbale und nonverbale Kommunikation), die für die Durchführung jeweils kurz operationalisiert sind. Für jeden Funktionsbereich erfolgt eine Einschätzung auf einer 4-fach gestuften Schweregradskala mit Zwischenwerten. Ein Gesamtscore von < 29 wird als unauffällig, einer zwischen 30 und 36 als milder Autismus und ein Wert > 37 als schwerer Autismus bewertet. In der Eichstichprobe zur Originalfassung lag die Interraterreliabilität für die Skalen bei Kappa =.55 bis .93 mit einem Median von .77. Die interne Konsistenz der Gesamtskala lag bei r =.94.

Interview

Zur Diagnostik von ASS mittels standardisierter mündlicher Elternbefragung wird in der internationalen Klinik und Forschung primär das Diagnostische Interview für Autismus-Revidiert verwendet (ADI-R, Bölte et al. 2006 b; Rutter et al. 2003 b). Anhand von 93 Items werden frühkindliche Entwicklung, Spracherwerb, der mögliche Verlust von Fähigkeiten, Spiel- und soziales Interaktionsverhalten, stereotype Interessen und Aktivitäten sowie komorbide Symptome ab einem Entwicklungsalter von zwei Jahren erfasst. Die Durchführung beansprucht 1 1/2 bis 3 Stunden. Die Auswertung und Interpretation der Ergebnisse erfolgt über die Verrechnung einer Auswahl von Items in einem empirisch generierten, diagnostischen Algorithmus für Autismus, der sich streng an den Richtlinien zur klinischen Klassifikation nach ICD-10 und DSM-IV-TR orientiert. Zusätzlich werden bestimmte Iteminformationen verwendet, um die Diagnostik und Differenzialdiagnostik aller weiteren TE zu ermöglichen. Poustka et al. (1996) untersuchten die Interraterreliabilität der deutschen Adaptation des Interviews. Dabei erreichten 33 der 42 Items des Algorithmus ein Kappa > .69. Für die verbleibenden Items ergaben sich Übereinstimmungen zwischen Kappa =.31 und .65. In einer Stichprobe von N = 262 konnte eine 3-Faktoren-Lösung (Soziale Kommunikation I und II, Sprache) die manifesten Daten des ADI-R latent am besten modellieren (Bölte und Poustka 2001). Die Interne Konsistenz der Skalen beträgt r =.91 für die Subskala soziale Interaktion, r =.83 für Kommunikation und r =.64 für stereotypes Verhalten (Bölte 1999). Mildenberger et al. (2001) und Noterdaeme et al. (2002) untersuchten die Eigenschaften des ADI-R zur Differenzialdiagnostik von ASS und Sprachentwicklungsstörungen. Beide Arbeiten weisen darauf hin, dass der Einsatz des ADI-R zur Abgrenzung von umschriebenen versus tiefgreifende Entwicklungsstörungen geeignet ist.

4.3.2 Dimensionale Fragebogen

Die Forschung der letzten Jahre hat ergeben, dass neben ASS, auch Fälle subklinischer Ausprägungen autistischen Verhaltens existieren. Diese milden Formen werden als breiterer oder erweiterter Phänotyp des Autismus bezeichnet und sind gehäuft bei (erstgradigen) Verwandten von Menschen mit Autismus zu beobachten (Bölte 2004, Bölte et al. 2007a). Dies hat auch verstärkt zu dimensionalen Sichtweisen von Autismus geführt, also der Hypothese, dass autistisches Verhalten bei allen Menschen vorkommt und in der Allgemeinbevölkerung normal verteilt ist. Demnach soll Autismus die Kriterien für einen „Trait" erfüllen und lediglich im Extrem psychopathologisch sein. Zwei Fragebogenskalen wurden entwickelt, um einen Index sozialer und kommunikativer Defizite auch in der Allgemeinbevölkerung zu generieren, die Skala zur Erfassung sozialer Reaktivität (SRS, Constantino und Gruber 2005; Bölte und Poustka 2008) und die Checkliste für soziale und kommunikative Störungen (SCDC, Skuse et al. 2005; Bölte 2008).

Die SRS ist ein 65 Items umfassender Elternfragebogen für Kinder und Jugendliche zwischen vier und 18 Jahren. Die Bearbeitungsdauer beträgt ca. 15 bis 20 Minuten in der Durchführung und 5 bis 10 Minuten in der Auswertung. Für die Einzelfalldiagnostik liegen T-Normen für Jungen und Mädchen, für Mutter- und Vaterurteile sowie Autismusnormen vor, die eine normative Aussage über die Merkmalausprägung von Autismus als Persönlichkeitsmerkmal bzw. den Schweregrad einer Autismus-Spektrum-Störung erlauben. Die Items der SRS werden auf einer Likert-Skala von 0 (trifft nicht zu) bis 3 (trifft fast immer zu) bewertet, so dass sich ein maximaler Gesamtscore von 195 ergibt. Der Erwartungswert bei gesunden Kindern und Jugendlichen liegt, je nach Geschlecht und Rater (Mutter/Vater), zwischen 22.8 und 27.2 (SD = 14.5 bis 16.7), dagegen bei Personen mit ASS bei 102.3 (SD = 31.8). Die psychometrische Prüfung der SRS ist umfassend: In der Normpopulation und den klinischen Stichproben sind die Retestreliabilität (.72 bis .91), Interraterreliabilität (.91) und interne Konsistenz (.91 bis .97) hoch. Die konvergente Validität mit etablierten Verfahren der Autismusdiagnostik (ADI-R, ADOS, FSK) ist robust (r =.35 bis .58). Der Summenwert der SRS und 64 der Items trennen Personen mit Autismus-Spektrum-Störungen und anderen psychischen Störungen auf statistisch sehr hohem Niveau. Drei unabhängige Faktorenanalysen legen theoriekonform eine eindimensionale Struktur des Verfahrens nahe. Interkorrelationen mit der Child Behavior Checklist (CBCL), den Vineland Adaptive Behavior Scales (VABS) und dem Junior Temperament und Charakterinventar (JTCI) unterstreichen die Konstruktvalidität der SRS.

Die SCDC ist ein zwölf Items umfassender Kurzfragebogen für Eltern mit einer Skalierung der Fragen von 0 bis 2, dessen Bearbeitung nur wenige Minuten in Anspruch nimmt. Vorläufige Auswertungen zur deutschsprachigen Adaptation liegen anhand einer Stichprobe von N = 480 Kindern und Jugendlichen vor: 148 mit ASS, 255 andere klinischen Fälle und 77 gesunde. Die interne Konsistenz lag bei r =.90. Der durchschnittliche Summenwert liegt bei 15.6 (SD = 5.6) bei ASS, 12.2. (SD = 6.7) bei anderen klinischen Fällen und bei 5.6 (SD = 3.8) in der gesunden Kontrollgruppe. Receiver-Operating-Characteristic (ROC) Analysen ergaben eine ausgezeichnete Diskrimination von ASS und gesunder Kontrollgruppe (Fläche unter der Kurve AUC =.93). Ein Cut-off von 8 erreicht eine Sensitivität von .89 bei einer Spezifität von .79 für die Trennung dieser beiden Gruppen.

4.3.3 Fragebogen zur Selbstbeurteilung

In den letzten Jahren ist unter Experten die Einsicht gewachsen, dass Personen mit ASS mit ausreichenden kognitiven Fähigkeiten im Jugendlichen- und Erwachsenenalter auch selbst direkt zu ihrem Verhalten befragt werden können und sollten. Zwei Selbstratings von der Gruppe um Simon Baron-Cohen werden mit diesem Ziel vermehrt angewandt: der Autismus-Spektrum-Quotient (AQ, Baron-Cohen et al. 2001; Freitag et al. 2007) und der Empathie-Quotient (EQ, Baron-Cohen und Wheelwright 2004; de Haen 2006). Der AQ besteht aus 50 Items bei einem Höchstwert von 50 Punkten. Der Erwartungswert in der Allgemeinbevölkerung liegt zwischen 11–22 Punkten (Frauen ca. 15, Männer ca. 17 Punkte). Bei Personen mit ASS liegt der Erwartungswert bei etwa 32 Punkten. Der EQ enthält 60 Items mit vierfacher Stufung, von denen 40 in die Auswertung eingehen. Der maximale Summenwert beträgt 80 Punkte. Eine Punktzahl von 0–32 spricht für niedrige Empathie. Die meisten Menschen mit Asperger-Syndrom oder High-Functioning-Autismus erzielen Werte um 20 Punkte. Werte zwischen 35 und 52 sind durchschnittlich. Die meisten Frauen erzielen ca. 47 und die meisten Männer ca. 42 Punkte. Werte von 53–63 sind überdurchschnittlich, Werte > 64 weisen sehr hohe Empathie aus.

4.3.4 Skalen zur Verlaufs- und Förderdiagnostik

Die meisten psychometrischen Skalen im Bereich der ASS wurden für statusdiagnostische Fragestellungen entwickelt. Sie sind daher gegenüber moderaten symptomatischen Veränderungen, z. B. in Folge von Intervention, nur begrenzt sensitiv. Von den bereits früher vorgestellten Skalen zur Erfassung der Kernsymptomatik haben sich bislang die CARS (z. B. Vorgraft et al. 2007) und die SRS (Tse et al. 2007) bei Verlaufsmessungen in Studien bewährt. Die SRS bietet dabei neben dem Gesamtwert zu diesem Zweck fünf Subskalen zur Profilanalyse an: soziale Bewusstheit, soziale Kognition, soziale Kommunikation, soziale Motivation und autistische Manierismen.

Neben diesen beiden Instrumenten liegt eine autorisierte Kurzversion des Parent-Interview for Autism – Clinical Version (PIA-Mini; Stone et al. 2003; Bölte 2005b) für Verlaufsmessungen vor. Es handelt sich um ein vollstandardisiertes Elterninterview mit 31 Items (fünffach gestuft), das auf einem breiten klinischen Konzept von Autismussymptomatik aufbaut und im Unterschied zur klassischen PIA-CV für den High-Functioning Bereich angepasst ist. Die Items sind den Skalen Sozialbereich, affektive Reaktivität, Interaktion mit Gleichaltrigen, Kommunikation, Stereotypien und Bedürfnis nach Gleichheit zugeordnet. Die PIA-Mini hat sich in Evaluationsstudien als sensitiv gegenüber Therapieeffekten gezeigt (Herbrecht et al. 2007).

Die bislang einzigen explizit förderdiagnostischen Skalen im Bereich der ASS sind das Entwicklungs- und Verhaltensprofil für Kinder (PEP-R, Schopler et al. 2000) sowie das Entwicklungs- und Verhaltensprofil für Jugendliche und Erwachsene (AAPEP, Mesibov et al. 2000). Beide Verfahren beinhalten bei geringen verbalen Anforderungen einen leistungs- und einen verhaltensdiagnostischen Teil. Die Entwicklungsskala des PEP-R beinhaltet 131 dreifach gestufte Items zu unterschiedlichen kognitiven und motorischen Bereichen. Die Verhaltensskala umfasst 43 Items bei gleicher Skalierung. Das PEP-P kann bei Kindern mit einem Entwicklungsalter bis sieben Jahre angewandt werden. Danach ist das AAPEP einzusetzen, das sechs Kompetenzbereiche (berufliche Fertigkeiten, Eigenständigkeit, Freizeitgestaltung, Arbeitsverhalten, funktionale Kommunikation und zwischenmenschliches Verhalten) in je drei Lebensbereichen erfasst: Klinik, Wohnen und Arbeit. Insgesamt beinhaltet das AAEP 144 Items. Beim PEP-R werden bei der Auswertung über Itemsummation ein Entwicklungsprofil sowie -index bestimmt. Beim AAEP kann ebenfalls ein Testprofil erstellt werden. Die Evaluation der Originalfassung des PEP-R ergab hinsichtlich der Gesamtbeurteilung eine interpersonelle Übereinstimmung von $r = .92$. Die konkurrente Validität wurde durch einige gute Zusammenhänge mit einer Reihe anderer Entwicklungs- und Intelligenztests abgesichert. Studien zum AAPEP zeigten eine mittlere Interraterreliabilität der Items von 86.5 % Übereinstimmung.

4.3.5 Skalen zum Asperger-Syndrom

Die aktuelle Definition des Asperger-Syndroms in der ICD-10 und dem DSM-IV-TR weicht erheblich von der Originalbeschreibung von Hans Asperger (1944) ab (Miller und Ozonoff 1997). In der Tat besteht letztlich noch keine Einigkeit darüber, ob das Asperger-Syndrom eine eigenständige Entität bildet oder nicht. Die kumulierte Evidenz spricht jedoch nicht für eine separate klinische Kategorie neben dem Autismus-Spektrum (Rühl et al. 2001; Frith 2004). Abgesehen davon wurde eine Reihe von Skalen mit dem Anspruch publiziert, eine spezifischere Erfassung des Asperger-Syndroms zu ermöglichen. Solche Instrumente tragen vor allem fakultativen diagnostischen Kriterien stärker Rechung.

Das Asperger-Syndrom-Diagnostik-Interview (ASDI, Steinhausen, 2006; S. 369–370) ist ein kurzes standardisiertes Interview von 20 binär skalierten Items, die in sechs Störungsbereichen zusammengefasst sind [soziale Interaktion (1), Interessenmuster (2), Routinen/Rituale (3), Sprechen und Sprache (4), nonverbale Kommunikation (5), motorische Ungeschicklichkeit (6)]. Werden in den Bereichen 2, 3, 5 und 6 mindestens ein, im Bereich 1 mindestens zwei und im Bereich 4 mindestens drei Items positiv bewertet, sind die Kriterien für ein Asperger-Syndrom nach ASDI erfüllt. Bei der Eichung der Originalfassung von Gillberg et al. (2001) zeigte sich eine sehr gute Retest- und Interraterreliabilität mit Kappa-Werten $> .90$.

Die Australian Scale for Asperger's Syndrome (ASAS; Attwood 1998; Melfsen et al. 2005) ist ein Elternfragebogen, der für Kinder im Grundschulalter entwickelt wurde. Sie beinhaltet 34 Items, 24 davon sind von 0 bis 6 und 10 binär skaliert. Die Items sind den Skalen soziale und emotionale Fertigkeiten, kommunikative Fertigkeiten, kognitive Fertigkeiten, motorische Fertigkeiten, spezifische Interessen und andere Merkmale zugeordnet. Der maximale Summenwert beträgt 100. Der Normbereich liegt unter 45 Punkten, der Verdachtsbereich bei 45 bis 70. Ab 70 Punkten liegt ein hohes Risiko für das Asperger-Syndrom vor.

Das Adult Asperger Assessment (AAA, Baron-Cohen et al. 2005; Poustka 2006) ist ein computer-generiertes, gemischtes klinisches Interview und Expertenrating, das auf der Basis der Ergebnisse aus den Selbstbeurteilungen EQ und AQ entsteht. Während des klinischen Interviews wird geprüft, ob Symptome, die für die Diagnose eines Asperger-Syndroms oder High-Functioning-Autismus relevant sind, vorhanden sind und ob AQ und EQ Items zutreffend beantwortet wurden. Das AAA verwendet die sog. CLASS- (Cambridge Lifespan Asperger Syndrome Service) Kriterien für das Asperger-Syndrom, die strenger sind als diejenigen nach ICD-10 und DSM-IV-TR.

4.3.6 Fragebogen zur Sprache und Kommunikation

Störungen der Sprache sind Kardinalsymptome von ASS. Praktisch alle Betroffenen zeigen Störungen des Sprachgebrauchs. Häufig und in den meisten Instrumenten sind Auffälligkeiten der Pragmatik, also des individuellen Sprachgebrauchs, unterrepräsentiert. Der Einschätzungsbogen kindlicher Kommunikationsfähigkeiten (CCC, Spreen-Rauscher 2003; Bishop 1998) ist ein Elternfragebogen, mit dem Defizite des Sprachgebrauchs bei ASS genauer exploriert werden können. Die CCC fokussiert auf pragmatische Aspekte der Sprache und beinhaltet 70 Items auf neun Unterskalen (Sprechen, Syntax, Unangemessenes Initiieren von Gesprächen, Kohärenz, Gesprächsstereotypien, Verhalten im Gesprächskontext, Rapport, soziale Beziehungen, Interessen). Die Bearbeitungsdauer beträgt etwa 20 Minuten.

4.4 Fazit und Ausblick

Die klinische Diagnose des (klassischen) frühkindlichen Autismus gehört in der Psychiatrie zu den Diagnosen mit der höchsten Interraterreliabilität. Ferner weist die Diagnose eine hohe Validität auf, da die Diagnosestellung mit erhöhter Wahrscheinlichkeit weitere klinisch bedeutsame Sachverhalte nahe legt, u. a. neurobiologische und neuropsychologische Auffälligkeiten (Bölte et al. 2001; Bölte und Poustka 2003), eine Diskrepanz von Intelligenz- und adaptivem Verhaltensniveau – insbesondere bei normaler bis hoher Intelligenz (Bölte und Poustka 2002) – und einen qualitativ chronischen Verlauf (Billstedt et al. 2007). Die Reliabilität von schwächeren Varianten der ASS, z. B. atypischer Autismus und nicht näher bezeichnete TE, ist dagegen noch nicht ausreichend. Die textrevidierte Fassung z. B. des DSM-IV zeigt zwar eine Sensitivität von .89 für die klinische Diagnose einer nicht näher bezeichneten TE, dagegen aber nur eine Spezifität von .56 für diese (Volkmar et al. 2000). Daher ist der konsequente Einsatz von standardisierten Instrumenten zur Qualitätssicherung besonders in diesem Bereich verpflichtend. Dies nicht zuletzt deshalb, da davon auszugehen ist, dass in Zukunft gerade solche Formen von ASS in der klinischen Diagnostik einen Großteil der Klientel mit ASS ausmachen werden. Die Zahl der Diagnosestellungen im psychiatrischen Bereich nimmt stetig zu (Bölte et al. im Druck; Holtmann et al. 2007), wobei leichteren, in ICD-10 und DSM-IV-TR nicht gut definierten Varianten, mehr Aufmerksamkeit geschenkt wird. Epidemiologische Studien zeigen, dass sich das autistische Spektrum nur zu einem Drittel aus Autismusdiagnosen, aber zu zwei Dritteln aus anderen ASS-Diagnosen zusammensetzt (Fombonne 2003; Baird et al. 2006). In der klinischen Praxis sind diese jedoch unterrepräsentiert. Ferner zeigen die Epidemiologien, dass ASS bei etwa 1 % der Allgemeinbevölkerung vorkommen, also keine so seltenen Störungen sind, wie lange angenommen wurde.

Wie weiter oben dargestellt, steht dem Diagnostiker ein reichhaltiges Inventar nützlicher Skalen zur Verfügung. Die Auswahl an Instrumenten für Veränderungsmessungen und die Inventarisierung von autistischen Verhaltensweisen sind aber noch begrenzt. Mit dem Autismus-Spektrum-Inventar (AUTSI, Bölte und Thomas 2008) befindet sich eine differenzierte Skala für solche Zwecke derzeit in der Entwicklung. Weitere Skalen werden auch für die Status- und Differenzialdiagnostik von schwachen Varianten der ASS im Grenzbereich zu anderen Diagnosen und für die Norm zur Objektivierung des klinischen Urteils benötigt. Mit der SRS liegt ein erstes, gut normiertes Instrument dieser Art vor. Zur Unterstützung der Diagnostik von ASS sind auch andere Typen von Psychometrika hilfreich, die hier jedoch nicht besprochen werden konnten. Dazu gehören diagnostische Interviews und Fragebögen zur allgemeinen Psychopathologie, z. B. das Kiddie-Schedule for Affective Disorders and Schizophrenia-Present and Lifetime (K-SADS-PL, Delmo et al. 2000), der Elternfragebogen über das Verhalten von Kindern und Jugendlichen (CBCL, Bölte et al. 1999) und der Strength and Difficulties-Questionnaire (Wörner et al. 2002). Darüber hinaus ist der Einsatz neuropsychologischer Tests im Bereich sozialer Kognition, z. B. der Reading Mind in the Eyes Test (Baron-Cohen et al. 2001; Bölte 2005 c) oder der Movie for the Assessment of Social Cognition (MASC, Dziobek et al. 2006) sowie von Systemen für die Beurteilung des Funktionsniveaus, z. B. die Global Assessment Scale (DD-CGAS, Wagner et al. 2007) oder jene aus der International Classification of Functioning (WHO, 2006) abgeleiteten Core Sets sinnvoll (Bölte et al. 2007 b).

Literatur

Asperger H (1944). Die autistischen Psychopathen im Kindesalter. Arch Psychiatr Nervenkr 117: 76–136.
Attwood T (1998). Asperger's syndrome: a guide for parents and professionals (p. 16–20). London: Kingsley.
ATZ-Köln (2000). Checkliste Autismus für Kleinkinder (CHAT) [www.autismus-koeln.de/CHATFORMULAR.html; Zugriffsdatum: 10.09.2009].
Autism Genome Project Consortium (AGPC) (2007). Mapping autism risk loci using genetic linkage and chromosomal rearrangements. Nat Genet 39: 319–328.
Baird G, Simonoff E, Pickles A, Chandler S, Loucas T, Meldrum D, Charman T (2006). Prevalence of disorders of the autism spectrum in a population cohort of children in South Thames: the Special Needs and Autism Project (SNAP). Lancet 368: 210–215.
Baron-Cohen S, Allen J, Gillberg C (1992). Can autism be detected at 18 months? The needle, the haystack, and the CHAT. Br J Psychiatry 161: 839–843.

4 Diagnostik der Autismus-Spektrum-Störungen

Baron-Cohen S, Wheelwright S, Hill J, Raste Y, Plumb I (2001). The „Reading the Mind in the Eyes" Test revised version: a study with normal adults, and adults with Asperger's syndrome or high-functioning autism. J Child Psychol Psychiatry 42: 241–251.

Baron-Cohen S, Wheelwright S, Skinner R, Martin J, Clubley E (2001). The autism-spectrum quotient (AQ): evidence from Asperger syndrome/high-functioning autism, males and females, scientists and mathematicians. J Autism Dev Disord 31: 5–17.

Baron-Cohen S, Wheelwright S (2004). The empathy quotient: an investigation of adults with Asperger syndrome or high functioning autism, and normal sex differences. J Autism Dev Disord 34:163–175.

Baron-Cohen S, Wheelwright S, Robinson J, Woodbury-Smith M (2005). The Adult Asperger Assessment (AAA): A diagnostic method. Autism Dev Disord 35: 807–819.

Billstedt E, Gillberg IC, Gillberg C (2007). Autism in adults: symptom patterns and early childhood predictors. Use of the DISCO in a community sample followed from childhood. J Child Psychol Psychiatry 48: 1102–1110.

Bishop D (1998). Development of the Children's Communication Checklist (CCC): a method for assessing qualitative aspects of communication impairment in children. J Child Psychol Psychiatry 39: 879–891.

Bölte S (1999). Psychometrische Untersuchungen zum Autismus Diagnostischen Interview in Revision. Dissertation am Fachbereich Humanmedizin der J.W. Goethe-Universität Frankfurt am Main.

Bölte S (2004). Verhaltensgenetik des Autismus: neuropsychologische Beiträge. In: Schmeck K, Bölte S, Schmötzer G (Hrsg.). Kinder- und Jugendpsychiatrie und Psychotherapie. Grundlagen und Behandlungskonzepte. Lengerich: Pabst. S. 61–70.

Bölte S (2005a). Modifizierte Checkliste für Autismus bei Kleinkindern (M-CHAT). J.W. Goethe Universität Frankfurt/M [www.kgu.de/zpsy/kinderpsychiatrie/Download/M-CHAT_dt.pdf; www.kgu.de/zpsy/kinderpsychiatrie/Download/M_CHAT_Instruktion.pdf; Zugriffsdatum: 10.09.2009].

Bölte S (2005b). Eltern-Kurzinterview zur Erfassung autistischen Verhaltens (PIA-mini). J.W. Goethe Universität Frankfurt/M. [www.kgu.de/zpsy/kinderpsychiatrie/Downloads/PIA_mini.pdf; Zugriffsdatum: 10.09.2009].

Bölte S (2005c). Reading Mind in the Eyes Test für Kinder (deutsche Fassung) von Baron-Cohen S. J.W. Goethe Universität Frankfurt/M [www.kgu.de/zpsy/kinderpsychiatrie/Downloads/Eyes_test_kinder.pdf; Zugriffsdatum: 10.09.2009].

Bölte S (2008). Checkliste für soziale und kommunikative Störungen (SCDC). J.W. Goethe-Universität: Eigendruck.

Bölte S, Dickhut H, Poustka F (1999). Patterns of parent-reported problems indicative in autism. Psychopathology 32: 94–98.

Bölte S, Feineis-Matthews S, Poustka F (2001). Neuropsychologie des Autismus. Z Neuropsychol 12: 235–245.

Bölte S, Holtmann M, Poustka F (im Druck). The Social Communication Questionnaire (SCQ) as a Screener for Autism Spectrum Disorders: Additional Evidence and Cross-Cultural Validity. J Am Acad Child Adolesc Psychiatry.

Bölte S, Hubl D, Feineis-Matthews S, Prvulovic D, Poustka F, Dierks T (2006a). Facial affect recognition training in autism: can we animate the fusiform gyrus? Behav Neurosci 120: 211–216.

Bölte S, Knecht S, Poustka F (2007a). A case-control study of personality style and psychopathology in parents of subjects with autism. J Autism Dev Disord 37: 243–250.

Bölte S, Poustka F (2001). Die Faktorenstruktur des Autismus Diagnostischen Interviews-Revision (ADI-R): eine Untersuchung zur dimensionalen versus kategorialen Klassifikation autistischer Störungen. Z Kinder Jugendpsychiatr Psychother 29: 221–229.

Bölte S, Poustka F (2002). The relation between general cognitive level and adaptive behavior domains in individuals with autism with and without co-morbid mental retardation. Child Psychiatry Hum Dev 33: 165–172.

Bölte S, Poustka, F (2003). Genetic, environmental and immunologic factors in the etiology of autism spectrum disorders. Neuroembryology 2: 175–179.

Bölte S, Poustka F (2004a). Tiefgreifende Entwicklungsstörungen. In: Petermann F, Scheithauer H, Niebank K (Hrsg.). Entwicklungswissenschaft. Göttingen: Hogrefe. S. 411–435.

Bölte S, Poustka F (2004b). Diagnostische Beobachtungsskala für Autistische Störungen (ADOS): erste Ergebnisse zur Zuverlässigkeit und Gültigkeit. Z Kinder Jugendpsychiatr Psychother 32: 45–50.

Bölte S, Poustka F (2005). Psychodiagnostische Verfahren zur Erfassung autistischer Störungen. Z Kinder Jugendpsychiatr Psychother 29: 5–14.

Bölte S, Poustka F (2006). Fragebogen zur sozialen Kommunikation (FSK). Bern: Huber.

Bölte S, Poustka F (2008). Skala zur Erfassung sozialer Reaktivität (SRS). Bern: Huber.

Bölte S, Poustka F, Holtmann M (im Druck). Autism Spectrum Disorders in Germany: National Trends in the Inpatient Diagnoses in Children and Adolescents. Epidemiology.

Bölte S, Rühl D, Schmötzer G, Poustka F (2006b). Diagnostisches Interview für Autismus – Revidiert (ADI-R). Bern: Huber.

Bölte S, Symalla R, Albertowski K (2007b). ICF-Basis Core-Set für Autismus. ICF-Arbeitsgruppe Autismus: Eigendruck.

Bölte S, Thomas S (2008). Autismus-Spektrum-Inventar (AUTSI). (In Vorbereitung).

Bristol-Power MM, Spinella G (1999). Research on screening and diagnosis in autism: a work in progress. J Autism Dev Disord 29: 435–438.

Constantino JN, Todd RD (2003). Autistic traits in the general population: a twin study. Arch Gen Psychiatry 60: 524–530.

Constantino JN, Davis SA, Todd RD, Schindler MK, Gross MM, Brophy SL, Metzger LM, Shoushtari CS, Splinter R, Reich W (2003). Validation of a brief quantitative measure of autistic traits: comparison of the social responsiveness scale with the autism diagnostic interview-revised. J Autism Dev Disord 33: 427–433.

Constantino JN, Gruber CP (2005). Social Responsiveness Scale (SRS). Los Angeles: Western Psychological Services.

Chandler S, Charman T, Baird G, Simonoff E, Loucas T, Meldrum D, Scott M, Pickles A (2007). Validation of the social communication questionnaire in a population cohort of children with autism spectrum disorders. J Am Acad Child Adolesc Psychiatry 46: 1324–1332.

Courchesne E, Pierce K, Schumann CM, Redcay E, Buckwalter JA, Kennedy DP, Morgan J (2007). Mapping early brain development in autism. Neuron 56: 399–413.

de Haen J (2006). Deutsche Version der Cambridge Behavior Scale (EQ). [www.autismresearchcentre.com/tests/eq_test.asp; Zugriffsdatum: 10.09.2009].

Delmo C, Weiffenbach O, Gabriel M, Poustka F (2000). Kiddie-SADS-Present and Lifetime Version (K-SADS-PL) (DSM-III-R-, DSM-IV-, ICD-10-algorithm). J.W. Goethe Universität Frankfurt: Eigendruck.

Dziobek I, Fleck S, Kalbe E, Rogers K, Hassenstab J, Brand M, Kessler J, Woike, JK, Wolf OT, Convit A (2006). Introducing MASC: a movie for the assessment of social cognition. J Autism Dev Disord 36: 623–636.

Fombonne E (2003). Epidemiological surveys of autism and other pervasive developmental disorders: an update. J Autism Dev Disord 33: 365–382.

Freitag C, Retz-Junginger P, Retz W, Seitz C, Palmason H, Meyer J Rösler M, von Gontard A (2007). Evaluation der deutschen Version des Autismus-Spektrum-Quotienten (AQ) –

die Kurzversion AQ-k. Z Klin Psychol Psychother 36: 280–289 [www.autismresearchcentre.com/tests/aq_test.asp; Zugriffsdatum: 10.09.2009].
Frith U (2004). Emanuel Miller lecture: confusions and controversies about Asperger syndrome. J Child Psychol Psychiatry 45: 672–686.
Ghaziuddin M, Ghaziuddin N, Greden J (2002). Depression in persons with autism: implications for research and clinical care. J Autism Dev Disord 32: 299–306.
Gillberg C, Coleman M (2000). The biology of the autistic syndromes. London: Mac Keith Press.
Gotham K, Risi S, Pickles A, Lord C (2007). The Autism Diagnostic Observation Schedule: revised algorithms for improved diagnostic validity. J Autism Dev Disord 37: 613–627.
Herbrecht E, Bölte S, Poustka F (2007). KONTAKT. Frankfurter Kommunikations- und soziales Interaktions-Gruppentraining für Autismus-Spektrum-Störungen: Therapiemanual. Göttingen: Hogrefe.
Holtmann M, Bölte S, Poustka F (2005). Attention-Deficit/Hyperactivity Disorder, Asperger's syndrome and High-Functioning Autism symptoms in children and adolescents with high-functioning pervasive developmental disorders. J Am Acad Child Adolesc Psychiatry 44: 1101.
Holtmann M, Bölte S, Poustka F (2007). Attention Deficit Hyperactivity Disorder Symptoms in Pervasive Developmental Disorders: Association with Autistic Behavior Domains and Coexisting Psychopathology. Psychopathology 40: 172–177.
Holtmann, M, Bölte S, Poustka F (im Druck). Rapid increase in rates of bipolar diagnosis in youth: „True" bipolarity or misdiagnosed severe disruptive behavior disorders? Arch Gen Psychiatry.
Hubl D, Bölte S, Feineis-Matthews S, Lanfermann H, Federspiel A, Strik W, Poustka F, Dierks T (2003). Functional imbalance of visual pathways indicates alternative face processing strategies in autism. Neurology 61: 1232–1237.
Klauck SM (2006). Genetics of autism spectrum disorder. Eur J Hum Genet 14: 714–720.
Kleinman JM, Robins DL, Ventola PE, Pandey J, Boorstein HC, Esser EL, Wilson LB, Rosenthal MA, Sutera S, Verbalis AD, Barton M, Hodgson S, Green J, Dumont-Mathieu T, Volkmar F, Chawarska K, Klin A, Fein D (2007). The Modified Checklist for Autism in Toddlers: A Follow-up Study Investigating the Early Detection of Autism Spectrum Disorders. J Aut Dev Disord, Sep 20 [Epub ahead of print].
Klin A, Lang J, Cicchetti DV, Volkmar F (2000). Brief report: interrater reliability of clinical diagnosis and DSM-IV criteria for autistic disorder: results of the DSM-IV field trial. J Autism Dev Disord 30: 163–167.
Konstantareas M, Hewitt T (2001). Autistic disorder and schizophrenia: diagnostic overlapse. J Autism Dev Disord 31: 19–28.
Lord C, Rutter M, DiLavore P, Risi S (2001). Autism Diagnostic Observation Schedule (ADOS). Los Angeles: Western Psychological Services.
Lord C, Corsello C (2005). Diagnostic instruments in autism spectrum disorders. In: Volkmar F, Paul R, Klin A, Cohen D (Eds.). Handbook of autism and pervasive developmental disorders (3rd ed., Vol. 2). New Jersey: John Wiley & Sons. S. 730–771.
Matson JL, Nebel-Schwalm MS (2007). Comorbid psychopathology with autism spectrum disorder in children: an overview. Res Dev Disabil 28: 341–352.
Mesibov G, Schopler E, Schaffer B, Landrus R (2000). AAPEP-Entwicklungs- und Verhaltensprofil für Jugendliche und Erwachsene. Dortmund: Verlag Modernes Lernen.
Mildenberger K, Sitter S, Noterdaeme M, Amorosa H (2001). The use of the ADI-R as a diagnostic tool in the differential diagnosis of children with infantile autism and children with a receptive language disorder. Eur Child Adolesc Psychiatry 10: 248–255.

Miller JN, Ozonoff S (1997). Did Asperger's cases have Asperger disorder? A research note. J Child Psychol Psychiatry 38: 247–251.
Melfsen S, Walitza S, Attwood A, Warnke A (2005). Validierung der deutschen Version der Australian Scale of Asperger's Syndrome (ASAS). Z Kinder Jugendpsychiatr Psychother 33: 27–34.
Noterdaeme M, Mildenberger K, Sitter S, Amorosa H (2002). Parent information and direct observation in the diagnosis of pervasive and specific developmental disorders. Autism 6: 159–168.
Poustka F, Lisch S, Rühl D, Sacher A, Schmötzer G, Werner K (1996). The standardized diagnosis of autism: Autism Diagnostic Interview-Revised: Inter-Rater Reliability of the German Form of the ADI-R. Psychopathology 29: 145–153.
Poustka F, Bölte S, Feineis-Matthews S, Schmötzer G (2004). Autistische Störungen. Leitfaden Kinder- und Jugendlichenpsychotherapie (Band 5). Göttingen: Hogrefe.
Poustka L (2006). Deutsche Fassung des Adult Asperger Assessment (AAA). [www.autismresearchcentre.com/tests/aaa_test.asp; Zugriffsdatum: 10.09.2009].
Remschmidt H, Schmidt HM, Poustka F (2001). Multiaxiales Klassifikationsschema für psychische Störungen des Kindes- und Jugendalters nach ICD-10 der WHO. Bern: Huber.
Robins DL, Fein D, Barton ML, Green JA (2001). The Modified Checklist for Autism in Toddlers: an initial study investigating the early detection of autism and pervasive developmental disorders. J Autism Dev Disord 31: 131–144.
Rühl D, Bölte S, Poustka F (2001). Sprachentwicklung und Intelligenzniveau: Wie eigenständig ist das Asperger-Syndrom? Nervenarzt 72: 535–540.
Rühl D, Bölte S, Feineis-Matthews S, Poustka F (2004). Diagnostische Beobachtungsskala für Autistische Störungen (ADOS). Bern: Huber.
Rutter M, Bailey A, Lord C (2003a). Social Communication Questionnaire (SCQ). Los Angeles: Western Psychological Services.
Rutter M, Le Couteur A, Lord C (2003b). Autism Diagnostic Interview–Revised (ADI-R). Los Angeles: Western Psychological Services.
Schopler E, Reichler RJ, De Vellis RF, Daly K (1980). Toward objective classification of childhood autism: Childhood Autism Rating Scale (CARS). J Autism Dev Disord 10: 91–103.
Schopler E, Reichler RJ, Bashford A, Lansing M, Marcus L (2000). PEP-R-Entwicklungs- und Verhaltensprofil. Dortmund: Verlag Modernes Lernen.
Skuse DH, Mandy WP, Scourfield J (2005). Measuring autistic traits: heritability, reliability and validity of the Social and Communication Disorders Checklist. Br J Psychiatry 187: 568–572.
Spiker D, Lotspeich LJ, Dimiceli S, Myers RM, Risch N (2002). Behavioral phenotypic variation in autism multiplex families: Evidence for a continuous severity gradient. Am J Med Genet 114: 129–136.
Spreen-Rauscher M (2003). „Die Children's Communication Checklist" (Bishop 1998) – ein orientierendes Verfahren zur Erfassung kommunikativer Fähigkeiten bei Kindern. Die Sprachheilarbeit 48: 91–104.
Steinhausen H-C (1996). Psychische Störungen bei Kindern und Jugendlichen. Lehrbuch der Kinder- und Jugendpsychiatrie (4., aktual. Aufl.). München: Urban und Schwarzenberg.
Steinhausen H-C (2006). Psychische Störungen bei Kindern und Jugendlichen. Lehrbuch der Kinder- und Jugendpsychiatrie (6., neu bearb. Aufl.). München: Urban und Fischer.
Stone WL, Coonrod EE, Pozdol SL, Turner LM (2003). The Parent Interview for Autism-Clinical Version (PIA-CV): a measure of behavioral change for young children with autism. Autism 7: 9–30.

Tse J, Strulovitch J, Tagalakis V, Meng L, Fombonne E (2007). Social Skills Training for Adolescents with Asperger Syndrome and High-Functioning Autism. J Autism Dev Disord 37: 1960–1968.

Tuchman RF, Rapin I (1997). Regression in pervasive developmental disorders: seizures and epileptiform electroencephalogram correlates. Pediatrics 99: 560–566.

Vorgraft Y, Farbstein I, Spiegel R, Apter A (2007). Retrospective evaluation of an intensive method of treatment for children with pervasive developmental disorder. Autism 11: 413–424.

Volkmar FR, Shaffer D, First M (2000). PDDNOS in DSM-IV. J Autism Dev Disord 30: 74–75.

Volkmar FR, Paul R, Klin A, Cohen D (2005). Handbook of autism and pervasive developmental disorders (Vol. 2, Section V: Assessment). New Jersey: John Wiley & Sons. S. 707–857.

Wagner A, Lecavalier L, Arnold LE, Aman MG, Scahill L, Stigler KA, Johnson CR, McDougle CJ, Vitiello B (2007). Developmental disabilities modification of the Children's Global Assessment Scale. Biol Psychiatry 61: 504–511.

Wörner W, Becker A, Friedrich C, Rothenberger A, Klasen H, Goodman R (2002). Normierung und Evaluation der deutschen Elternversion des Strengths and Difficulties Questionnaire (SDQ): Ergebnisse einer repräsentativen Felderhebung. Z Kinder Jugendpsychiatr Psychother 30: 105–112. [wwwuser.gwdg.de/~ukyk/sdqdownloads.html; Zugriffsdatum: 10.09.2009].

Wolff S, McGuire RJ (1995). Schizoid Personality in girls: a follow-up study – What are the links with Asperger's syndrome? J Child Psychol Psychiatry 36: 793–817.

World Health Organization (1992). The ICD-10 classification of mental and behavioural disorders. Clinical descriptions and guidelines. Geneva: WHO.

World Health Organization (2006). ICF – Internationale Klassifikation der Funktionsfähigkeit, Behinderung und Gesundheit. Köln: DIMDI.

5 Genetik autistischer Störungen

Christine M. Freitag

5.1 Einleitung

Autistische Störungen sind überwiegend genetisch bedingte Erkrankungen. In diesem Artikel werden derzeit bekannte relevante Genorte und Gene, die autistische Störungen verursachen oder das Risiko für ihre Entstehung erhöhen, dargestellt. Daneben wird Wert darauf gelegt, unterschiedliche genetische Mechanismen und Möglichkeiten der Vererbung darzustellen, die derzeit eine Bedeutung vor allem für die genetische Beratung haben. Zunächst soll allerdings kurz auf ausgewählte Aspekte bezüglich der Definition und klinischen Ausprägung der Erkrankung, den sog. Phänotyp, eingegangen werden, da sich insbesondere bei genetischen Studien zunehmend Unklarheit eingestellt hat, was mit den Begriffen „autistisch" oder „Autismus-Spektrum-Störung" gemeint ist.

5.2 Differenzieller Phänotyp

Im Rahmen des steigenden Interesses an der Genetik autistischer Störungen hat der Begriff „autistisch" eine undifferenzierte Erweiterung erfahren und wird teilweise fast beliebig als Ausdruck jeglicher Störung der sozialen Interaktion eingesetzt. Es ist zu beobachten, dass die von Kanner beschriebene Differenzierung zwischen Intelligenzminderung und zusätzlichen autistischen Verhaltensweisen nicht in jeder Publikation eingehalten wird. Dies führt teilweise dazu, dass Ergebnisse molekular- oder zytogenetischer Studien bei Kindern mit so genannten „autistischen Zügen" nicht mehr interpretierbar sind, weil der Phänotyp nicht differenziert genug beschrieben wird.

So wird z.B. auch entgegen den ICD-10- oder DSM-IV-Diagnosekriterien, die das Rett-Syndrom als Differentialdiagnose des frühkindlichen Autismus aufführen (siehe Beitrag von Bölte in diesem Band), eben dieses Syndrom häufig als eine autistische Störung bezeichnet (Samaco et al. 2005). Das Rett-Syndrom (ICD-10: F84.2) unterscheidet sich aber deutlich vom frühkindlichen Autismus in Bezug auf klinische Symptomatik, Beginn und Verlauf sowie Schweregrad der Erkrankung (Percy und Lane 2004). Ursprünglich wurde das Rett-Syndrom nur bei Mädchen beschrieben mit einer Prävalenz von ca. 1 : 10000. Seit bekannt ist, dass Mutationen oder Deletionen des MECP2 (Methyl-CpG-binding protein 2)-Gens auf dem X-Chromosom die häufigste Ursache des Rett-Syndroms sind (Philippe et al. 2006), wurden MECP2-Gen-Mutationen auch als Ursache einer schweren geistigen Behinderung oder auch schweren neonatalen Enzephalopathie bei Jungen beschrieben, wobei die meisten Mutationen bei Jungen letal verlaufen (Villard 2007). Studien in gut definierten Stichproben von Personen mit Autismus, Asperger-Syndrom oder atypischem Autismus fanden bisher keine ätiologisch relevanten Mutationen im MECP2-Gen (Freitag 2007).

Auch die Störungsbilder des frühkindlichen Autismus, des Asperger-Syndroms und des atypischen Autismus zeigen ein sehr variables klinisches Erscheinungsbild. Bisherige formal- oder molekulargenetische Studien konnten allerdings zeigen, dass in einzelnen Familien Personen mit Asperger-Syndrom und frühkindlichem Autismus gleichzeitig vorkommen können und dass sich die Ergebnisse von Kopplungsstudien nicht wesentlich unterscheiden, wenn nur Personen mit frühkindlichem Autismus oder auch Personen mit leichteren autistischen Störungen (AS), wie dem Asperger-Syndrom oder dem atypische Autismus, in die Studien aufgenommen werden (Durand et al. 2007; International Molecular Genetic Study of Autism Consortium 2001; Laumonnier et al. 2004). Allerdings ergaben Kopplungsstudien in phänotypisch genau charakterisierten Stichproben, wie z. B. bei Geschwisterpaaren mit Sprachentwicklungsstörung oder ausgeprägtem stereotypen Verhaltensweisen, unterschiedliche Kandidatengenorte (Freitag 2007). Man geht deshalb überwiegend davon aus, dass AS ein Kontinuum derselben Erkrankung darstellen, wobei allerdings phänotypisch homogenere Subgruppen quer zu den ICD-10 oder DSM-IV-Diagnosen existieren (Volkmar et al. 2004).

Genetisch können diese Beobachtungen ganz unterschiedlich erklärt werden, z. B. anhand folgender Modelle:

1. Aus bisher unbekannten Gründen zeigen dieselben ätiologisch bedeutsamen genetischen Varianten eine variable Expressivität und führen deshalb zu einem unterschiedlich schwer ausgeprägten Phänotyp.
2. Unterschiedliche Mutationen in demselben Gen führen zu unterschiedlichen bzw. fehlenden Genprodukten und haben so einen differentiellen Einfluss auf den Phänotyp.
3. Eine bestimmte Anzahl unterschiedlicher Genvarianten sind notwendig, damit die Erkrankung auftritt, und/oder es besteht eine Gen-Gen-Interaktion (Epistase); in Abhängigkeit der Risikovariantenkombinationen entwickelt sich ein unterschiedlicher Phänotyp.
4. Es besteht eine Gen-Umweltinteraktion, aufgrund derer dieselben genetischen Varianten in Abhängigkeit von Umweltfaktoren unterschiedliche Auswirkungen auf den Phänotyp zeigen. Im letzten Modell wären dann zusätzlich so genannte epigenetische Faktoren für die Ausprägung des Phänotyps relevant. Je nach Modell kann die Erkrankung zusätzlich monogen, oligogen oder polygen verursacht sein.

Derzeit ist davon auszugehen, dass nicht jeder AS dieselben genetischen Mechanismen zugrunde liegen, sondern dass ganz unterschiedlich genetisch bedingte Formen dieser Krankheitsbilder existieren. AS sind also heterogene Erkrankungen, die aber mit einer Heritabilität > 90 % (Bailey et al. 1995) überwiegend genetisch determiniert sind. Eine ausführliche Zusammenstellung von Zwillings- und Familienstudien bis April 2006 sowie eine Diskussion möglicher genetisch relevanter Subtypen ist in dem Artikel von Freitag (2007) zu finden. Neben genetischen Risikofaktoren sind in einzelnen Fällen Umweltfaktoren ätiologisch aber ebenfalls relevant.

5.3 Nicht-genetische Ursachen

Bei ca. 5 % aller Personen mit AS besteht eine nicht-genetische Ursache der Erkrankung. Die Erkrankung wird in einem genetischen Kontext dann als Phänokopie bezeichnet. Die am besten belegte nicht-genetische Ursache von AS ist die Rötelninfektion in der Schwangerschaft (Chess 1971; 1977). Möglicherweise können auch andere Virusinfektionen in der Schwangerschaft zu AS führen. Daneben existieren viele Fallbeschreibungen zu AS nach Exposition mit Thalidomid oder Valproat in der Schwangerschaft (Freitag 2007). In ca. 2 % findet sich eine infantile Zerebralparese zusammen mit AS (Fombonne 2003). Stoffwechseluntersuchungen fallen bei AS in der Regel negativ aus (Filipek et al. 2000). In genetischen Studien sollten Personen mit nicht-genetisch bedingten Erkrankungsursachen möglichst ausgeschlossen werden.

5.4 Monogene Erkrankungen

Einzelne monogene Erkrankungen können zu AS führen. Monogen bedeutet, dass Mutationen in einem einzigen Gen das Auftreten der Erkrankung vollständig erklären. Hier sind insbesondere vier monogene Erkrankungen, das Fragile-X-Syndrom, die Tuberöse Hirnsklerose, die Phenylketonurie und das Smith-Lemli-Opitz-Syndrom als mögliche Ursache von AS zu nennen.

Das Fragile-X-Syndrom ist eine der häufigsten Ursachen einer leichten geistigen Behinderung bei Jungen (1 : 4000); es kann aber auch bei Mädchen vorkommen (1 : 8000). Die betroffenen Kinder und Jugendlichen haben meist ein längliches Gesicht, große, leicht abstehende Ohren, eine hervorstehende Stirn, mandibulären Prognathismus, einen hohen Gaumen und Makrozephalie. Bei Jungen entwickelt sich ein Makroorchidismus nach der Pubertät. Das Fragile-X-Syndrom entsteht durch die Verlängerung einer instabilen Region auf dem X-Chromosom (Xq27.3) im FMR1-Gen (McConkie-Rosell et al. 2005). Ein gesundes Kind hat weniger als 50 Wiederholungen einer CGG – Folge an dieser Stelle. Das Fragile-X-Syndrom tritt bei > 200 Wiederholungen der CGG-Folge auf. Personen, die dazwischen liegen, werden Prämutationsträger genannt. In der nächsten Generation wird aus einer Prämutation oft eine Vollmutation, d. h. Frauen mit der Prämutation können das Fragile-X-Syndrom an ihre Kinder vererben. Neben einer geistigen Behinderung kommen bei Kindern mit Fragilem-X-Syndrom insbesondere Hyperaktivität, Aufmerksamkeitsprobleme, eine Sprachentwicklungsverzögerung, soziale Ängstlichkeit und ein eingeschränkter Blickkontakt vor (Steinhausen et al. 2002). Die Rate von AS ist bei Trägern der Prä- und der Vollmutation erhöht. Die Diagnose einer AS bei Fragilem-X-Syndrom ist insbesondere abhängig von den verbalen Fähigkeiten: Je schlechter diese ausgeprägt sind, desto häufiger erfüllen die Kinder auch die Kriterien für eine AS (Loesch et al. 2007). Umgekehrt findet sich das Fragile-X-Syndrom aber nur in 1–3 % aller Personen mit AS. Das Fragile-X-Syndrom ist also eine relativ seltene Ursache von AS, die außerdem mit einer Intelligenzminderung einhergeht. Da die Diagnose aber sehr wichtig für eine genetische Beratung ist, sollte das Fragile-X-Syndrom bei jedem Kind mit einer AS und einer begleitenden Lern- oder geistigen Behinderung ausgeschlossen werden. Daneben bietet das Fragile-X-Syndrom ein interessantes Entstehungsmodell für autistische Störungen, da das Fehlen des FMR-Proteins (des Genproduktes des FMR1-Gens) zu einem eingeschränkten Transport von mRNA-Molekülen und zu einer reduzierten Synapsenbildung führt, was wiederum direkt Auswirkungen auf Lernprozesse hat (Lombroso 2003).

Die Tuberöse Hirnsklerose (TSC) ist eine autosomal dominante neurokutane Erkrankung, verursacht durch Mutationen im TSC-1- (Chromosom 9q34) oder TSC-2-Gen (Chromosom 16p13). In ca. zwei Dritteln aller Fälle sind Neumutationen die Ursache einer TSC (Niida et al. 1999). Die Betroffenen zeigen einen sehr variablen Phänotyp, der mit Angiofibromen im Gesicht, fibrösen Plaques auf der Stirn, Nagelfibromen, weißlichen Verfärbungen der Haut, Retinahamartomen, subependymalen Tuberomen und Riesenzellastrozytomen, Rhabdomyomen des Herzens und renalen Angiomyolipomen einhergehen kann. Hamartome können in fast allen Organen auftreten, sind aber hauptsächlich im Gehirn, Haut, Nieren, Leber, Augen und Herz vorhanden. Das Ausmaß und die Lokalisation der Hamartombildung bestimmen das klinische Bild (Roach and Sparagana 2004). Die Prävalenz von AS bei TSC, ebenso wie die Prävalenz von TSC bei AS sind deutlich erhöht (Fombonne 2003; Harrison und Bolton 1997). Risikofaktoren für die Entstehung einer AS bei TSC sind temporale Tuber im Gehirn, der Beginn einer Epilepsie im ersten Lebensjahr und/oder das Auftreten des West-Syndroms (BNS-Anfälle). Die TSC2-Mutation scheint etwas häufiger zu AS zu führen als die TSC1-Mutation (Bolton et al. 2002). Die TSC kann sowohl mit frühkindlichem, als auch mit atypischem Autismus oder Asperger-Syndrom einhergehen. Die Prävalenz beträgt ca. 1 % bei Personen mit AS (Fombonne 2003).

Die Phenylketonurie ist eine autosomal-rezessive Erkrankung. Sie ist in Ländern mit einem Neugeborenen-Screening bezüglich Stoffwechselerkrankungen selten geworden und ist deshalb üblicherweise in Deutschland keine Ursache von AS mehr (Cohen et al. 2005).

Das Smith-Lemli-Opitz-Syndrom (SLO) ist ebenfalls eine autosomal-rezessiv vererbte, seltene Erkrankung, die aber fast immer mit AS einhergeht (Sikora et al. 2006). Die Prävalenz liegt bei ca. 1 : 10000. Der genetische Defekt betrifft die Δ-7-Dehydrocholesterol-Reduktase, wobei die fehlende Enzymaktivität zu niedrigen Cholesterinspiegeln führt. Die Behandlung besteht in einer Cholesterin-Supplementierung. Der Phänotyp ist von leichter Ausprägung bis zu letalen Formen variabel (Ryan et al. 1998). Am häufigsten zeigen sich eine Syndaktylie der zweiten und dritten Zehen in 80 %, daneben auch Mikrozephalie, Dysmorphiezeichen wie bitemporale Verengung, Ptose, breite Nasenwurzel, Micrognathismus, dazu Gaumenspalte, Hypospadie, Herzfehler und eine geistige Behinderung. Die Diagnose eines SLO hat wichtige Implikationen für die Behandlung des Kindes und die genetische Beratung der Familien und sollte deshalb nicht übersehen werden.

5.5 Zytogenetische Befunde

Neben den monogen bedingten Formen der AS gibt es auch sehr viele unterschiedliche zytogenetische Befunde, die für einzelne Personen mit AS beschrieben wurden (Lauritsen et al. 1999; Vorstman et al. 2006b). Eine zytogenetische Veränderung ist dadurch definiert, dass größere Abschnitte auf einem Chromosom über mehrere Gene hinweg entweder auf einem Chromosomenstrang fehlen (Deletion), doppelt angelegt (Duplikation) oder vertauscht sind (Inversion). Kombinationen dieser Störungen, z. B. Inversion und Duplikation oder Inversion und Deletion, können vorkommen. Diese Veränderungen können einerseits zum gleichzeitigen Ausfall der Funktion mehrerer Gene (Deletion, Inversion), andererseits zu einer stärkeren Genaktivität (Duplikation) führen. Wie das SLO, das Fragile-X-Syndrom und die Tuberöse Hirnsklerose sind auch die zytogenetisch verursachten Formen von AS meist durch komorbide körperliche Erkrankungen, angeborene Fehlbildungen oder Dysmorphiezeichen gekennzeichnet. Diese AS-Formen werden auch „syndromale" AS genannt. Bei diesen kommen häufiger zytogenetische Befunde vor als bei Personen mit AS ohne begleitende Dysmorphiezeichen oder angeborene Fehlbildungen (Cohen et al. 2005).

Ein sehr häufiger zytogenetischer Befund, der bei 5–10 % aller Personen mit AS vorkommt, ist eine Duplikation oder eine invertierte Duplikation des mütterlichen Anteils von Chromosom 15q11–13. Diese (invertierte) Duplikation kommt sowohl bei Personen mit frühkindlichem Autismus als auch bei Personen mit atypischem Autismus oder Asperger-Syndrom vor (Bolton et al. 2004). Die Betroffenen zeigen meist eine muskuläre Hypotonie, starke grobmotorische und die Koordination betreffende Schwierigkeiten und haben ein erhöhtes Risiko, an einer Epilepsie zu erkranken. Zusätzlich findet sich oft eine Sprachentwicklungsverzögerung und eine starke Hyperaktivität (Bolton et al. 2004; Schroer et al. 1998).

Zwei weitere Erkrankungen werden durch Deletionen im Bereich der Region 15q11–13 verursacht und sind differentialdiagnostisch zu beachten. Deletionen des maternalen Chromosoms 15q11–13 führen zum Angelman-Syndrom, Deletionen des paternalen Chromosoms 15q11–13 zum Prader-Willi Syndrom. Ähnlich wie das Rett-Syndrom wird das Angelman-Syndrom oft als eine autistische Störung bezeichnet, obwohl es sich vom frühkindlichen Autismus phänotypisch in wesentlichen Punkten unterscheidet. Meist ist die Entwicklung schon im ersten

Lebensjahr deutlich verzögert, was sich in Trinkproblemen, muskulärem Hypotonus und einer sich entwickelnden Ataxie zeigt. Die Kinder sind meist gut gelaunt und lachen viel, deshalb wurde dieses Syndrom im englischen Sprachraum auch „Happy-Puppet-Syndrome" genannt. Bei > 80 % der Kindern entwickeln sich epileptische Anfälle vor dem dritten Lebensjahr. Daneben findet sich ein charakteristisches EEG-Muster mit frontal betonter 2–3 Hz-Aktivität. Die Kinder zeigen eine bleibende schwere geistige Behinderung und meist eine fehlende Sprachentwicklung einhergehend mit motorischen Problemen (Williams et al. 2006). Neben Deletionen des maternalen Anteils des Chromosoms 15q11–13 (70–75 %) gibt es weitere genetische Ursachen des Angelman-Syndroms (Clayton-Smith und Laan 2003): die paternale uniparentale Disomie (2–3 %). Das bedeutet, vom Vater wurden zwei Anteile des Abschnitts 15q11–13 geerbt und von der Mutter kein Anteil; hinzu kommen Imprinting-Defekte (3–5 %), die dazu führen, dass der mütterliche Anteil des Chromosoms 15q11–13 nicht richtig abgelesen wird und die mit einem unphysiologischen Methylierungsmuster der DNA einhergehen, oder Mutationen im Ubiquitin-Protein-Ligase E3A (UBE3A) -Gen (20 %). Es wird vermutet, dass In-vitro-Fertilisation oder Intra-zytoplasmatische Spermien-Injektion zu Methylierungsdefekten der DNA führen und so auch das Angelman-Syndrom verursachen können (Williams et al. 2006).

Das Prader-Willi-Syndrom (PWS) ist durch eine Lern- oder leichte geistige Behinderung, starke muskuläre Hypotonie, reduzierten Saugreflex, Wachstumsverzögerung, verzögerten Pubertätseintritt und insbesondere durch übermäßiges Essen gekennzeichnet (Steinhausen et al. 2002). Ähnlich wie beim Angelman-Syndrom kommen beim PWS in 70–80 % eine interstitielle Deletion allerdings des paternal vererbten Chromsomenabschnittes 15q11–13 vor, in 20–30 % besteht eine maternale uniparentale Disomie (d. h. zwei Abschnitte wurden von der Mutter und keiner vom Vater geerbt) und in 1–2 % eine Mutation in Genen des Imprinting-Zentrums, die für eine differenzielle Genexpression mütterlicher und väterlicher Allele notwendig sind (State und Dykens 2000). Deutliche Probleme der sozialen Interaktion zeigen sich insbesondere, wenn die Ursache des PWS auf eine uniparentale maternale Disomie zurückzuführen ist (Milner et al. 2005).

In Zusammenschau mit dem o.g. Befund der Duplikation oder invertierten Duplikation des mütterlichen Anteils von Chromosom 15q11–13 als Ursache von AS ist davon auszugehen, dass maternal vererbte genetische Varianten im Bereich von Chromosom 15q11–13 das Risiko für AS erhöhen. Die bisher in diesem Bereich untersuchten Varianten oder Mutationen in Genen, die für unterschiedliche Gamma-Aminobuttersäure (GABA)-Rezeptoren kodieren, ebenso Varianten oder Mutationen im UBE3A- oder ATP10C-Gen zeigten jeweils in einigen Studien nominale Assoziation mit AS, konnten aber nicht immer repliziert werden (Freitag 2007). Insbesondere die GABA-A- und -B- Rezeptorgene in dieser Region stellen allerdings weiterhin interessante Kandidatengene dar, da GABA der zentrale inhibitorische Neurotransmitter des gesamten zentralen Nervensystems ist.

Weitere, mit 0,5–1 % relativ häufig vorkommende zytogenetische Befunde bei AS sind Deletionen von Chromosom 2q37, 7q31, 16p11.2 und 22q13.3. Hierbei geht die Deletion von Chromosom 2q37 meist mit Dysmorphiezeichen und angeborenen Fehlbildungen einher. Die Deletionen 7q31, 16p11.2 und 22q13.3 können auch ohne Dysmorphiezeichen auftreten und sind meist mit einer deutlichen Sprachentwicklungsverzögerung oder fehlenden Sprachentwicklung assoziiert. Die Genorte 7q31 und 16p11.2 sind insofern interessant für die Genetik von AS, da beide Loci auch in Kopplungsstudien beschrieben wurden (s. u.). Vor allem im Bereich 7q31 sind relativ viele Kandidatengene auf Assoziation mit AS hin untersucht worden (s. u.). Mutationen im SHANK3-Gen auf Chromosom 22q13.3 waren bei einzelnen Personen in zwei großen Stichprobe mit AS assoziiert (Durand et al. 2007; Moessner et al. 2007). Sie scheinen bei < 1 % aller Personen mit AS vorzukommen.

Für das Velo-kardio-faziale Syndrom, das auf eine Deletion von Chromosom 22q11.2 zurückzuführen ist und variabel mit unterschiedlichen angeborenen Herzfehlern, kraniofazialen Dysmorphiezeichen und Thymushypoplasie einhergeht, sind erhöhte Raten von autistischen Zügen beschrieben worden (Fine et al. 2005; Vorstman et al. 2006 a). Allerdings fand sich in einer Studie mit 103 Personen mit der Diagnose eines frühkindlichen Autismus keine einzige Person mit einer Chromosom 22q11.2-Deletion (Ogilvie et al. 2000). Die Deletion von Chromosom 22q11.2 ist ein wichtiger Risikofaktor für schizophrene Erkrankungen im Jugend- und Erwachsenenalter, die in der Regel nicht als Komorbidität von AS auftreten (Gothelf et al. 2007).

5.6 Ergebnisse von molekulargenetischen Kopplungsstudien

Wenn für eine Erkrankung über Zwillings- oder Familienstudien eine hohe Heritabilität berechnet wurde, aber keine sicheren Kandidatengene bekannt sind, dann können über genomweite Kopplungsstudien explorativ Genorte beschrieben werden, an denen mit hoher Wahrscheinlichkeit relevante genetische Varianten zu finden sind, die ein Risiko für die Erkrankung darstellen. Dieser Zugang ist auch für AS gewählt worden. Kopplung bedeutet, dass Allele auf einem Chromosomenstrang gemeinsam vererbt werden, wenn sie sehr nah beieinander liegen. Diese Allele werden beim „Crossing over" der beiden Chromosomenstränge des jeweiligen Chromosoms in der Meiose aufgrund ihrer physikalischen Nähe nicht ausgetauscht. Die Grundannahme der Kopplungsanalyse ist, dass Allele von genetischen Markern, die überzufällig häufig an Personen mit einer bestimmten Erkrankung vererbt werden, in der Nähe des Krankheitsgenortes liegen und so krankheitsrelevante Genorte anzeigen. Hierbei sind der Auflösung von Kopplungsanalysen aber durch die Entfernung der genetischen Marker und statistische Methoden Grenzen gesetzt, und es liegen oft sehr viele Gene in einem durch die Kopplungsanalyse indizierten Kandidatengenbereich. Eine Zusammenstellung aller Kopplungsstudien bis zum April 2006 findet sich in dem Artikel von Freitag

(2007). Seit April 2006 sind vier weitere Kopplungsstudien veröffentlicht worden (Duvall et al. 2007; Ma et al. 2007; Schellenberg et al. 2006; Szatmari et al. 2007).

Kandidatengenregionen, die in mindestens zwei unabhängigen Studien repliziert werden konnten, sind in der ersten Zeile von **Tabelle 5.1** dargestellt. Kopplungsstudien, die spezifisch definierte Phänotypen innerhalb der AS-Stichproben untersuchten, bestätigten die Genorte auf Chromosom 2q21–33 und 7q35–36 insbesondere für Geschwisterpaare mit einer zusätzlichen Sprachentwicklungsverzögerung. Der Genort auf Chromosom 17q11–21 scheint insbesondere für männliche, der Genort auf Chromosom 4q32–35 insbesondere für weibliche Personen mit AS relevant zu sein. Weitere Genorte, die genetische Risikovarianten für eine Sprachentwicklungsverzögerung, ausgeprägtes repetitives und stereotypes Verhalten, eine allgemeine Entwicklungsverzögerung oder kognitive Regression bei AS enthalten können, sind beschrieben, aber bisher nicht repliziert worden. Die Ergebnisse der Kopplungsstudien zeigen erneut, dass die Genetik autistischer Störungen sehr komplex ist, und dass sehr viele unterschiedliche Genorte relevant zu sein scheinen, d. h. dass AS heterogene Krankheitsbilder sind.

Einschränkend ist in Bezug auf die Ergebnisse der Kopplungsstudien zu bemerken, dass oft unterschiedliche phänotypische Kriterien verwendet wurden. Teilweise wurde nur das Interview mit den Eltern als diagnostisches Kriterium verwendet. Daneben wurden Kinder mit monogen-, zytogenetisch- oder umweltbedingten Formen der Erkrankung nicht immer ausgeschlossen. Dies könnten mögliche Ursachen der doch oft unterschiedlichen Studienergebnisse sein.

5.7 Ergebnisse von molekulargenetischen Assoziationsstudien

Wenn aufgrund der Ergebnisse von Kopplungsstudien gezeigt werden konnte, dass mit hoher Wahrscheinlichkeit in einem bestimmten Bereich eines Chromosoms relevante genetische Veränderungen vorhanden sind, die eine Ursache der Erkrankung darstellen, dann können genetische Varianten in spezifischen Genen anhand von sog. Kandidatengenstudien auf Assoziationen mit der Erkrankung hin untersucht werden. Wenn eine Assoziation gefunden wurde, ist davon auszugehen, dass eine hohe Wahrscheinlichkeit existiert, dass Varianten in diesem spezifischen Gen in der Entstehung der Erkrankung eine Rolle spielen. Aufgrund der Ergebnisse der Kopplungsstudien wurden in den replizierten Bereichen sehr viele Kandidatengene untersucht. Eine Zusammenstellung aller bis April 2006 in mindestens zwei Studien untersuchten Kandidatengene findet sich bei Freitag (2007). Im Folgenden werden die am häufigsten untersuchten negativen Befunde und richtungsweisende, replizierte positive Befunde von Assoziationsstudien dargestellt (vgl. **Tab. 5.1**). Auch für Assoziationsstudien gelten dieselben Einschränkungen in Bezug auf diagnostische und Ausschlusskriterien wie für die oben dargestellten Kopplungsstudien.

Tab. 5.1: Replizierte Genorte und untersuchte Kandidatengene (Auswahl) bei autistischen Störungen

Genorte auf den Chromosomen	Gene in dieser Region, für die eine Assoziation repliziert werden konnte	Gen in dieser Region, für die eine Assoziation nicht repliziert werden konnte
2q21–33	mitochondrialer Aspartat/ Glutamat-Transporter SLC25A12	–
3q25–27 3p25	Oxytocin-Rezeptor-Gen	–
4q32–45	–	–
6q14–21	Glutamat-Rezeptor-6-Gen	
7q22 7q31–36	Laminin β-1-Gen Engrailed 2-Gen MET-Rezeptor Thyrosin-Kinase-Gen Contactin-assoziiertes Protein-ähnliches Gen 2	Forkhead Box P2-Gen Reelin-Gen WNT2-Gen HOXA1-Gen PTPRZ1-Gen NRCAM-Gen
10p12-q11	Phosphatase und Tensin homologes Gen	–
11p12–13	–	–
17p11-q12 17q11–21	Serotonintransportergen	–

Auf Chromosom 2 wurden bisher unterschiedliche Kandidatengene untersucht. Lediglich Varianten im Intron des Gens für den mitochondrialen Aspartat/Glutamat-Transporter SLC25A12 waren in zwei Studien mit AS assoziiert, was in zwei weiteren Studien aber nicht repliziert werden konnte.

Unterschiedliche Varianten im Oxytocin-Rezeptor-Gen auf Chromosom 3 waren bisher in drei Studien in verschiedenen ethnischen Gruppen mit AS assoziiert (Jacob et al. 2007; Wu et al. 2005). Da Oxytocin die soziale Wahrnehmung und Kommunikation sowie das Bindungsverhalten beeinflusst, ist das Oxytocin-Rezeptor-Gen ein sehr interessantes Kandidatengen für AS (Hammock and Young 2006).

Varianten im Glutamat-Rezeptor-6-Gen auf Chromosom 6 waren in drei Studien mit AS assoziiert (Jamain et al. 2002; Kim et al. 2007; Shuang et al. 2004). Glutamat ist ein wichtiger Stoff, da er eine zentrale Rolle in der Gehirnentwicklung und bei Lern- und Gedächtnisprozessen spielt.

Da die beiden Kandidatengenregionen auf Chromosom 7q22 und 7q31–36 in Kopplungsstudien am häufigsten repliziert wurden, sind entsprechend viele genetische Varianten in den verschiedensten Genen aus diesen Bereichen untersucht worden. Ausgeschlossen werden konnten das Forkhead Box P2-Gen, das in einer Familie als Ursache einer fehlenden Sprachentwicklung beschrieben wurde, die aber nicht mit Autismus assoziiert war (Fisher et al. 1998). Ebenso waren Varianten im Reelin-, im WNT2- und im HOXA1-Gen nur in wenigen Studien mit AS assoziiert. Die meisten Studien ergaben also einen negativen Befund.

Repliziert werden konnten Assoziationen mit Varianten im Laminin β-1-Gen, dessen Genprodukt, die β-Kette von Laminin, eine wichtige Funktion in der Migration und beim Wachstum von Nervenzellen hat (Powell et al. 2000). Varianten des engrailed 2 (EN2)-Gens waren bisher in drei Studien mit AS assoziiert. In einer Zellkulturstudie in neuronalen Präkursorzellen konnte gezeigt werden, dass EN2 die neuronale Differenzierung dieser Zellen beeinträchtigt (Benayed et al. 2005). Kürzlich wurde eine EN2-Knockout-Maus untersucht, die deutliche Defizite im Sozialverhalten und bei spezifischen motorischen Aufgaben zeigte (Cheh et al. 2006). Eine häufige Variante im Promotor des MET-Rezeptor Thyrosin-Kinase-Gens erhöhte ebenfalls das Risiko für AS in zwei unabhängigen Stichproben (Campbell et al. 2006). Dieses Gen ist notwendig für neuronales Wachstum und neuronale Differenzierung und spielt auch eine Rolle im Immun- und gastrointestinalen System. Weitere Risikogenvarianten im Contactin-assoziierten Protein-ähnlichen Gen 2 wurden kürzlich in drei Studien repliziert (Alarcon et al. 2008; Arking et al. 2008; Bakkaloglu et al. 2008). Dieses Gen scheint insbesondere bei männlichen Personen eine Rolle in der Sprachentwicklung zu spielen.

Aufgrund der vielen zytogenetischen Befunde bezüglich Chromosom 15q11–13 wurden auch in dieser Region viele genetische Varianten oder Mutationen untersucht. Keine der untersuchten Varianten konnte bisher repliziert werden, wobei die in dieser Region lokalisierten GABA-A- und -B-Rezeptorgene wegen der zentralnervösen inhibitorischen Funktion von GABA weiterhin interessante Kandidatengene für AS darstellen.

Auf Chromosom 17 wurden bisher Varianten im Serotonintransportergen untersucht. Diese Studien ergaben ein unterschiedliches Bild: In den meisten war das kurze Allel eines funktionellen Deletions/Insertions-Polymorphismus (5HTTLPR) mit AS assoziiert, einige fanden aber auch eine Assoziation mit dem langen Allel oder keine Assoziation. Eine andere Variante (Stin2) zeigte hingegen nur in einer Studie eine Assoziation, die anderen Studien fielen negativ aus. Interessanterweise zeigten Träger des langen Allels des 5HTTLPR eine erhöhte Serotoninaufnahmerate in Thrombozyten. Dies könnte die erhöhte Serotoninkonzentration in Thrombozyten bei einer Subgruppe von Personen mit AS und ihren Verwandten ersten Grades erklären (Abramson et al. 1989). Weitere Varianten im Serotonintransporter-Gen waren mit dem Schweregrad des ritualisierten und zwanghaften Verhaltens bei AS assoziiert. Insofern scheinen genetische Varianten im Serotonintransportergen die Ausprägung bestimmter Autismus-typischer Verhaltensweisen, insbesondere im Bereich des stereotypen und repetitiven Verhaltens zu beeinflussen.

Da AS bei Jungen sehr viel häufiger vorkommen als bei Mädchen wurden unterschiedliche Gene auf dem X-Chromosom auf Assoziation mit AS untersucht. Sowohl Varianten in den Neurologin-3- und -4-Genen, als auch im Ribosomalen Protein-10-Gen (Klauck et al. 2006) scheinen bei einigen Kindern mit AS in Zusammenhang zu stehen, ko-segregieren aber auch mit geistiger Behinderung ohne Autismus. Sie zeigten keine Assoziation mit der Erkrankung in größeren

AS-Stichproben, insbesondere nicht bei Personen ohne geistige Behinderung (Blasi et al. 2006; Wermter et al. 2008).

Die molekulargenetischen Studien haben somit erste Ergebnisse zu relevanten genetischen Varianten und Mutationen bezüglich der Genese von AS erbracht. Im Blick auf die einzelne Person mit AS haben sie bisher allerdings keine diagnostische Relevanz, weil in den meisten Fällen weder die Funktion noch der Einfluss auf relevante Stoffwechselwege oder ihre Rolle in der Ausprägung eines spezifischen Phänotyps gesichert sind. Auch die Bedeutung der Assoziationsbefunde für die genetische Beratung ist insofern eingeschränkt, als dass der Vererbungsmodus und die Risikoerhöhung einzelner Varianten bisher überwiegend ungesichert sind.

5.8 Genetische Beratung

Die genetische Beratung bei Familien mit einem Kind mit AS ist eine Herausforderung, da sowohl der AS-Phänotyp als auch die genetischen Mechanismen sehr komplex sind. Vor einer genetischen Untersuchung und Beratung müssen alle nicht-genetischen Ursachen der Erkrankung ausgeschlossen sein. Eine gründliche medizinische Untersuchung, die auch die Dokumentation von Dysmorphiezeichen oder angeborenen Fehlbildungen einschließt, muss ebenfalls erfolgen. Das Ziel einer genetischen Beratung ist, die Familie über die Erkrankung aufzuklären und das Wiederholungsrisiko für die Erkrankung einzuschätzen. Zusätzlich ist häufig eine psychologische Betreuung der Familien mit Blick auf den Umgang mit einer genetisch bedingten Erkrankung notwendig.

Generell besteht ein Wiederholungsrisiko von 2–8 %, wenn ein Kind der Familie an einer AS erkrankt ist (Simonoff 1998). Allerdings kann sich das Wiederholungsrisiko in Abhängigkeit einer der o. g. monogenetischen oder zytogenetischen Befunde deutlich von dieser Zahl unterscheiden. So liegt das Wiederholungsrisiko für ein Geschwisterkind bei einer autosomal-dominanten Erkrankung mit vollständiger Penetranz, wie der TSC, bei 50 %, wenn sie von einem Elternteil vererbt wurde und nicht eine de-novo-Mutation darstellt. Im Fall einer autosomal-rezessiven Erkrankung, wie dem SLO, liegt das Wiederholungsrisiko bei 25 %. Bei Geschwistern eines Kindes mit Fragilem-X-Syndrom liegt dieses für einen Bruder bei 50 %, eine Schwester wird zu 50 % Überträgerin oder zeigt das Fragile-X-Syndrom in schwächerer Ausprägung. Wenn andererseits eine zytogenetische Veränderung gefunden wurde, die wahrscheinlich auf eine Veränderung in der Keimbahn zurückzuführen ist, dann entspricht das Wiederholungsrisiko der Populationsprävalenz bzw. ist leicht erhöht, falls die Eltern ein höheres Lebensalter aufweisen.

Diagnostische genetische Tests für Autismus sind aufgrund der noch unklaren Studienlage, der komplexen Genetik und der niedrigen Prävalenz der Erkrankung nicht sinnvoll. Daneben ist zu beachten, dass die Familien ein Recht auf Nicht-Wissen haben, und dass ohne Zustimmung der Familien keine genetischen Untersuchungen durchgeführt werden sollten (McMahon et al. 2006).

5.9 Zusammenfassung und Ausblick

Genetische Studien bei AS haben zu neuen und klinisch relevanten Ergebnissen, insbesondere im Bereich der genetischen Beratung, geführt. Allerdings sind trotz hoher Heritabilität bisher relativ wenige genetische Varianten als ursächlich für die Erkrankung identifiziert worden. Daneben kommen die meisten Risikovarianten oder zytogenetischen Befunde in der Summe relativ selten vor, so dass derselbe Befund (z. B. eine Chromosom 15q11–13 Duplikation) oft bei nur ca. 5 % aller Personen mit AS vorliegt, häufig kommen dieselben Befunde nur bei $\leq 1\%$ der betroffenen Personen vor (z. B. Tuberöse Hirnsklerose; einzelne Mutationen, einzelne Deletionen). In der Entstehung von AS spielen also ganz unterschiedliche genetische Risikofaktoren eine Rolle, denen gemeinsam zu sein scheint, dass sie die Entwicklung von Neuronen und Synapsen pathologisch beeinflussen. Zukünftige Studien haben zum Ziel, die funktionelle Bedeutung der beschriebenen genetischen Varianten aufzuklären und die möglicherweise veränderten Stoffwechselwege zu beschreiben. Neben der weiteren differenzierten Untersuchung von zytogenetischen Befunden besteht mittlerweile auch die Möglichkeit, genomweite Assoziationsstudien mit sehr eng gesetzten genetischen Markern durchzuführen, um die schon beschriebenen relevanten Regionen besser eingrenzen zu können. Des Weiteren sind Studienansätze von Bedeutung, anhand derer Gen-Gen-Interaktion, epigenetische Mechanismen oder Gen-Umweltinteraktion untersucht werden können. Auch die differentielle Beschreibung des Phänotyps, insbesondere im Hinblick auf den Verlauf des Krankheitsbildes und die komorbiden körperlichen und psychiatrischen Erkrankungen, ist hier von besonderer Relevanz. Möglicherweise werden in Zukunft Subgruppen autistischer Störungen aufgrund eines gemeinsamen zugrunde liegenden Mechanismus beschrieben und voneinander abgegrenzt werden können.

Literatur

Abramson RK, Wright HH, Carpenter R, Brennan W, Lumpuy O, Cole E, Young SR (1989). Elevated blood serotonin in autistic probands and their first-degree relatives. J Autism Dev Disord 19: 397–407.

Alarcon M, Abrahams BS, Stone JL, Duvall JA, Perederiy JV, Bomar JM, Sebat J, Wigler M, Martin CL, Ledbetter DH, Nelson SF, Cantor RM, Geschwind DH (2008). Linkage, association, and gene-expression analyses identify CNTNAP2 as an autism-susceptibility gene. Am J Hum Genet 82: 150–159.

Arking DE, Cutler DJ, Brune CW, Teslovich TM, West K, Ikeda M, Rea A, Guy M, Lin S, Cook EH, Chakravarti A (2008). A common genetic variant in the neurexin superfamily member CNTNAP2 increases familial risk of autism. Am J Hum Genet 82: 160–164.

Bailey A, Le Couteur A, Gottesman I, Bolton P, Simonoff E, Yuzda E, Rutter M (1995). Autism as a strongly genetic disorder: evidence from a British twin study. Psychol Med 25: 63–77.

Bakkaloglu B, O'Roak BJ, Louvi A, Gupta AR, Abelson JF, Morgan TM, Chawarska K, Klin A, Ercan-Sencicek AG, Stillman AA, Tanriover G, Abrahams BS, Duvall JA, Robbins EM, Geschwind DH, Biederer T, Gunel M, Lifton RP, State MW (2008). Molecular cytogenetic analysis and resequencing of contactin associated protein-like 2 in autism spectrum disorders. Am J Hum Genet 82: 165–173.

Benayed R, Gharani N, Rossman I, Mancuso V, Lazar G, Kamdar S, Bruse SE, Tischfield S, Smith BJ, Zimmerman RA, Dicicco-Bloom E, Brzustowicz LM, Millonig JH (2005). Support for the homeobox transcription factor gene ENGRAILED 2 as an autism spectrum disorder susceptibility locus. Am J Hum Genet 77: 851–868.

Blasi F, Bacchelli E, Pesaresi G, Carone S, Bailey AJ, Maestrini E (2006). Absence of coding mutations in the X-linked genes neuroligin 3 and neuroligin 4 in individuals with autism from the IMGSAC collection. Am J Med Genet B Neuropsychiatr Genet 141: 220–221.

Bolton PF, Park RJ, Higgins JN, Griffiths PD, Pickles A (2002). Neuro-epileptic determinants of autism spectrum disorders in tuberous sclerosis complex. Brain 125: 1247–1255.

Bolton PF, Veltman MW, Weisblatt E, Holmes JR, Thomas NS, Youings SA, Thompson RJ, Roberts SE, Dennis NR, Browne CE, Goodson S, Moore V, Brown J (2004). Chromosome 15q11–13 abnormalities and other medical conditions in individuals with autism spectrum disorders. Psychiatr Genet 14: 131–137.

Campbell DB, Sutcliffe JS, Ebert PJ, Militerni R, Bravaccio C, Trillo S, Elia M, Schneider C, Melmed R, Sacco R, Persico AM, Levitt P (2006). A genetic variant that disrupts MET transcription is associated with autism. Proceedings of the National Academy of Sciences of the United States of America 103: 16834–16839.

Cheh MA, Millonig JH, Roselli LM, Ming X, Jacobsen E, Kamdar S, Wagner GC (2006). En2 knockout mice display neurobehavioral and neurochemical alterations relevant to autism spectrum disorder. Brain Res 1116: 166–176

Chess S (1971). Autism in children with congenital rubella. J Autism Child Schizophr 1: 33–47.

Chess S (1977). Follow-up report on autism in congenital rubella. J Autism Child Schizophr 7: 69–81.

Clayton-Smith J, Laan L (2003). Angelman syndrome: a review of the clinical and genetic aspects. J Med Genet 40: 87–95.

Cohen D, Pichard N, Tordjman S, Baumann C, Burglen L, Excoffier E, Lazar G, Mazet P, Pinquier C, Verloes A, Heron D (2005). Specific genetic disorders and autism: clinical contribution towards their identification. J Autism Dev Disord 35: 103–116.

Durand CM, Betancur C, Boeckers TM, Bockmann J, Chaste P, Fauchereau F, Nygren G, Rastam M, Gillberg IC, Anckarsater H, Sponheim E, Goubran-Botros H, Delorme R, Chabane N, Mouren-Simeoni MC, de Mas P, Bieth E, Roge B, Heron D, Burglen L, Gillberg C, Leboyer M, Bourgeron T (2007). Mutations in the gene encoding the synaptic scaffolding protein SHANK3 are associated with autism spectrum disorders. Nat Genet 39: 25–27.

Duvall J A, Lu A, Cantor RM, Todd RD, Constantino JN, Geschwind DH (2007). A quantitative trait locus analysis of social responsiveness in multiplex autism families. Am J Psychiatry 164: 656–662.

Filipek PA, Accardo PJ, Ashwal S, Baranek GT, Cook EH, Jr., Dawson G, Gordon B, Gravel JS, Johnson CP, Kallen RJ, Levy SE, Minshew NJ, Ozonoff S, Prizant BM, Rapin I, Rogers SJ, Stone WL, Teplin SW, Tuchman RF, Volkmar FR (2000). Practice parameter: screening and diagnosis of autism: report of the Quality Standards Subcommittee of the American Academy of Neurology and the Child Neurology Society. Neurology 55: 468–479.

Fine SE, Weissman A, Gerdes M, Pinto-Martin J, Zackai EH, McDonald-McGinn DM, Emanuel BS (2005). Autism spectrum disorders and symptoms in children with molecularly confirmed 22q11.2 deletion syndrome. J Autism Dev Disord 35: 461–470.

Fisher SE, Vargha-Khadem F, Watkins KE, Monaco AP, Pembrey ME (1998). Localisation of a gene implicated in a severe speech and language disorder. Nat Genet 18: 168–170.

Fombonne E (2003). Epidemiological surveys of autism and other pervasive developmental disorders: an update. J Autism Dev Disord 33: 365–382.

Freitag CM (2007). The genetics of autistic disorders and its clinical relevance: a review of the literature. Mol Psychiatry 12: 2–22.

Gothelf D, Feinstein C, Thompson T, Gu E, Penniman L, Van Stone E, Kwon H, Eliez S, Reiss AL (2007). Risk Factors for the Emergence of Psychotic Disorders in Adolescents With 22q11.2 Deletion Syndrome. Am J Psychiatry 164: 663–669.

Hammock EA, Young LJ (2006). Oxytocin, vasopressin and pair bonding: implications for autism. Philos Trans R Soc Lond B Biol Sci 361: 2187–2198

Harrison JE, Bolton PF (1997). Annotation: tuberous sclerosis. J Child Psychol Psychiatry 38: 603–614.

International Molecular Genetic Study of Autism Consortium (2001). A genomewide screen for autism: strong evidence for linkage to chromosomes 2q, 7q, and 16p. Am J Hum Genet 69: 570–581.

Jacob S, Brune CW, Carter CS, Leventhal BL, Lord C, Cook EH, Jr. (2007). Association of the oxytocin receptor gene (OXTR) in Caucasian children and adolescents with autism. Neurosci Lett 417: 6–9.

Jamain S, Betancur C, Quach H, Philippe A, Fellous M, Giros B, Gillberg C, Leboyer M, Bourgeron T (2002). Linkage and association of the glutamate receptor 6 gene with autism. Mol Psychiatry 7: 302–310.

Kim SA, Kim JH, Park M, Cho IH, Yoo HJ (2007). Family-based association study between GRIK2 polymorphisms and autism spectrum disorders in the Korean trios. Neurosci Res 58: 332–335.

Klauck SM, Felder B, Kolb-Kokocinski A, Schuster C, Chiocchetti A, Schupp I, Wellenreuther R, Schmotzer G, Poustka F, Breitenbach-Koller L, Poustka A (2006). Mutations in the ribosomal protein gene RPL10 suggest a novel modulating disease mechanism for autism. Mol Psychiatry 11: 1073–1084

Laumonnier F, Bonnet-Brilhault F, Gomot M, Blanc R, David A, Moizard MP, Raynaud M, Ronce N, Lemonnier E, Calvas P, Laudier B, Chelly J, Fryns JP, Ropers HH, Hamel BC, Andres C, Barthelemy C, Moraine C, Briault S (2004). X-linked mental retardation and autism are associated with a mutation in the NLGN4 gene, a member of the neuroligin family. Am J Hum Genet 74: 552–557.

Lauritsen M, Mors O, Mortensen PB, Ewald H (1999). Infantile autism and associated autosomal chromosome abnormalities: a register-based study and a literature survey. J Child Psychol Psychiatry 40: 335–345.

Loesch DZ, Bui QM, Dissanayake C, Clifford S, Gould E, Bulhak-Paterson D, Tassone F, Taylor AK, Hessl D, Hagerman R, Huggins RM (2007). Molecular and cognitive predictors of the continuum of autistic behaviours in fragile X. Neurosci Biobehav Rev 31: 315–326.

Lombroso PJ (2003). Genetics of childhood disorders: XLVIII. Learning and memory, Part 1: Fragile X syndrome update. J Am Acad Child Adolesc Psychiatry 42: 372–375.

Ma DQ, Cuccaro ML, Jaworski JM, Haynes CS, Stephan DA, Parod J, Abramson R K, Wright HH, Gilbert JR, Haines JL, Pericak-Vance MA (2007). Dissecting the locus heterogeneity of autism: significant linkage to chromosome 12q14. Mol Psychiatry 12: 376–384.

McConkie-Rosell A, Finucane B, Cronister A, Abrams L, Bennett RL, Pettersen BJ (2005). Genetic counseling for fragile X syndrome: updated recommendations of the national society of genetic counselors. J Genet Couns 14: 249–270.

McMahon WM, Baty BJ, Botkin J (2006). Genetic counseling and ethical issues for autism. Am J Med Genet C Semin Med Genet 142: 52–57.

Milner KM, Craig EE, Thompson RJ, Veltman MW, Thomas NS, Roberts S, Bellamy M, Curran SR, Sporikou CM, Bolton PF (2005). Prader-Willi syndrome: intellectual abilities and behavioural features by genetic subtype. J Child Psychol Psychiatry 46: 1089–1096.

Moessner R, Marshall CR, Sutcliffe JS, Skaug J, Pinto D, Vincent J, Zwaigenbaum L, Fernandez B, Roberts W, Szatmari P, Scherer SW (2007). Contribution of SHANK3 mutations to autism spectrum disorder. Am J Hum Genet 81: 1289–1297.

Niida Y, Lawrence-Smith N, Banwell A, Hammer E, Lewis J, Beauchamp RL, Sims K, Ramesh V, Ozelius L (1999). Analysis of both TSC1 and TSC2 for germline mutations in 126 unrelated patients with tuberous sclerosis. Hum Mutat 14: 412–422.

Ogilvie CM, Moore J, Daker M, Palferman S, Docherty Z (2000). Chromosome 22q11 deletions are not found in autistic patients identified using strict diagnostic criteria. IMGSAC. International Molecular Genetics Study of Autism Consortium. Am J Med Genet 96: 15–17.

Percy AK, Lane JB (2004). Rett syndrome: clinical and molecular update. Curr Opin Pediatr 16: 670–677.

Philippe C, Villard L, De Roux N, Raynaud M, Bonnefond JP, Pasquier L, Lesca G, Mancini J, Jonveaux P, Moncla A, Chelly J, Bienvenu T (2006). Spectrum and distribution of MECP2 mutations in 424 Rett syndrome patients: a molecular update. Eur J Med Genet 49: 9–18.

Powell SK, Rao J, Roque E, Nomizu M, Kuratomi Y, Yamada Y, Kleinman HK (2000). Neural cell response to multiple novel sites on laminin-1. J Neurosci Res 61: 302–312.

Roach ES, Sparagana SP (2004). Diagnosis of tuberous sclerosis complex. J Child Neurol 19: 643–649.

Ryan AK, Bartlett K, Clayton P, Eaton S, Mills L, Donnai D, Winter RM, Burn J (1998). Smith-Lemli-Opitz syndrome: a variable clinical and biochemical phenotype. J Med Genet 35: 558–565.

Samaco RC, Hogart A, LaSalle JM (2005). Epigenetic overlap in autism-spectrum neurodevelopmental disorders: MECP2 deficiency causes reduced expression of UBE3A and GABRB3. Hum Mol Genet 14: 483–492.

Schellenberg GD, Dawson G, Sung YJ, Estes A, Munson J, Rosenthal E, Rothstein J, Flodman P, Smith M, Coon H, Leong L, Yu CE, Stodgell C, Rodier PM, Spence MA, Minshew N, McMahon WM, Wijsman EM (2006). Evidence for multiple loci from a genome scan of autism kindreds. Mol Psychiatry 11: 1049–60, 979.

Schroer RJ, Phelan MC, Michaelis RC, Crawford EC, Skinner SA, Cuccaro M, Simensen RJ, Bishop J, Skinner C, Fender D, Stevenson RE (1998). Autism and maternally derived aberrations of chromosome 15q. Am J Med Genet 76: 327–336.

Shuang M, Liu J, Jia MX, Yang JZ, Wu SP, Gong XH, Ling YS, Ruan Y, Yang XL, Zhang D (2004). Family-based association study between autism and glutamate receptor 6 gene in Chinese Han trios. Am J Med Genet B Neuropsychiatr Genet 131: 48–50.

Sikora DM, Pettit-Kekel K, Penfield J, Merkens LS, Steiner RD (2006). The near universal presence of autism spectrum disorders in children with Smith-Lemli-Opitz syndrome. Am J Med Genet A 140: 1511–1518.

Simonoff E (1998). Genetic counseling in autism and pervasive developmental disorders. J Autism Dev Disord 28: 447–456.

State MW, Dykens EM (2000). Genetics of childhood disorders: XV. Prader-Willi syndrome: genes, brain, and behavior. J Am Acad Child Adolesc Psychiatry 39: 797–800.
Steinhausen HC, Von Gontard A, Spohr HL, Hauffa BP, Eiholzer U, Backes M, Willms J, Malin Z (2002). Behavioral phenotypes in four mental retardation syndromes: fetal alcohol syndrome, Prader-Willi syndrome, fragile X syndrome, and tuberosis sclerosis. Am J Med Genet 111: 381–387.
Szatmari P, Paterson AD, Zwaigenbaum L, Roberts W, Brian J, Liu XQ, Vincent JB, Skaug JL, Thompson AP, Senman L, Feuk L, Qian C, Bryson SE, Jones MB, Marshall CR, Scherer SW, Vieland VJ, Bartlett C, Mangin LV, Goedken R, Segre A, Pericak-Vance MA, Cuccaro ML, Gilbert JR, Wright HH, Abramson RK, Betancur C, Bourgeron T, Gillberg C, Leboyer M, Buxbaum JD, Davis KL, Hollander E, Silverman JM, Hallmayer J, Lotspeich L, Sutcliffe JS, Haines JL, Folstein SE, Piven J, Wassink TH, Sheffield V, Geschwind DH, Bucan M, Brown WT, Cantor RM, Constantino JN, Gilliam TC, Herbert M, Lajonchere C, Ledbetter DH, Lese-Martin C, Miller J, Nelson S, Samango-Sprouse CA, Spence S, State M, Tanzi RE, Coon H, Dawson G, Devlin B, Estes A, Flodman P, Klei L, McMahon WM, Minshew N, Munson J, Korvatska E, Rodier PM, Schellenberg GD, Smith M, Spence MA, Stodgell C, Tepper PG, Wijsman EM, Yu CE, Roge B, Mantoulan C, Wittemeyer K, Poustka A, Felder B, Klauck SM, Schuster C, Poustka F, Bolte S, Feineis-Matthews S, Herbrecht E, Schmotzer G, Tsiantis J, Papanikolaou K, Maestrini E, Bacchelli E, Blasi F, Carone S, Toma C, van Engeland H, de Jonge M, Kemner C, Koop F, Langemeijer M, Hijimans C, Staal WG, Baird G, Bolton PF, Rutter ML, Weisblatt E, Green J, Aldred C, Wilkinson JA, Pickles A, Le Couteur A, Berney T, McConachie H, Bailey AJ, Francis K, Honeyman G, Hutchinson A, Parr JR, Wallace S, Monaco AP, Barnby G, Kobayashi K, Lamb JA, Sousa I, Sykes N, Cook EH, Guter SJ, Leventhal BL, Salt J, Lord C, Corsello C, Hus V, Weeks DE, Volkmar F, Tauber M, Fombonne E, Shih A (2007). Mapping autism risk loci using genetic linkage and chromosomal rearrangements. Nat Genet 39: 319–28.
Villard L (2007). MECP2 mutations in males. J Med Genet.
Volkmar FR, Lord C, Bailey A, Schultz RT, Klin A (2004). Autism and pervasive developmental disorders. J Child Psychol Psychiatry 45: 135–170.
Vorstman JA, Morcus ME, Duijff SN, Klaassen PW, Heineman-de Boer JA, Beemer FA, Swaab H, Kahn RS, van Engeland H (2006a). The 22q11.2 deletion in children: high rate of autistic disorders and early onset of psychotic symptoms. J Am Acad Child Adolesc Psychiatry 45: 1104–1113.
Vorstman JA, Staal WG, van Daalen E, van Engeland H, Hochstenbach PF, Franke L (2006b). Identification of novel autism candidate regions through analysis of reported cytogenetic abnormalities associated with autism. Mol Psychiatry 11: 1, 18–1, 28.
Wermter AK, Kamp-Becker I, Strauch K, Schulte-Korne G, Remschmidt H (2008). No evidence for involvement of genetic variants in the X-linked neuroligin genes NLGN3 and NLGN4X in probands with autism spectrum disorder on high functioning level. Am J Med Genet B Neuropsychiatr Genet, epub ahead of print.
Williams CA, Beaudet AL, Clayton-Smith J, Knoll JH, Kyllerman M, Laan LA, Magenis RE, Moncla A, Schinzel AA, Summers JA, Wagstaff J (2006). Angelman syndrome 2005: updated consensus for diagnostic criteria. Am J Med Genet A 140: 413–418.
Wu S, Jia M, Ruan Y, Liu J, Guo Y, Shuang M, Gong X, Zhang Y, Yang X, Zhang D (2005). Positive association of the oxytocin receptor gene (OXTR) with autism in the Chinese Han population. Biol Psychiatry 58: 74–77.

6 Autismus und Asperger-Syndrom über die Lebensspanne

Christopher Gillberg, Eva Billstedt und Mats Cederlund

6.1 Einleitung

Nur prospektive Longitudinal-Studien von großen epidemiologischen Kohorten können generalisierbare Informationen über den langfristigen Verlauf einer Störung liefern. Dies trifft für den Autismus und das Asperger-Syndrom wie auch für jedes andere Syndrom oder jede Krankheit zu. Natürlich hängt eine reproduzierbare Information sehr stark von methodischen Fragen ab, wie z. B. der Erfassung einer Population, der Stabilität der diagnostischen Konzepte und der Kriterien über die Zeit sowie der Qualität und Vollständigkeit der klinischen Untersuchung ab.

Im Falle von Autismus und Asperger-Syndrom ist die Literatur über den Verlauf nur bruchstückhaft und von methodischen Fragen nicht zuletzt in den obengenannten Bereichen beeinträchtigt. Sehr wenige Verlaufstudien beim Autismus haben sich auf Kohorten aus der Bevölkerung bezogen, die diagnostischen Kriterien haben sich über die Zeit verändert und über die Studien variiert. Zudem sind die klinischen Untersuchungen zu Beginn einer Studie und im Verlauf nicht identisch oder überhaupt über zwei einzelne Studien vergleichbar. Obwohl der Autismus in den letzten 40 Jahren im Brennpunkt systematischer populationsbasierter Studien gestanden hat – beginnend mit den herausragenden Arbeiten von Lotter und Wing in den 60er Jahren (vgl. z. B. Lotter 1962) – und obwohl das Asperger-Syndrom in den vergangenen 20 Jahren sehr stark ein Gegenstand von Klinik und Forschung gewesen ist – beginnend mit unseren eigenen populationsbasierten Erhebungen (vgl. z. B. Gillberg und Gillberg 1989) – ist die Datenbasis, auf der Schlussfolgerungen hinsichtlich des Verlaufs von Autismus-Spektrums-Störungen beruhen, jedoch recht begrenzt.

Die folgende Übersicht umfasst den größten Teil der relevanten Literatur zum Thema des Verlaufs mit dem Ziel, einige gut begründete Schlussfolgerungen zu ermöglichen, die für Kliniker hilfreich sind, wenn Sie sich mit Fragen und Sorgen über die Prognosen für den Autismus beschäftigen. Die Thematik wird für Autismus und das Asperger-Syndrom getrennt abgehandelt, obwohl die Überlappung zwischen den zwei Störungen beträchtlich ist und die Differenzialdiagnose innerhalb des Spektrums des Autismus keineswegs einfach und klar ist.

6.2 Autismus

Die diagnostischen Kriterien für Autismus haben sich über die letzten 40 Jahre beträchtlich verändert. Als Lotter in den 60er Jahren die Pionier-Studien zur Epidemiologie des Autismus in Middlesex (Großbritannien) unter der Leitung von John und Lorna Wing durchführte, dominierte die ursprüngliche Konzeption des Autismus von Kanner als einer klar abgegrenzten Entität mit dem Kern einer Periode von sozialer Abgrenzung in der frühen Kindheit und einem Verhaltensmuster des „Insistierens auf Gleichartigkeit" das Feld. Dieser Zustand führte natürlich zu einer sehr niedrigen Rate für die Kerngruppe des Autismus (zwei unter 10 000 Kindern) und einer etwas höheren, aber immer noch sehr geringen Rate für Autismus außerhalb der Kerngruppe (etwa 3 unter 10 000 Kindern). Langzeituntersuchungen der Fälle von Lotter und ähnlicher Fälle zeigten, dass der Verlauf für die Variante des Autismus nach Kanner allgemein sehr schlecht war, da die überwiegende Mehrheit der Betroffenen im Erwachsenenleben keine oder nur wenige unabhängige soziale Funktionen entwickelten (Lotter 1978).

Das Konzept des Autismus ist heute sehr viel breiter als zur Zeit der ersten Studien zu Epidemiologie und Verlauf. Autismus wird aktuell als entweder eine klar abgegrenzte Störung mit den DSM-IV-Kategorien der „autistischen Störung" (übereinstimmend mit den ICD-10-Kriterien für „frühkindlichen Autismus") oder als ein Spektrum von Störungen konzipiert, bei denen die autistische Störung nur eine von verschiedenen und teilweise einander überlappender Syndrome ist, die zudem jeweils spezifische diagnostische Kriterien, aber verschwommene Grenzen in der klinischen Praxis haben. In der vorliegenden Übersicht wird Autismus auf die zuerst genannte Weise verstanden, wenngleich in dem Bewusstsein, dass es sich dabei um ein artifizielles Konstrukt handelt, das durch statistische Gruppenbildung von Symptomen in bestimmten Populationsstudien stark unterstützt wird, aber nicht notwendigerweise auf individuelle klinische Fälle anwendbar ist. Die meisten Verlaufsstudien für „Autismus" haben den Verlauf von kategorial diagnostizierten autistischen Störungen bzw. frühkindlichem Autismus erfasst und daher gibt es wenig Evidenz für die Prognose des gesamten Spektrums der autistischen Störungen. Als Lotter in den späten 70er-Jahren die Evidenz hinsichtlich der Prognose des Autismus zusammenfasste, zog er daraus diese Schlussfolgerung.

Als Gillberg (1991) fast 15 Jahre später die Literatur zu Verlaufsstudien zusammenfasste, schloss er, dass „Autismus eine sehr variable Prognose beinhaltet; möglicherweise besteht ein leichter Anstieg der Mortalität in den ersten 30 Jahren des Lebens. Eine kleine aber nicht zu vernachlässigende Minderheit von Menschen mit Autismus führen ein produktives, sich selbst tragendes Leben als Erwachsene, aber etwa 2/3 sind weiterhin von Dritten ihr Leben lang abhängig. Das Risiko für eine Epilepsie ist sehr hoch, sowohl in der frühen Kindheit als auch im Jugendalter. Eine wichtige Minderheit verschlechtert sich während der Adoleszenz."

Als Nordin und Gillberg (1998) Ende der 90er Jahre eine weitere Übersicht der Literatur erstellten, folgerten Sie, dass „die Mehrheit der Kinder mit Autismus über die Lebensspanne deviante und sozial oder psychiatrisch beeinträchtigende Lebensbedingungen haben. Nur eine kleine Anzahl derjenigen mit dem klassischen frühkindlichen Autismus führen ein unabhängiges Leben als Erwachsene. Der Grad der geistigen Behinderung und weitere ko-existierende Faktoren (wie z.B. medizinische Syndrome und andere neuropsychiatrische Störungen einschliesslich Epilepsie) ist für die Vorhersage des Verlaufes wichtig. Ein IQ unter 50 im Schulalter sagt eine starke Beeinträchtigung der sozialen und adaptiven Funktionen im Erwachsenenleben voraus. Das Fehlen kommunikativer Sprache im Alter von 5–6 Jahren ist für einen schlechteren allgemeinen Langzeitverlauf bestimmend. Es gibt keine klare Ko-Variation zwischen IQ und Kommunikationsniveau, aber wahrscheinlich hat die Sprachentwicklung unabhängig davon eine gewisse prognostische Bedeutung" (S. 99).

Seit Mitte der 90er Jahre wurden nur sehr wenige langfristige Verlaufsstudien zu Autismus publiziert. Nach unserer Kenntnis hat unsere eigene Arbeitsgruppe die einzige relativ groß angelegte prospektive Studie durchgeführt, die ausschließlich Personen umfasst, bei denen der Autismus in der Kindheit diagnostiziert wurde, und hat diese über 13 bis 22 Jahre nach der ursprünglichen Diagnose hinweg verfolgt (Billstedt et al. 2005). Die Gruppe von Lorna Wing hat ebenfalls prospektiv eine große Gruppe von Personen von der Kindheit bis in das Erwachsenenalter begleitet, aber nur ein Bruchteil von dieser hatte tatsächlich die Diagnose des klassischen Autismus, die Mehrheit hatte vielmehr eine geistige Behinderung ohne autistische Störung (Murphy et al. 2005).

In der schwedischen Populationsstudie über Personen mit Autismus, die prospektiv von der frühen Kindheit bis (in einigen Fällen) zum Alter von 40 Jahren untersucht wurden, fanden Billstedt et al. (2005, 2007, 2008) eine deutlich erhöhte Mortalitätsrate, eine extrem niedrige Rate an Unabhängigkeit im Erwachsenenalter und einen wirklich guten Verlauf in nicht weniger als einigen wenigen Prozenten einer Stichprobe von 120 Menschen. Die Stabilität der Diagnose des Autismus war extrem stark. Fälle mit der Diagnose eines „atypischen Autismus" in der Kindheit wurden im Erwachsenenalter in der überwiegenden Mehrzahl als „typischer Autismus" eingestuft. Begleitende medizinische Krankheiten wie z.B. das Vorliegen einer Epilepsie oder eintretende Unfälle schienen zu der sehr hohen Mortalität beizutragen. Fünf Jahre nach dem Zensusdatum für die Populationsstudie sind 8 von 120 Personen nach dem Säuglingsalter und vor dem 40. Lebensjahr verstorben. Diese Zahl liegt mehrfach über der erwarteten Rate in der Allgemeinbevölkerung. Ein niedriger Intelligenzquotient und Stummheit waren zudem Prädiktoren für einen ungünstigen psychosozialen Verlauf. Das Vorliegen eines gewissen Umfangs an kommunikativen Fähigkeiten im Alter von drei Jahren war hingegen ein tendenziell relativ starker Prädiktor für einen deutlich besseren Verlauf. Frauen zeigten schlechte Verläufe. Jedoch waren die Zahlen in jeder Subkategorie klein, weshalb die Schlussfolgerungen aus dieser Studie nur vorsichtig gezogen werden können. Außerdem muss berücksichtigt werden, dass es sich bei der Stichprobe um eine sehr eng definierte Variante des Autismus mit einer sehr hohen Rate von gleichzeitiger geistiger Behinderung handelte (ungefähr 80% der Ausgangsstichprobe). Es gab eine große Untergruppe von etwa 20%, die eine langfristige und anhaltende Verschlechterung in der Adoleszenz zeigte, sowie eine sehr viel größere Gruppe von etwa 40%, bei der die Pubertät und Adoleszenz kaum Probleme zu verursachen schienen. Eine Verschlechterung trat häufiger in der Gruppe mit Epilepsie auf, wenngleich der Beginn einer Epilepsie im Jugendalter nicht für sich allein ein Prädiktor für eine Verschlechterung in den meisten Fällen war. Die neuen Fälle einer Epilepsie traten im frühen Erwachsenenalter auf, es gab jedoch keinen Hinweis auf einen Gipfel für neue Epilepsiefälle in der Adoleszenz. Soziale Interaktionsprobleme und Wahrnehmungsauffälligkeiten, bzw. ungewöhnliche Reaktionen auf sensorische Reize aus der Umgebung, blieben bei einem sehr hohen Anteil im Erwachsenenalter, während die Probleme der Kommunikation und des Verhaltens einen leicht schlechter vorhersehbaren Verlauf nahmen. Die Befunde hinsichtlich der Wahrnehmungsprobleme stehen im Einklang mit den Ergebnissen der Gruppe von Lorna Wing in Großbritannien (Leekam et al. 2007). Die Prädiktoren für einen schlechten Verlauf waren hier ähnlich wie in der Studie von Murphy et al. (2005), welche eine Stichprobe von Menschen mit schwerer geistiger Behinderung mit und ohne Autismus untersuchte. In dieser Studie sagten jedoch schwere Verhaltensprobleme zum Zeitpunkt 1 (vor dem Alter von 15 Jahren) schwere Verhaltensprobleme zum Zeitpunkt 2 (12 Jahre später) voraus, was sich nicht vergleichsweise klar in der referierten schwedischen Studie von Billstedt und Mitarbeitern zeigte.

Zusammengefasst haben neuere Verlaufsstudien bei den klassischen Fällen von Autismus berichtet, dass die Störung üblicherweise bis in das Erwachsenenalter persistiert und die übergroße Mehrzahl der in der Kindheit diagnostizierten Fälle weiterhin die Kriterien für die Störung im frühen Erwachsenenalter erfüllte (Gillberg und Steffenburg 1987; von Knorring und Hägglöf 1993; Seltzer et al. 2003; Howling et al. 2004; McGovern und Sigman 2005; Billstedt et al. 2005; Murphy et al. 2005; Rutter et al. 2006). Es gibt dabei eine hohe Rate von schlechten und sehr schlechten psychosozialen Verläufen (isolierte Lebensstile mit einem hohen Ausmaß an Abhängigkeit von Dritten; z.B. Gillberg und Steffenburg 1987; Howlin et al. 2000; Howlin et al. 2004) und der IQ nimmt über die Zeit ab (Billstedt et al. 2005). Das Verlaufsergebnis ist bekanntermaßen für diejenigen mit einem IQ von 50 oder weniger in der Kindheit schlecht. Diejenigen mit einem IQ oberhalb von 50 haben hingegen eine bessere Prognose, wenngleich viele in dieser Gruppe weiterhin auf die Unterstützung von Dritten angewiesen sind (Szatmari et al. 1989, Venter et al. 1992, Larsen und Mouridsen 1997, Starr et al. 2003, Howlin et al. 2004), und verschiedene psychiatrische Probleme auftreten können (Frith 2004, Bradley und Bolten 2006). Ferner ist berichtet worden, dass die Mortalitätsrate deutlich erhöht ist, insbesondere in der Gruppe mit begleitenden medizinischen Störungen (einschließlich Epilepsie). Frauen mit einem klassischen Autismus (typischerweise mit einem gewissen Ausmaß an geistiger Behinderung) können einen schlechteren Verlauf als Männer mit gleichartig diagnostizierten Störungen haben.

6.3 Asperger-Syndrom

Lorna Wing führte Hans Aspergers Bezeichnung „autistische Psychopathie" (Asperger 1944) unter den neuen Begriff des Asperger-Syndroms 1981 erneut ein. Seitdem hat eine bisweilen hitzige Debatte darüber stattgefunden, ob das Asperger-Syndrom als eine separate diagnostische Einheit überhaupt existiert. Es wurden verschiedene Studien mit der Absicht durchgeführt, das Asperger-Syndrom von dem sogenannten High-Functioning-Autism (frühkindlicher Autismus mit normaler Intelligenz) zu unterscheiden und Hintergrund- oder Begleitfaktoren zu bestimmen, die für eine der beiden Gruppen jeweils spezifisch sind. Es wurden jedoch keine eindeutigen Unterschiede gefunden worden, welche zu angemessen differenzierenden Kriterien führen würden (Gillberg und Gillberg 1989; Eisenmajer et al. 1998; Gilchrist et al. 2001; Howlin 2003). In der jüngsten Vergangenheit hat sogar Lorna Wing ihre Sorge ausgedrückt, dass sie jemals die Unterscheidung zwischen Autismus und Asperger-Syndrom vorgenommen hat (Wing 2005), wenngleich ihr Grund für die Bezeichnung dieser Menschen mit einem Asperger-Syndrom darin bestanden hätte, die Aufmerksamkeit auf Individuen mit einem höhergradigen Autismus zu richten.

An der Kinderneuropsychiatrischen Klinik in Göteborg (Schweden) wurde das Asperger-Syndrom seit der Mitte der 80er Jahre durch Christopher Gillberg und seine Gruppe diagnostiziert. In dieser Klinik wurden spezifische Asperger-Syndrom-Kriterien auf der Basis der klinischen Fallvorstellungen von Hans Aspergers ursprünglichen Patienten (Asperger 1944) entwickelt (Gillberg und Gillberg 1989; Gillberg 1991) und seitdem ebenso wie in vielen anderen nationalen und internationalen Zentren benutzt. Die in Göteborg in den frühen 90er Jahren durchgeführte epidemiologische Forschung (Ehlers und Gillberg 1993), einige Jahre vor der Publikation der DSM-IV-Kriterien für das Asperger-Syndrom (APA 1994), fand eine Prävalenz für das Asperger-Syndrom auf der Basis dieser von Gillberg operationalisierten Kriterien bei 3.6 unter 10 000 Kindern im Alter von 7–16 Jahren.

Der Langzeitverlauf des Asperger-Syndroms ist weder in unserer eigenen Klinik noch irgendwo anders gut untersucht worden. Die klinische Erfassung von 34 Fällen durch Wing – zumeist bis in das Erwachsenenalter nachuntersucht – aus dem Jahre 1981 ergab eine hohe Rate an Depressionen, ein klinisches Profil mit Hinweisen auf Defizite der Exekutivfunktionen und eine Vielzahl anderer kognitiver, sozialer und alltäglicher Probleme im Bereich von Fertigkeiten (Wing 1981). Frühere Berichte über den Verlauf des Asperger-Syndroms haben sich auf entweder sehr kleine oder hochgradig selektive klinische Fallserien ohne Vergleichsgruppen bezogen und dabei von niedrigen Niveaus im Bereich der Beschäftigung und der Sozialfunktionen berichtet (Wing 1981; Tantam 1991; Green et al. 2000; Tsatsanis 2003). Ein Abfall der Intelligenz, gemessen mit den Wechsler-Skalen, wurde in einer Studie über den mittelfristigen Verlauf des Asperger-Syndroms berichtet (Nydén et al. 2001), aber in späteren Studien nicht mehr beobachtet. Neuere Studien über den kurzfristigen Verlauf des Asperger-Syndroms haben einen deutlich besseren Verlauf als beim Autismus ergeben, was durch frühere und wirksamere Interventionen oder andere Faktoren bedingt sein kann (Starr et al. 2003; Szatmari et al. 2003; Tsatsanis 2003).

Vor ein paar Jahren hat unsere Gruppe eine Studie begonnen, welche den Verlauf von Männern mit einem klinisch diagnostizierten Asperger-Syndrom untersucht. In der Vorbereitung dieser Studie wurden 100 Männer mit Asperger-Syndrom (IQ $\geq$ 70, 16 Jahre oder älter am 30. Juni 2004 und mit einem Verlaufszeitraum von mindestens fünf oder mehr Jahren nach der ursprünglichen Diagnose) für die Aufnahme in die Studie kontaktiert. Wir fanden so wenige Frauen mit einer klinischen Diagnose der Störung mit einem hinlänglichen Verlaufszeitraum, dass wir uns nur für den Einschluss von Männern in die Studie entschlossen. Daher können die Ergebnisse unserer Studie nicht auf Frauen mit der Störung übertragen werden. Gleichwohl glauben wir, dass die männliche Kohorte repräsentativ für die Störung ist, die in Übereinstimmung mit den Kriterien von Gillberg und Gillberg (1989) für das Asperger-Syndrom diagnostiziert wurde. Die übergeordneten Ziele der Asperger-Syndrom-Studie bestanden in folgenden Untersuchungen:

- einer großen Anzahl von Hintergrund- und Begleitfaktoren beim Asperger-Syndrom;
- des Einflusses verschiedener Arten von Hintergrundfaktoren auf IQ, neuropsychologische Fertigkeiten und die psychomotorische Entwicklung bei Männern mit Asperger-Syndrom;
- des Verlaufs vom Asperger-Syndrom bei Männern und des Vergleichs mit einer ähnlich alten Gruppe von Männern mit Autismus und
- des Ausmaßes, inwieweit Männer mit Asperger-Syndrom ihre mit der Diagnose verbundenen Probleme angeben und mit ihren Eltern in dieser Beziehung übereinstimmen.

Es wurden die Krankengeschichten von 100 klinischen Fällen von Männern mit Asperger-Syndrom, die mit dem Gillberg und Gillberg-Kriterien zumeist fünf Jahre vor Beginn der Studie diagnostiziert worden waren, hinsichtlich Informationen über Hintergrund- und Begleitfaktoren durchsucht. Das mittlere Alter bei der Erstdiagnose betrug 11.3 (s = 3.8) Jahre. Bei 12 Patienten hatte ein naher Verwandter die Diagnose Autismus oder Asperger-Syndrom erhalten und bei weiteren 16 Fällen gab es einen starken Verdacht auf Autismus-Spektrum-Probleme bei nahen Verwandten. Bestimmte prä- und perinatale Risikofaktoren waren deutlich häufiger als in der allgemeinen Bevölkerung, jedoch bei 13 % der Betroffenen ergaben sich keine definitiven Hinweise (weder familiär noch prä- oder perinatal) hinsichtlich der Pathogenese. Die Intelligenz war durchschnittlich und mehr als die Hälfte der Gruppe hatte einen verbalen IQ, der 15 oder mehr Punkte über dem Handlungs-IQ bei der Diagnosestellung lag; dieser Befund ist konsistent mit der sogenannten Non-Verbal-Learning-Disability (NVLD) (z. B. Klin et al. 1995). Diese 100 Männer und ihre Eltern wurden für die Aufnahme in die Verlaufsstudien kontaktiert und 76 Familien waren bereit, an dieser detaillierten Studie teilzunehmen. Die Menschen mit Asperger-Syndrom wurden mit neuropsychiatrischen Untersuchungen, neuropsychologischen Tests und mit strukturierten Interviews und Fragebögen untersucht, von denen einige sowohl bei den Patienten und Eltern, andere nur bei den Eltern eingesetzt wurden. Das mittlere Alter bei der Nachuntersuchung betrug 21,8 Jahre (s = 4.6).

Die 24 Verweigerer der Studie unterschieden sich hinsichtlich IQ oder Schweregrad der Symptome bei Erstdiagnose nicht von den Teilnehmern. Für die Asperger-Syndrom-Fälle waren die Verlaufsdiagnosen und der Gesamt-IQ über die Zeit stabil. 12 % erfüllten nicht mehr die Kriterien für eine Autismus-Spektrum-Störung, hatten aber noch einige autistische Merkmale. Der Gesamtverlaufsbefund war bei 27 % der Fälle gut, aber 26 % führten ein sehr eingeschränktes Leben ohne Berufstätigkeit/Aktivität und Freunde. Ferner hatten bei Nachuntersuchung im Erwachsenenalter weniger als 20 % (im Vergleich zu 50 % in der Kindheit) Hinweise auf eine NVLD, gemessen an der Differenz des Verbal-IQ gegenüber dem Handlungs-IQ von mindestens 15 IQ-Punkten. Für weitere Informationen über die Ergebnisse der Asperger-Syndrom-Verlaufsstudie sind verschiedene Publikationen von Interesse (Cederlund und Gillberg 2004; Gillberg und Cederlund 2005; Cederlund 2008).

Die Ergebnisse der Studie erbrachten auch Hinweise, wie sich Männer mit Asperger-Syndrom selbst betrachten und wie sie von ihren Eltern erlebt werden. Wir fanden, dass Männer mit Asperger-Syndrom in einem gewissen Ausmaß die Konsequenzen der Probleme ihrer Diagnose des Asperger-Syndroms erkennen und sehen. Jedoch zeigte sich im ASDI-Interview (Gillberg et al. 2001) bei den Teilnehmern, die weiterhin die Diagnose für das Asperger-Syndrom oder eine andere Autismus-Spektrum-Störung erfüllten, eine signifikante Differenz im Vergleich von Selbst- und Elternbeurteilung bei drei von sieben Merkmalen, und zwar jenen, welche sich mit „Interaktionsproblemen mit Gleichaltrigen", Schwierigkeiten mit sozialen Hinweisreizen und „eingeschränkten Interessen" befassen. Die von diesen Merkmalen erfassten Bereiche sind möglicherweise diejenigen, die für Individuen mit einem Asperger-Syndrom am schwierigsten zu beurteilen sind. Absonderlichkeiten in diesen Bereichen scheinen sie in sehr viel geringerem Umfang als ihre Eltern als solche zu erkennen. Die „Abnormitätswerte" einer kleinen Gruppe von Studienteilnehmern, welche die Kriterien für eine Autismus-Spektrum-Störung nicht mehr erfüllten (subklinische ASS), waren signifikant niedriger als die Werte derjenigen, welche die Kriterien erfüllten. Interessanterweise neigte die subklinische ASS-Gruppe dazu, sich selbst mehr Probleme im Bereich von „Freundschaften schließen" und „Routineabläufe für sich selbst aufzubauen" zuzuschreiben als ihre Eltern, was darauf hinweisen könnte, dass sie zu mehr Einsicht in ihre Probleme tendierte und dass diese Einsicht selbst ein Reflex der Tatsache war, dass ihre aktuelle Verfassung nicht mehr die Diagnose erfüllte.

Die eingesetzten Leiter-R-Fragebögen (Selbsterfassung und Beurteilung durch die Eltern) zeigten keine signifikanten Unterschiede zwischen den Gruppen. Jedoch brachten die Ergebnisse Hinweise darauf, dass in einem allgemeinen Sinne Probleme im Bereich von Emotionalität und Anpassung stärker ausgeprägt waren als kognitive und soziale Probleme im jungen Erwachsenenalter. Obwohl die Teilnehmer der Studie nicht mit den gleichen oder ähnlichen Instrumenten in der Kindheit getestet worden waren, lagen ihre Hauptprobleme zur Zeit der Diagnose des Asperger-Syndroms typischerweise im sozialen Bereich. Interessanterweise erreichte die subklinische ASS-Gruppe signifikant bessere Werte im Leiter-R-Fragebogen als die Asperger-Syndrom- und die Autismus-Gruppen. Diese Befunde wurden durch die Elternangaben unterstützt, was als Hinweis darauf verstanden werden kann, dass sich diese Fragebögen zur Selbst- und Elternbeurteilung im diagnostischen Prozess als nützlich erweisen könnten, d. h. bei der Entscheidung, ob eine Person im Alltag genügend Schwierigkeiten hat, um die *klinische Diagnose* eines Asperger-Syndroms oder eines Autismus zu rechtfertigen (d. h. eines Zustandes, der eine bedeutsame klinische Beeinträchtigung umfasst, aber noch nicht die Symptomkriterien erfüllt).

Der BDI (Beck Depression Inventory) ergab bei dieser Gruppe einen höheren Mittelwert als die Werte, die in früheren Populationsstudien für Teenager in Schweden ermittelt worden sind (Olsson und von Knorring 1997; Larsson und Melin 1990). Fast alle Patienten, bei denen klinisch eine Depression festgestellt worden war, wurden mit Hilfe des BDI bestimmt. Insgesamt waren 13 Patienten bei Studiensteilnahme aktuell antidepressiv mediziert, wobei elf Männer mit einem Wert von mindestens 15 Punkten im BDI eingeschlossen waren. Alle Individuen mit einem Wert von mindestens 15 Punkten gehörten zu der Asperger-Syndrom-Gruppe, was auf die Tatsache zurückgehen könnte, dass diese Menschen wegen ihrer besseren Intelligenz ihre Probleme stärker wahrnehmen und daher ein höheres Risiko haben, depressive Gedanken oder eine Depression zu entwickeln im Vergleich zu Menschen, bei denen Autismus diagnostiziert wurde. Jedoch ergaben sich im mittleren Gesamtwert des BDI keine Unterschiede zwischen den Gruppen. Die Medikation mit Antidepressiva hat möglicherweise die Ergebnisse beeinflusst und muss bei der Interpretation der Resultate berücksichtigt werden. Gleichwohl fanden wir, dass der BDI ein gutes Such-Instrument zur Erkennung von Depressionen bei Männern mit Asperger-Syndrom ist.

Wir setzten außerdem den Dysexekutiv-Fragebogen (DEX) der Testbatterie zur Erfassung von Verhaltensmerkmalen des dysexekutiven Syndroms (BADS) ein. Die Ergebnisse des DEX zeigten, dass Menschen mit Asperger-Syndrom hinsichtlich ihrer Exekutivfunktionen genauso viele oder sogar mehr Probleme im Alltagsleben haben als Menschen mit einem traumatischen Hirnschaden (Hart et al. 2005; Bogod et al. 2003; Bennett et al. 2005) und mit Schizophrenie (Krabbendam et al. 1999; Evans et al. 1997). Da das mittlere Alter der Untersuchten in vorausgegangenen Publikationen, die Ergebnisse des DEX berichtet haben, signifikant höher als in unserer Gruppe war, und angesichts der Tatsache, dass wir keine altersparallelisierten Vergleichsgruppen hatten, können wir keine definitiven Schlussfolgerungen ziehen. Die DEX-Ergebnisse waren im Vergleich der Asperger-Syndrom- und der Autismus-Gruppe ähnlich, was für eine ähnliche Dysfunktion bei diesen beiden Gruppen unabhängig vom Intelligenzpotential im Sinne des Gesamt-IQ spricht. Die subklinische ASS-Gruppe hatte bei der Nachuntersuchung ein ähnlich durchschnittliches Resultat wie die „normale" Gruppe. Die Ergebnisse unserer Studie weisen darauf hin, dass die Depression mit mehr Problemen bei Alltagsfertigkeiten einhergeht als sie im DEX erfasst werden.

Zusammengefasst sind sich Männer mit AS gemäß unseren Befunden ihrer Probleme durchaus bewusst und diese Tatsache sollte sowohl bei der Eingangsdiagnostik als auch bei der Erstellung von pädagogischen Programmen ernster genommen werden. Wir glauben, dass ein stärkeres Engagement von Menschen mit Asperger-Syndrom bei ihren eigenen Problemen sehr viel eher zu einer Bewältigung dieser beitragen kann. Sie stimmen mit ihren Eltern hinsichtlich des Vorliegens verschiedener zentraler Merkmale des Asperger-Syndroms bei sich selbst teilweise überein. Es lag zudem die Tendenz vor, häufiger eine emotionale Fehlanpassung statt eine soziale Kognitionsstörung als belastendes Problem wahrzunehmen. Der BDI schien ein geeignetes Such-Instrument für die Erfassung einer Depression bei Asperger-Syndrom innerhalb der untersuchten Altersgruppe zu sein, zumal, mit Ausnahme eines einzigen Teilnehmers mit einer unabhängig diagnostizierten klinischen Depression, alle Teilnehmer oberhalb des Schwellenwertes für eine Depression in diesem Fragebogen lagen, wenngleich festgestellt werden muss, dass eine Depression oder eine depressive Stimmung nur eine relativ kleine Gruppe betraf. Dysexekutive Probleme waren bei dieser Gruppe genau so häufig wie bei Gruppen von Menschen, die unter Problemen im Alltag nach einem größeren Hirntrauma oder bei einer schweren psychiatrischen Störung leiden.

6.4 Klinische Zusammenfassung

Autismus-Spektrum-Störungen schließen den klassischen und den atypischen Autismus sowie das Asperger-Syndrom ein. Diese Diagnosen sind klinisch nicht einfach von einander zu trennen und sind wahrscheinlich Teil des gleichen Spektrums. Schlussfolgerungen hinsichtlich des Verlaufs dieser diagnostischen Subkategorien innerhalb des Spektrums müssen wegen der unscharfen Grenzen, die jedoch auch schon zum Zeitpunkt der ursprünglichen Diagnose bestehen, eingeschränkt ausfallen.

Schlussfolgerungen hinsichtlich des Verlaufs beim klassischen Autismus mit geistiger Behinderung basieren auf verschiedenen prospektiven Studien, wobei sich allerdings nur eine einzige dieser Studien auf eine große populationsbasierte Kohorte bezieht. Die Schlussfolgerung hinsichtlich des Asperger-Syndroms sind sehr viel zurückhaltender, zumal es bisher noch keine wirklich großen Studien gibt, keine der publizierten Studien populationsbasiert ist und keine eine hinlängliche Anzahl von Frauen eingeschlossen hat.

Mit Sicherheit kann schlussfolgernd festgestellt werden, dass der Verlauf bei Autismus sehr variabel ist, insbesondere wenn das Asperger-Syndrom als eine Variante des Autismus eingeschlossen wird. Viele der in der frühen Kindheit diagnostizierten Patienten mit klassischem oder atypischen Autismus – mehrheitlich mit einem gewissen Ausmaß einer begleitenden Sprachentwicklungsverzögerung in der frühen Kindheit und einer in etwa zur selben Zeit erkennbaren geistigen Behinderung – werden im früheren und späteren Erwachsenenleben vollständig abhängig von anderen Erwachsenen sein. Nur etwa ein Viertel jener, die mit dem klinischen Bild eines Asperger-Syndroms in Erscheinung treten – von denen die überwiegende Mehrheit über eine normale oder überdurchschnittliche

Intelligenz verfügt – wird einen ähnlichen Verlauf nehmen. Jedoch scheint auf der Basis der begrenzten vorhandenen Evidenz nur etwa ein Drittel aus der zuletzt genannten Gruppe einen wirklich guten psychosozialen Verlauf im Erwachsenenalter zu nehmen.

Die Mortalität ist beim klassischen (und atypischen) Autismus in Verbindung mit geistiger Behinderung erhöht. Epilepsie (vielleicht besonders bei Fällen mit einem Epilepsiebeginn in den ersten Lebensjahren), medizinische Krankheiten und Unfälle scheinen die Hauptursachen für das erhöhte Risiko in dieser Hinsicht zu sein. Bisher gibt es keine Hinweise für eine erhöhte Mortalitätsrate beim Asperger-Syndrom, wenngleich einige Autoren den Verdacht geäußert haben, dass bei dieser Art von Autismus-Spektrum-Störungen eine erhöhte Rate von Suiziden vorliegt.

Prädiktoren für einen schlechten Verlauf bei den Autismus-Spektrum-Störungen scheinen die Folgenden zu sein: geistige Behinderung, früher Epilepsiebeginn, das Vorliegen einer medizinischen Krankheit wie z. B. Tuberöse Sklerose, fehlende kommunikative Sprache im Alter von drei bis fünf Jahren, weibliches Geschlecht und möglicherweise Verschlechterung und Zunahme an Symptomen (einschließlich Katatonie) etwa um den Beginn der Adoleszenz.

Trotz der niedrigen Rate einer unabhängigen Lebensführung im Erwachsenenalter bei geistig Behinderten mit der Diagnose eines Autismus in der Kindheit kann die Lebensqualität wahrscheinlich gut oder relativ gut sein, wenn ein „autismus-freundliches" Umfeld vorliegt (Billstedt et al. 2008). Derzeit ist jedoch noch unklar, ob Frühinterventionen wirklich den Langzeitverlauf von Autismus-Spektrum-Störungen verändern können. Gleichwohl zeigen mittelfristige Verlaufs-Studien über wenige Jahre in der Kindheit, dass mit frühen intensiven multidisziplinären Interventionen mit einem pädagogischen Fokus ausgeprägt positive Resultate verbunden sein können (Howlin 2005).

Die Jugendlichen und Erwachsenen mit Asperger-Syndrom waren sich ihrer Stärken und Schwierigkeiten bewusst, zumindest im Vergleich zur Beurteilung ihrer Funktionstüchtigkeit durch die Eltern. Jedoch unterschätzten sie das Ausmaß ihres Handicaps wahrscheinlich in bestimmten Bereichen, insbesondere hinsichtlich der zentralen sozialen Defizite. Die subklinischen ASS-Menschen scheinen sowohl hinsichtlich der Selbstbeurteilung als auch der Elternbeurteilung gut innerhalb der Bandbreite der Normalbevölkerung zu funktionieren, obwohl sie immer noch einige überbleibende autistische Merkmale haben.

Die Tatsache, dass Männer mit Asperger-Syndrom generell nicht unempfindsam für ihre Probleme sind, sollte sowohl bei der Eingangsuntersuchung als auch der Entwicklung von pädagogischen Programmen ernster genommen werden. Wenn Menschen mit Asperger-Syndrom sich in einem jüngeren Alter hinsichtlich ihrer eigenen Probleme stärker engagieren, werden sie unserer Meinung nach mit diesen besser umgehen können.

Literatur

American Psychiatric Association (1994). Diagnostic and Statistical Manual of Mental Disorders, 4th Edition: DSM-IV. Washington DC. American Psychiatric Association.

Asperger H (1944). Die autistischen Psychopathen im Kindesalter. Archiv für Psychiatrie und Nervenkrankheiten 117: 76–136.

Bennett PC, Ong B, Ponsford, J (2005). Assessment of executive dysfunction following traumatic brain injury: Comparison of the BADS with other clinical neuropsychological measures. J Int Neuropsychol Soc 11: 606–613.

Billstedt E, Gillberg IC, Gillberg C (2008). Aspects of quality of life in adults diagnosed with autism in childhood. A population-based study. (In Vorbereitung).

Billstedt E, Gillberg IC, Gillberg C (2007). Autism in adults: symptom patterns and early childhood predictors. Use of the DISCO in a community sample followed from childhood. J Child Psychol Psychiatry 48: 1102–1110.

Billstedt E, Gillberg IC, Gillberg C (2005). Autism after adolescence. Population based 13–22-year follow-up study of 120 individuals with autism diagnosed in childhood. J Autism Dev Disord 35: 351–360.

Bogod N, Mateer CA, MacDonald SWS (2003). Self-awareness after traumatic brain injury: A comparison of measures and their relationship to executive functions: J Int Neuropsychol Soc 9: 450–458.

Bradley E und Bolton P (2006). Episodic psychiatric disorders in teenagers with learning disabilities with and without autism. B J Psychiatry 189: 361–366.

Cederlund M und Gillberg C (2004). One hundred males with Asperger Syndrome. A clinical study of background and associated factors. Dev MedChild Neurol 46: 652–660.

Cederlund M, Hagberg B, Billstedt E, Gillberg IC, Gillberg C (2008). Asperger syndrome and autism – a comparative longitudinal follow-up study more than 5 years after original diagnosis. J Autism Dev Disord 38: 72–85. Epub 2007.

Ehlers S und Gillberg C (1993). The epidemiology of Asperger Syndrome. A total population study. J Child PsycholPsychiatry 34: 1327–1350.

Eisenmayer R, Prior M, Leekam S, Wing L, Ong B, Gould J und Welham M (1998). Delayed language onset as a predictor of clinical symptoms in pervasive developmental disorders. J Autism Dev Disord 28: 527–533.

Evans JJ, Chua SE, McKenna PJ, Wilson BA (1997). Assessment of the dysexecutive syndrome in schizophrenia. Psychol Med 27: 635–646.

Frith U (2004). Emanuel Miller lecture: confusions and controversies about Asperger syndrome. J Child Psychol Psychiatr 45: 672–686.

Gilchrist A, Green J, Cox A, Burton D, Rutter M, Le Couteur A (2001). Development and Current Functioning in Adolescents with Asperger Syndrome: A comparative study. J Child Psychol Psychiatry 42: 227–240.

Gillberg C (1991). Clinical and neurobiological aspects of Asperger syndrome in six family studies. In: U. Frith (Ed.). Autism and Asperger Syndrome. Cambridge: Cambridge University Press.

Gillberg C, Cederlund M (2005). Asperger syndrome: familial and pre- and perinatal factors. J Autism Dev Disord 35: 159–166.

Gillberg C, Gillberg IC (1989). Asperger syndrome – some epidemiological considerations: a research note. J Child Psychol Psychiatry 30: 631–638.

Gillberg C, Gillberg IC, Rastam M, Wentz E (2001). The Asperger Syndrome (and high functioning autism) Diagnostic Interview (ASDI): a preliminary study of a new structured clinical interview. Autism 5: 57–66.

Gillberg C, Steffenburg S (1987). Outcome and prognostic factors in infantile autism and similar conditions: a population-based study of 46 cases followed through puberty. Journal of Autism and Dev Disord 17: 273–288.

Green J, Gilchrist A, Burton D, Cox A (2000). Social and Psychiatric Functioning in Adolescents with Asperger Syndrome Compared with conduct Disorder. J Autism Dev Disord 30: 279–293.

Hart T, Whyte J, Junghood K, Vaccaro M (2005). Executive Function and Self-awareness of „Real-world" Behaviour and Attention Deficits Following Traumatic Brain Injury. J Head Trauma Rehab 20: 333–347.

Howlin P (2005). The effectiveness of interventions for children with autism. J Neural Transm Suppl: 101–119.

Howlin P (2003). Outcome in high-functioning adults with autism with and without early language delays: implications for the differentiation between autism and Asperger syndrome. J Autism Dev Disord 33: 3–13.

Howlin P, Goode S, Hutton Jund, Rutter M (2004). Adult outcome for children with autism. J Child Psychol Psychiatr 45: 212–229.

Howlin P, Mawhood LM, Rutter M (2000). Autism and developmental receptive language disorder: A following–up comparison in early adult life: Social, behavioural and psychiatric outcomes. J Child Psychol Psychiat 41: 561–578.

Klin A, Volkmar FR, Sparrow SS, Cichetti DV (1995). Validity and neuropsychological characterisation of Asperger Syndrome: Convergence with non-verbal learning syndrome. J Child Psychol Psychiatr 36: 1127–1140.

von Knorring A-L und Hägglöf B (1993). Autism in northern Sweden: a population-based follow-up study: psychopathology. Eur Child Adolesc Psychiatry 2: 91–97.

Krabbendam L, de Vugt ME, Derix M, Jolles J (1999). The Behavioural Assessment of the Dysexccutive Syndrome as a Tool to Asses Executive Functions in Schizophrenia. Clinical Neuropsychologist 13: 370–375.

Larsen FW, Mouridsen SE (1997). The outcome of children with childhood autism and Asperger syndrome originally diagnosed as psychotic. A 30-year follow-up study of subjects hospitalized as children. Eur Child Adolesc Psychiatry 6: 181–190.

Larsson B, Melin L (1990). Depressive symptoms in Swedish adolescents. J Abnorm Child Psychol 18: 91–103.

Leekam S, Tandos J, McConachie H, Meins E, Parkinson K, Wright C, Turner M, Arnott B, Vittorini L, Le Couteur A (2007). Repetitive behaviours in typically developing 2-year-olds. J Child Psychol Psychiatry 48: 1131–1138.

Lotter V (1966). Epidemiology of autistic conditions in young children – I. Prevalence. Soc Psychiatr 1: 124–137.

Lotter V (1978). Follow-up studies. In: Rutter M, Schopler E (Hrsg.). Autism. A Reappraisal of Concepts and Treatment. New York: Plenum Press, S. 475–495.

Mc Govern CV, Sigman M (2005). Continuity and change from early childhood to adolescence in autism. J Child Psychol Psychiatr 46: 401–408.

Murphy GH, Beadle-Brown J, Wing L, Gould J, Shah A, Holmes N (2005). Chronicity of challenging behaviours in people with severe intellectual disabilities and/or autism: a total population sample. J Autism Dev Disord 35: 405–418.

Nordin V, Gillberg C (1998). The long-term outcome of autistic disorders. Acta Pschiatr Scand 97: 99–108.

Nydén A, Billstedt E, Hjelmquist E, Gillberg C (2001). Neurocognitive stability in Asperger syndrome, ADHD, and reading and writing disorder: a pilot study. Dev Med Child Neurol 43: 165–171.

Olsson G; von Knorring A-L (1997). Beck's Depression Inventory as a screening instrument for adolescent depression in Sweden: gender differences. Acta Psych Scand 95: 277–282.

Rutter M, Kim-Cohen J, Maugham B (2006). Continuities and discontinuities in psychopathology between childhood and adult life. J Child Psychol Psychiatr 47: 276–295.

Seltzer MM, Krauss MW, Shattuck PT, Orsmond G, Swe A, Lord C (2003). The symptoms of Autism Spectrum Disorders in Adolescence and Adulthood. J Autism Dev Disord 33: 565–581.

Starr E, Szatmari P, Bryson S, Zweigenbaum L (2003). Stability and change among High-Functioning Children with pervasive development disorders: a 2-year outcome study. J Autism Dev Disord 33: 15–22.

Szatmari P, Bryson SE, Boyle MH, Streiner DL, Duku E (2003). Predictors of outcome among high functioning children with autism and Asperger syndrome. J Child Psychol Psychiatry 44: 520–528.

Tantam D (1991). Asperger's syndrome in adulthood. In: Frith U (Hrsg.). Autism and Asperger syndrome. Cambridge: Cambridge University Press. S. 147–183.

Tsatsanis KD (2003). Outcome research in Asperger syndrome and autism. Child Adolesc Psychiatric Clin North Am 12: 47–63.

Venter A, Lord C, Schopler E (1992). A follow-up study of high functioning autistic children. J Child Psychol Psychiatr 33: 489–507.

Wing L (1981). Asperger's syndrome. A clinical account. Psychol Med 11: 115–129.

Wing L (2005). Reflections on Opening Pandora's Box. J Autism Dev Disord 35: 197–203.

Therapie

7 Systematisches Training zum Erkennen von Emotionen bei Erwachsenen mit Autismus-Spektrum-Störungen[1]

Ofer Golan[2] und Simon Baron-Cohen[3]

Beim Studium der Autismus-Spektrum-Störung (ASS) hat es eine Verschiebung von der reinen Beschreibung und Erklärung der autistischen Defizite zu einer Erforschung der Stärken und Schwächen gegeben (Baron-Cohen 2000; Happé 1999; Hill 2007; Jones und Klein 2007; Lopez 2007). Die Kenntnis der Stärken, über die Individuen mit ASS verfügen, kann zu neuen Interventionen führen, mit denen die Stärken gefördert und dadurch Schwierigkeiten kompensiert werden können. Dieses Kapitel beschreibt einen Versuch, solche kompensatorischen Prinzipien auf der Basis des Empathie-Systematisierungs- (E-S) Modell der ASS zu verwenden.

7.1 Empathie-Störungen bei ASS

Empathie ist definiert als die Fähigkeit, Emotionen und mentale Zustände in anderen zu erkennen und darauf mit einer adäquaten Emotion zu reagieren (Baron-Cohen et al. 2002). Der zentrale Punkt des Empathie-Defizits bei ASS ist seit langem bekannt (Gillberg 1992; Hobson 1993; Wing 1981). Dieses Empathie-Defizit ist für die sozialen und kommunikativen Schwierigkeiten verantwortlich, ebenso für die begrenzte Phantasie und das eingeschränkte Vorstellungsvermögen (wegen der Schwierigkeiten, sich in andere Personen hineinversetzen zu können). Das Defizit wird sowohl beim Verständnis der Absichten, Intentionen und Vorstellungen des Gegenübers als auch bei der Fähigkeit, eine adäquate Antwort zu geben, deutlich (Baron-Cohen et al. 2002). Viele Studien bestätigen ein Empathie-Defizit bei ASS und finden verminderte geteilte Aufmerksamkeit (Charman

---

1 Anmerkung der Herausgeber: Die Autoren verwenden den Begriff „Autism Spectrum Condition" (ASC), um die betroffenen Menschen nicht unter dem Aspekt der Störung zu charakterisieren. Da dieser Begriff noch kaum etabliert und außerdem schlecht übersetzbar ist, bleiben wir im Artikel beim Begriff der Autismus Spektrum Störung (ASS).
2 Ofer Golan wurde unterstützt durch die National Alliance for Autism Research (NAAR), den Corob Chariable Trust, den Cambridge Overseas Trust und B'nai B'rith Leo Baeck Stipendien.
3 Simon Baron-Cohen wurde unterstützt durch die Sirley Foundation, den Medical Research Council und den Three Guineas Trust.

2003), Schwierigkeiten der „Theory of Mind" (Baron-Cohen et al. 1985; Baron-Cohen et al. 2000), Schwierigkeiten im Erkennen und Verstehen von Gefühlen und mentalen Zuständen bei anderen und eine veränderte zerebrale Aktivierung in Regionen, die mit Empathie zu tun haben, unter anderem dem Spiegelneuronen-System (z. B. Dapretto et al. 2006). Verminderte Stufen der Empathie finden sich bei Erwachsenen mit ASS auch in Selbstbeurteilungs-Fragebögen wie dem Empathie-Quotient (Baron-Cohen und Wheelwright 2004).

7.2 Systematisierungs-Stärken bei ASS

Im Gegensatz zu diesen Empathie-Schwierigkeiten betont das E-S-Modell, dass Individuen mit ASS gute und manchmal sogar überdurchschnittliche Fähigkeiten im Systematisieren haben (Baron-Cohen 2003). Systematisieren beinhaltet das Verständnis und das Schaffen von regelgestützten, vorhersehbaren Systemen. Ein Systematisierer versucht, ein System bis zum untersten Niveau der Details zu analysieren, um seine zugrundeliegenden Regeln und Regelmäßigkeiten zu verstehen. Systeme können technischer Natur sein (z. B. das Funktionieren einer Maschine), natürlich (z. B. der Vorgang einer Küstenerosion), abstrakt (z. B. ein mathematisches Modell), taxonomisch (z. B. Kriterien zur Kategorisierung von Vögeln) oder sogar sozial (z. B. die Struktur eines sozialen Klassensystems).

Individuen mit ASS sind überaufmerksam für Details (López 2007) und bevorzugen vorhersehbare, regelbasierte Umgebungen, also Elemente, die zum Systematisieren gehören. Wenn sie mit Aufgaben getestet werden, die solche Fähigkeiten verlangen, schneiden sie gleich gut oder besser als Menschen ohne ASS ab. Individuen mit ASS haben auch bessere Resultate bei Aufgaben, die ein intuitives Verstehen physikalischer Gesetze verlangen (Lawson et al. 2004). Schlussendlich erzielen Erwachsene mit ASS in einem Selbstbeurteilungsfragebogen, dem Systematisierungs-Quotient, der auf das Systematisieren bezogene Interessen und Fähigkeiten befragt („ich kann mir visuell vorstellen, wie sich die Autobahnen in meiner Region verbinden" oder „wenn ich etwas lese, bemerke ich immer, ob es grammatikalisch korrekt ist"), höhere Werte als erwachsene Kontrollpersonen (Baron-Cohen et al. 2003). Der ständige Drang zum Systematisieren ist vielleicht auch die Grundlage der umschriebenen Interessen, die bei Kindern und Jugendlichen mit ASS gesehen werden, z. B. Themen (Systemen) wie Züge, Geographie, Elektronik und anderes (Attwood 2003; Baron-Cohen und Wheelwright 1999). Im späteren Leben können High-Functioning-Individuen mit ASS (oder, aus genetischen Gründen, ihre Verwandten ersten Grades) diese Systematisierungs-Fähigkeiten in beruflichen Gebieten wie in Mathematik, Physik, Maschinenbau oder Computer verwenden (Baron-Cohen 2003; Baron-Cohen et al. 1997).

Aus der Perspektive der Interventionsmöglichkeiten können die guten Systematisierungsfähigkeiten von Menschen mit ASS einen Weg eröffnen, um die Empathie-Schwierigkeiten zu kompensieren. Diese beiden Bereiche sind aber sehr verschieden: während Systematisieren präzise, regelbasiert und vorhersehbar ist, stellt das menschliche Verhalten ein offenes System dar – es besteht immer eine gewisse Zweideutigkeit und es gibt Elemente, die wir weder kontrollieren noch vorhersagen können. Empathie kann mit solchen offenen Systemen umgehen, weil es weniger präzis und dafür flexibler ist als Systematisieren. Wenn, trotz dieser Einschränkung, Empathie-Prinzipien systematisch dargestellt und unterrichtet werden, könnten die Stärken des Systematisierens genutzt werden, um Individuen mit ASS das Lernen gewisser Aspekte der Empathie zu erleichtern.

Ein Aspekt der Empathie ist die Emotionserkennung. Emotionen wurden mit verschiedenen Modellen und Einteilungen systematisch analysiert (z. B. Ortony et al. 1987; Russell 1980). Ähnlich wurden Gesichtsausdrücke analysiert und in Bezug auf die Gesichtsmuskulatur sowohl in der psychologischen Forschung (Ekman et al. 2002) als auch bei Computer-Studien systematisch präsentiert, um die menschliche Mimik zu entziffern (el Kalibouby und Robinson 2005). Wir haben deshalb die Emotionserkennung als die Empathie-Komponente ausgewählt, die Menschen mit ASS systematisch präsentiert werden soll.

7.3 Emotionserkennung bei ASS

Die Erkennung von Gefühlen und mentalen Zuständen ist eine der zentralen Schwierigkeiten für Menschen mit ASS (Baron-Cohen 1995; Hobson 1994). Diese Schwierigkeiten sind durch kognitive, verhaltensorientierte und Neuroimaging-Studien identifiziert und bezogen auf unterschiedliche sensorische Wahrnehmungen untersucht worden (Fritz und Hill 2004). Nachfolgend fassen wir die Befunde von Studien mit Erwachsenen und Kindern mit ASS zusammen, mit denen die Emotionserkennung aus Gesichtern, Stimmen und dem Kontext sowie deren Integration aus verschiedenen Quellen untersucht wurden.

7.3.1 Die Erkennung von Emotionen in Gesichtern

Die meisten Studien zur Emotionserkennung haben sich auf den Gesichtsausdruck konzentriert und die Erkennung der sogenannten Basisemotionen überprüft: Freude, Trauer, Angst, Wut, Überraschung und Ekel (Ekman und Friesen 1971). Einige Studien zeigen Emotionserkennungsdefizite bei Kindern und Erwachsenen mit ASS verglichen mit unauffälligen oder klinischen Kontrollgruppen (z. B. Hobson 1986a; 1986b). So fanden beispielsweise Celani et al. (1999), dass Teilnehmer mit Autismus beim Zuordnen von emotionalen Gesichtsausdrücken signifikant schlechter abschnitten als normal entwickelte Menschen oder Kontrollpersonen mit Down-Syndrom. Dieser Unterschied fand sich nicht beim Zuordnen identischer Gesichter, was darauf hinweist; dass Schwierigkeiten in der Gesichtsverarbeitung beim Autismus für die Emotionserkennung spezifisch sind.

Andere Studien konnten keinen Unterschied in der Fähigkeit von Kindern und Erwachsenen mit ASS bei der Erkennung von Basisemotionen auf Bildern

(Adolphs 2001; Piggot et al. 2004) oder Filmen mit Gesichtsausdrücken (Loveland et al. 1997) finden. So fand z. B. Castelli (2005), dass Kinder mit Autismus genau so wie jene in der Kontrollgruppe in der Lage waren, sechs Basisemotionen mit unterschiedlichen Intensitätsstufen zu erkennen und dass sie die gleiche Art von Fehlern machten. Diese widersprüchlichen Befunde können durch Entwicklungs- und methodologische Faktoren erklärt werden: Die Erkennung der Basisemotionen gelingt normalerweise im Alter von vier bis fünf Jahren (Herba und Philips 2004). Es ist deshalb möglich, dass Individuen mit ASS, trotz ihres Entwicklungsrückstandes, lernen, diese Basisemotionen zu erkennen oder ihre Defizite mit der Gesichtsverarbeitung durch alternative Strategien zu kompensieren.

Eine andere mögliche Erklärung für die unterschiedlichen Befunde bezieht sich auf Aufmerksamkeitsfaktoren, wie in einer neuen Studie von Begeer et al. (2006) gezeigt wurde: Auf die Aufforderung, Fotos mit emotionalem Ausdruck zu sortieren, erreichten Kinder mit ASS schlechtere Resultate als parallelisierte Kontrollen. Wenn aber Instruktionen, die auf eine sozio-emotionale Verarbeitung hinwiesen (z. B. „Welche dieser Personen würde Dir vielleicht eine Süßigkeit geben?"), gab es keine Gruppenunterschiede mehr. Dies würde darauf hinweisen, dass in einem angemessenen Kontext die Basisemotionserkennung von Kindern mit ASS intakt wäre. Wicker (2007) berichtet von ähnlichen Resultaten mit zusätzlichen Neuroimaging-Befunden, die darauf hinweisen, dass die explizite Erkennung von Emotionen einen kompensatorischen, bewussten, vom Frontalhirn kontrollierten Emotionserkennungsprozess bei Menschen mit ASS anstelle der automatischen subkortikalen Gesichtsverarbeitung voraussetzt, wie sie in der Allgemeinbevölkerung vorliegt. Diese Befunde weisen darauf hin, dass Menschen mit ASS, die bei Laboruntersuchungen normale Basisemotionserkennung zeigen, trotzdem Schwierigkeiten haben können, die gleichen Basisemotionen im realen Leben zu erkennen.

Im Vergleich zu den unterschiedlichen Befunden mit Aufgaben zu Basisemotionen, zeigen Studien, welche die Erkennung von komplexen Emotionen und mentalen Zuständen untersuchen, konsistentere Schwierigkeiten bei Menschen mit ASS[1]. Erwachsene[2] mit High-Functioning-ASS, die Basisemotionen gleich gut wie ihre Kontrollgruppen benennen können, haben Schwierigkeiten, auf Fotos mit Gesichtsausdrücken komplexe Emotionen zu erkennen (Baron-Cohen et al. 1997) und aufgrund dieser zu beurteilen, ob die dargestellten Personen vertrauenswürdig sind (Adolphs et al. 2001). Capps et al. (1992) forderten Kinder mit

---

[1] Komplexe Emotionen betreffen die Zuschreibung eines kognitiven Zustands ebenso wie einer Emotion und sind mehr kontext- und kulturabhängig (Griffiths 1979). Es kann sich mehr um überzeugungsabhängige als um situationsabhängige Emotionen handeln (Harris 1989), z. B. enttäuscht oder unaufrichtig, oder soziale Emotionen, z. B. peinlich oder intim (Kasari et al. 2001). Normal entwickelte Kinder können komplexe Emotionen wie Peinlichkeit, Stolz und Eifersucht im Alter von 7 Jahren erkennen (Harris 1989) und Fertigkeiten zur Erkennung komplexer Emotionen und mentaler Zustände entwickeln sich über die Lebensspanne weiter.

[2] Anmerkung der Herausgeber: Personen mit High-Functioning-Autismus haben eine normale Intelligenz. Der Begriff ist in der Literatur zu ASS fest etabliert und es gibt keine angemessene deutsche Übersetzung.

ASS auf, Emotionen auf Fotographien zu benennen und Beispiele von Situationen zu schildern, in denen sie sich so gefühlt hatten. Im Vergleich zu parallelisierten Kontrollen hatten Kinder mit ASS größere Schwierigkeiten, komplexe Emotionen wie Stolz oder Scham zu erkennen und zu erklären. Bezogen auf Basisemotionen wie Trauer oder Freude fanden sich hingegen keine Gruppenunterschiede. Außerdem schneiden High-Functioning-Kinder und Erwachsene mit ASS schlechter ab als Kontrollen, wenn es darum geht, eine komplexe Emotion oder den mentalen Zustand einer Person aufgrund eines Fotos der Augenregion oder eines stummen Videoclips des Gesichtes zuzuschreiben (Baron-Cohen et al. 2006). Diese Befunde weisen darauf hin, dass auch High-Functioning-Individuen mit ASS, bei denen die Erkennung von Basisemotionen intakt ist, Schwierigkeiten haben, komplexe Emotionen und mentale Zustände zu erkennen.

Schwierigkeiten der Emotionserkennung aufgrund von Gesichtsausdrücken bei Menschen mit ASS zeigen sich auch in Neuroimaging-Studien. Individuen mit ASS zeigen in Regionen, die für die Gesichtsverarbeitung von Bedeutung sind, wie z. B. des Gyrus fusiformis (z. B. Critchley et al. 2000) eine geringere Aktivierung. Es gibt auch Hinweise auf eine verminderte Aktivierung und veränderte Konnektivität zwischen „Social Brain"-Arealen, die in der Verarbeitung von Emotionen eine Rolle spielen (Baron-Cohen et al. 1999; Crichley et al. 2000; Wicker 2007, Kapitel 2). Studien zum Blickverfolgen zeigen, dass Individuen mit ASS beim Betrachten von Gesichtern oft die Mundregion fokussieren und die aussagekräftigere Augenregion verpassen (Johnes und Klein 2007).

7.3.2 Die Erkennung von Emotionen aus Stimmen

Menschen mit ASS haben Schwierigkeiten, die Intonation und pragmatisch-emotionale Betonung der Sprache zu benutzen, um sozio-emotionale Urteile abzugeben, z. B. um zu erkennen, ob ein Redner ruhig oder erregt ist oder ob er/sie zu einem Kind oder zu einem Erwachsenen spricht (Paul et al. 2005; McCann et al. 2007). Wie bei den Emotionserkennungsstudien von Gesichtern zeigen Studien zur basalen Emotionserkennung aus vokalen Stimuli unterschiedliche Befunde. Einige Studien berichten über Schwierigkeiten in diesem Bereich (z. B. Boucher et al. 2000; Hobson 1986a), während andere keine entsprechenden Defizite fanden (z. B. Boucher et al. 2000; Golan et al. 2008). Ein konsistentes Defizit zeigte sich aber bei der vokalen Erkennung komplexer Emotionen und mentaler Zustände (Golan et al. 2006; Golan et al. 2007).

Die Befunde zu Emotionserkennungsdefiziten aus vokalen Stimuli bei Menschen mit ASS werden ebenfalls verstärkt durch einzelne Neuroimaging-Studien. Gervais et al. (2004) fanden, dass Regionen im superioren temporalen Sulcus, die normalerweise auf Stimmen reagieren, bei Erwachsenen mit ASS keine Reaktion auf vokale Laute zeigten, während sich in Reaktion auf non-vokale Geräusche normale Aktivierungsmuster fanden. Diese Befunde weisen darauf hin, dass sich das autistische Gehirn nicht auf die Verarbeitung der menschlichen Stimme spezialisiert und sie gegenüber anderen Geräuschen nicht als bedeutungsreicher bevorzugt.

7.3.3 Die Erkennung von Emotionen aus dem Kontext

Emotionen und mentale Zustände werden in einem Kontext wahrgenommen und ausgedrückt. Dieser Kontext liefert Informationen über ihre Ursachen und Konsequenzen. Studien, welche die Fähigkeit von Menschen mit ASS beurteilen, Emotionen und mentale Zustände aus einem Zusammenhang zu identifizieren, haben ebenfalls Defizite im Vergleich zu Kontrollgruppen ergeben. So hatten z. B. erwachsene Studienteilnehmer mit ASS Schwierigkeiten, zu beurteilen, ob eine Geschichte für eine andere Person eine beunruhigende Äußerung enthielt und warum diese Äußerung die betreffende Person aufregen würde (Lawson et al. 2004). Jugendliche und Erwachsene mit ASS haben außerdem Schwierigkeiten, die Fragen des Strange Stories-Tests zu beantworten (Happé 1934; Jolliffe und Baron-Cohen 1999), mit dem die Fähigkeit gemessen wird, kontextabhängige Erklärungen für z. B. ironische oder sarkastische Bemerkungen zu liefern. Als diese Aufgabe in einer Neuroimaging-Studie verwendet wurde, zeigte sich eine verminderte Aktivierung des linken medialen präfrontalen Kortex bei Menschen mit ASS im Vergleich zu Kontrollen (Happé et al. 1996).

7.3.4 Multimodale Erkennung von Emotionen

Die Beurteilung komplexer Emotionen verlangt die Integration modaler Informationen unter anderem aus dem Kontext, der Prosodie und non-verbalen visuellen Hinweisen (Körperhaltung und Gesichtsausdruck) in ein kohärentes geschlossenes Bild (Herba und Philips 2004). Studien zur Erfassung komplexer Emotionen und mentaler Zustände aus solchen multimodalen Informationsquellen zeigen bei Menschen mit ASS ein Defizit (Golan et al. 2006; Klin et al. 2002; Jones und Klin 2007). So fanden z. B. Golan et al. (2006), dass Erwachsene mit ASS im Vergleich zu Kontrollgruppen eher auf den Inhalt einer Äußerung achteten, um die Emotion zu erkennen, und dabei widersprüchliche Aussagen im Gesichtsausdruck oder der Intonation vernachlässigten. In einer Studie, die den Effekt der Anzahl der sozialen Hinweise aus unterschiedlichen Wahrnehmungskanälen auf das integrative sozio-emotionale Verstehen erfassen sollte, wurden Kindern mit Autismus, geistiger Behinderung und normal entwickelten Kontrollgruppen Videoaufnahmen von Kind-Kind-Interaktionen gezeigt, in denen die Anzahl der Hinweise für eine korrekte Interpretation zwischen eins und vier variierte (Prosodie, verbaler Inhalt, nonverbales Verhalten oder nonverbales Verhalten mit einem Gegenstand). Die Kinder wurden gefragt, ob das gezeigte Verhalten geeignet war, Freunde zu finden, ob das Kind nett oder gemein war und wie sich der Empfänger des Verhaltens dabei fühlte und warum. Kinder mit ASS erreichten gleich gute Resultate wie beide Kontrollgruppen bei Szenen, die nur einen Hinweis enthielten, schnitten aber schlechter ab bei Szenen mit multiplen Hinweisen. Dies weist darauf hin, dass multiple Hinweise in unterschiedlichen Kanälen die Emotionserkennung bei Individuen mit ASS nicht erleichtern (Perice et al. 1997).

Zusammenfassend kann gesagt werden, dass trotz des lebenslangen Bestehens von Defiziten bei der Erkennung von Emotionen bei ASS einige High-Funtioning-

Individuen kompensatorische Strategien entwickeln, die ihnen die Erkennung basaler Emotionen erlauben. Wenn aber die Erkennung komplexerer Emotionen oder mentaler Zustände aus Gesichtern, Stimmen aus dem Kontext oder die Integration verschiedener Quellen verlangt wird, haben viele Betroffene damit große Schwierigkeiten. Dieses Defizit hat beträchtliche Auswirkungen auf die Fähigkeit von Kindern und Erwachsenen mit ASS, sozial zu funktionieren.

7.4 Das Training zur Erkennung von Emotionen bei ASS

Die Fähigkeit Emotionen und mentale Zustände zu erkennen, ist für die meisten Menschen intuitiv und automatisiert, so dass man sich ein Leben ohne diese Fähigkeit nur schwer vorstellen kann. Bei Menschen mit ASS müssen diese Fähigkeiten unterrichtet werden und die Betroffenen arbeiten hart, um ihre Schwächen zu beheben. Angesichts der zentralen Bedeutung der Erkennung von Emotionen hat es verschiedene Versuche gegeben, Kinder und Jugendliche mit ASS in diesem Bereich zu fördern. Die Versuche haben sich häufig auf die Erkennung basaler Emotionen konzentriert (Hadwin et al. 1996; Howlin et al. 1999). So haben z. B. Hadwin et al. (1996) Kindern mit Autismus beigebracht, basale Emotionen aus schematischen Zeichnungen und Fotografien von Gesichtsausdrücken zu erkennen. Dann wurde ihnen vermittelt, situativ begründete Emotionen aus Zeichnungen von emotionsauslösenden Situationen zu erkennen (z. B. ein großer Hund, der hinter einem Kind her jagt als ein Beispiel für eine angstauslösende Situation). Die Kinder verbesserten ihre Leistungen in Bezug auf Aufgaben, die geübt worden waren, aber nicht bezüglich anderer verwandter Aufgaben. Eine Verlaufsuntersuchung nach zwei Monaten ergab das gleiche Resultat.

Andere Versuche, eine komplexe Emotionserkennung zu vermitteln, waren in Trainingsprogrammen für Sozialfertigkeiten enthalten, die meist in Gruppen durchgeführt wurden (Barry et al. 2003; Howlin und Yatws 1999; Ozonoff und Miller 1995; Dunlop et al. 2007). So übten z. B. Ozonoff und Miller (1995) und Dunlop et al. (2007) mit Kindern Konversationsfähigkeiten, den Ausdruck nonverbaler Hinweise, die Erkennung von Emotionen bei Anderen und das Verstehen von falschen Überzeugungen. Während des ganzen Trainings wurden Modell-Verhalten durch Trainer und Feedback für das auf Video aufgenommene Rollenspiel der Kinder eingesetzt. Trotzdem waren nach 14 wöchentlichen Sitzungen keine Veränderung der sozialen Fähigkeiten außerhalb des Gruppenumfelds in der Beurteilung durch Eltern und Lehrer erkennbar, was auf eine schlechte Generalisierung des erlernten Materials auf das alltägliche soziale Funktionieren hinweist (Ozonoff und Miller 1995). Andere Evaluationsstudien zum Erlernen sozialer Fertigkeiten haben aber über Verbesserungen berichtet (Bauminger 2002; Howlin und Yates 1999). Diese basieren aber meistens auf der Selbstbeurteilung der Teilnehmer oder es fehlten Kontrollgruppen, wodurch die Aussagekraft dieser Studien begrenzt ist.

Unglücklicherweise sind Social Skills-Gruppen nicht weit verbreitet (Rogers 2000), speziell nicht für Erwachsene mit ASS (Howlin und Yates 1999). Gruppeninterventionen benötigen ausgebildete Fachpersonen, die nicht immer zur Verfügung stehen. Außerdem können Gruppen für gewisse Menschen mit ASS sozial zu anspruchsvoll sein und deshalb sozial eher ängstliche Teilnehmer abschrecken (Tantam 2000). Schlussendlich ist es in solchen Gruppen schwierig, sich dem individuellen Niveau und der Geschwindigkeit des Lernens anzupassen, so dass die Gefahr besteht, dass einige Teilnehmer überfordert und andere gelangweilt sind. Der Einsatz von Computern zum Training der Emotionserkennung könnte dieses Problem beheben.

7.5 Der Einsatz von Computern zum Training der Erkennung von Emotionen bei Individuen mit ASS

In den letzten 20 Jahren wurden aufgrund ihrer besonderen Vorteile computergestützte Traininsprogramme vermehrt zur Förderung von Menschen mit ASS eingesetzt. Menschen mit ASS bevorzugen ein computerisiertes Umfeld, weil es regelgestützt, vorhersehbar und konsistent ist. Dies passt gut zu ihren Systematisierungsfähigkeiten. Der Computer ist auch frei von sozialen Anforderungen, welche die Betroffenen in der Regel als belastend empfinden. Am Computer können Informationen in einer Art präsentiert werden, in der die potentiell verwirrenden und angstauslösenden multimodalen Inputs, die für die sozialen Situationen der realen Welt typisch sind, stark reduziert werden. Benutzer können am Computer mit ihrer eigenen Geschwindigkeit und ihrem Verständnisniveau arbeiten. Ein unmittelbares Feedback ist gewährleistet und Lektionen können so lange wiederholt werden, bis sie inhaltlich bewältigt sind. Interesse und Motivation können durch unterschiedliche und individuell ausgewählte computerisierte Belohnungen aufrecht erhalten werden (Moore et al. 2000). Außerdem sind computerbasierte Trainingsprogramme einfach kommerziell verfügbar und stehen deshalb einem breiten Publikum zur Verfügung. High-Funtioning-Kinder und -Erwachsene können sie selbständig verwenden oder brauchen nur wenig Unterstützung von Fachpersonen.

Verschiedene Studien haben Software zur Förderung des sozio-emotionalen Verständnisses bei Menschen mit ASS evaluiert. Bernhard-Opitz et al. (2001) haben ein Computerprogramm entwickelt, das den Benutzer mit sozialen Problemen über Themen wie sich abwechseln, Hilfe verlangen, nachgeben und verhandeln konfrontiert. Dabei wurden cartoon-ähnliche Szenen auf dem Computer dargestellt, die von einer Auswahl möglicher Lösungen begleitet waren. Die Benutzer wurden ermutigt, eigene Problemlösungen zu entwickeln. Kinder mit Autismus-Spektrum-Störungen, die diese Software während zehn Sitzungen verwendeten, zeigten einen ständigen Zuwachs in der Anzahl selbstentwickelter Lösungen. Die Generalisierung in Alltagssituationen wurde aber nicht überprüft.

Ein anderes Programm trainierte Kinder mit ASS im Bereich der basalen Emotionserkennung und dabei wurden Fotos von Gesichtern sowie situationsabhängigem und von der Überzeugung abhängigem Kontext verwendet. Kinder mit ASS, die diese Software für zehn tägliche Sitzungen über einen Zeitraum von zwei bis drei Wochen verwendet hatten, zeigten eine signifikante Verbesserung in Bezug auf die Emotionserkennung von situationsabhängigem und von der Überzeugung abhängigem Kontext und in einer Generalisierungsaufgabe der Emotionserkennung im Vergleich mit einer ASS-Kontrollgruppe, die das Programm nicht verwendet hatte. Im Gegensatz dazu fand sich keine signifikante Verbesserung in der Emotionserkennung aus Gesichtsausdrücken, vermutlich weil die Teilnehmer genügend alt und hoch funktionierend waren, um basale Emotionen aus Gesichtsausdrücken erfolgreich erkennen zu können (Silver und Oakes 2001).

Ein drittes Computerprogramm zur Emotionserkennung wurde von Bölte et al. (2002) evaluiert. Das Programm vermittelte die Erkennung von sechs basalen Emotionen unter Verwendung von Fotografien des ganzen Gesichtes oder der Augenregion. Erwachsene mit ASS, die diese Software für zehn Stunden über eine Periode von fünf Wochen verwendet hatten, zeigten eine verbesserte Emotionserkennung von Gesichtern oder Augenregionen, die Teil des Programms waren, aber nicht bei der Emotionserkennung einer Generalisierungsaufgabe.

Die genannten Beispiele zeigen, dass Computer sinnvoll zur Förderung von Menschen mit ASS eingesetzt werden können, obwohl alle auf ähnliche Probleme bei der Generalisierung gestoßen sind wie nicht-computerisierte Förderprogramme. Die erwähnten computerbasierten Interventionen verwendeten Zeichnungen oder Fotografien anstelle von realitätsnäheren Reizen. Dieser Umstand hat vielleicht die Generalisierung stärker erschwert, als wenn ökologisch validere Stimuli verwendet worden wären. Außerdem konzentrierten sich die Programme zur Emotionserkennung nur auf die basalen Emotionen und auf Gesichtsausdrücke. Bisher hat noch kein Programm die komplexe Emotionserkennung systematisch auf dem visuellen und dem auditiven Kanal mit lebensähnlichen Gesichtern und Stimmen trainiert. In unserer Forschung, die wir im Folgenden zusammenfassen, haben wir ein solches Programm evaluiert. Die zu prüfende Frage war: Können die guten Systematisierungsfähigkeiten, über die Menschen mit ASS verfügen, genutzt werden, um ihre Erkennung komplexer Emotionen zu verbessern.

7.6 *Mind Reading*: Ein systematischer Führer zu den Gefühlen

Im Rest des Kapitels konzentrieren wir uns auf „Mind Reading" (Baron et al. 2004), einen interaktiven Führer zu Gefühlen und mentalen Zuständen und seine

Bedeutung als ein Werkzeug zum Vermitteln der Emotionserkennung für Lernende im autistischen Spektrum. Mind Reading basiert auf einem taxonimischen System von 412 Emotionen und mentalen Zuständen, die systematisch in 24 Emotionsgruppen und sechs Entwicklungsstufen (von vier Jahren bis Erwachsenenalter) eingeteilt sind. Jede Emotionsgruppe wird durch einen kurzen Videoclip eingeleitet und demonstriert. Jede Emotion wird durch sechs tonlose Filme von Gesichtern, sechs Aufnahmen von Stimmen und sechs Beschreibungen von Situationen, die dieses Gefühl auslösen, definiert und demonstriert. Die daraus resultierende Bibliothek von emotionalen „Inhalten" (Videoclips, Audioclips oder kurze Geschichten) enthält 412 x 18 = 7416 Einheiten von Emotionsinformation, die erkannt und verstanden werden soll.

Die Gesichtsvideos und Stimmenaufnahmen umfassen Darsteller beider Geschlechter unterschiedlichen Alters und verschiedener Ethnizität, um die Generalisierung zu erleichtern. Gesichter und Stimmen werden für jede Emotion getrennt dargestellt (tonlose Gesichtsfilme und gesichtslose Stimmenaufnahmen), um die Analyse der Emotion in jeder Modalität zu fördern und den Lernprozess zu erleichtern, in dem eine perzeptuelle oder kognitive Überlastung des Benutzers vermieden wird. Alle Gesichtsvideoclips und Stimmenaufnahmen wurden durch eine Jury von zehn unabhängigen Beurteilern validiert und in das Mind Reading-Programm aufgenommen, wenn mindestens acht Beurteiler übereinstimmten, dass die bezeichnete Emotion das Gesicht und die Stimme beschrieben. In drei unterschiedlichen Bereichen (eine Emotionsbibliothek, ein Lernzentrum mit Lektionen, Quiz-Spielen, Belohnungen und ein Spielbereich) bietet das Programm Kindern und Erwachsen auf unterschiedlichen Funktionsniveaus die Gelegenheit, emotionale Ausdrücke in einem vorhersehbaren und unterhaltenden Umfeld systematisch zu erlernen[1]. **Abbildung 7.1** zeigt einige Bildschirmaufnahmen aus dem Programm.

---

[1] Die Software wird im Detail beschrieben bei Golan und Baron-Cohen (2006) und www.jkp.com/mindreading.

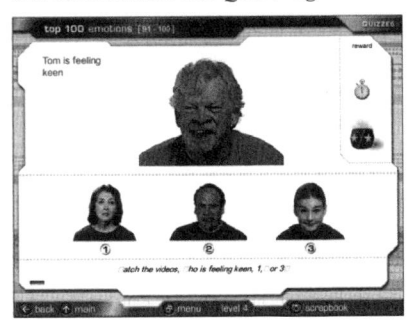

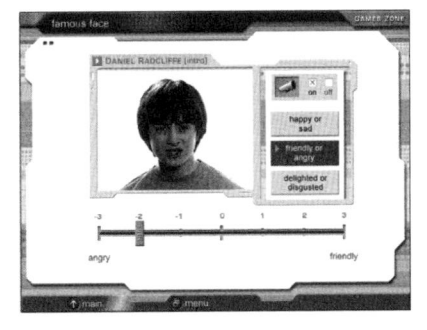

Die Emotions-Bibliothek: eine Emotionsseite   *Die 24 Emotionsgruppen*

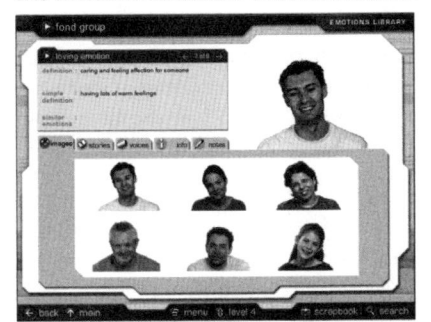

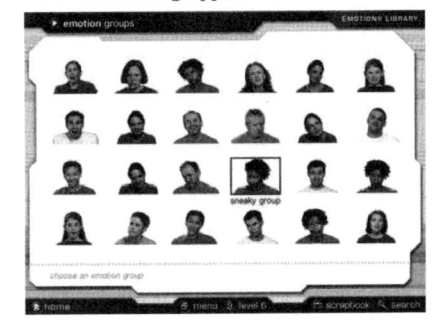

Das Lernzentrum: eine Quiz-Frage   *Die Spiel-Zone: „Berühmtes Gesicht"*

Abb. 7.1: Ausschnitte aus *Mind Reading*, dem interaktiven Führer für Emotionen (Baron-Cohen et al. 2004)

7.7 Studie zu *Mind Reading* über 10–15 Wochen bei Erwachsenen mit ASS

Wir untersuchten, ob Erwachsene mit ASS, die das Programm selbständig verwendet hatten, eine Verbesserung in der Emotionserkennung aufwiesen und das Ausmaß, mit dem sie ihr erworbenes Wissen generalisieren konnten. Die Intervention fand über einen Zeitraum von 10–15 Wochen statt, um eine sinnvolle Trainingsperiode zu gewährleisten und den Verlust von Teilnehmern durch eine längere Studiendauer zu vermeiden.

Die Teilnehmer wurden vor und nach der Intervention untersucht. Eine Kontrollgruppe von Erwachsenen mit ASS wurde zur Interventionsgruppe parallelisiert. Diese Kontrollgruppe wurde ebenso vor und nach einem ähnlichen Zeitraum untersucht, hatte dazwischen aber keine Intervention. Der Zweck dieser Kontrollgruppe bestand in der Überprüfung, ob eine Verbesserung Folge der

Intervention oder nur Folge der Wiederholung des Testes oder der dazwischen verstrichenen Zeit war. Eine dritte Kontrollgruppe von nichtbetroffenen Erwachsenen aus der Bevölkerung war den ASS-Gruppen parallelisiert worden. Diese Gruppe wurde nur getestet, um Resultate über die zu untersuchende Gruppe zu Beginn zu erhalten. Teilnehmer mit ASS wurden nach Zufall in die beiden folgenden Gruppen eingeteilt:

1. Häusliche Programm-Nutzer: 19 Teilnehmer (14 Männer) wurden aufgefordert, die umsonst zur Vergügung gestellte Software zuhause zwei Stunden pro Woche über einen Zeitraum von zehn Wochen, also bis 20 Stunden insgesamt, zu verwenden. Teilnehmer wurden in die Studie aufgenommen, wenn sie ein Minimum von zehn Stunden mit der Software gearbeitet hatten. Wenn sie dieses Minimum nicht erreicht hatten, wurde ihnen eine Verlängerung von vier Wochen angeboten, um noch mehr mit der Software zu arbeiten. Von 24 Teilnehmern, die ursprünglich dieser Gruppe zugeteilt worden waren, zogen sich drei am Ende der zehn Wochen zurück und zwei andere wurden ausgeschlossen, weil sie das Zehn-Stunden-Minimum nicht erreicht hatten.
2. ASS-Kontrollgruppe: 22 Teilnehmer (17 Männer) nahmen an den Treffen zur Untersuchung im Abstand von 10–15 Wochen teil. Dazwischen hatten sie keine Interventionen, die auf Emotionserkennung bezogen waren.

Zusätzlich bildeten wir eine dritte Gruppe als Kontrolle:

3. Typische Kontrollgruppe: 24 Teilnehmer (19 Männer) wurden für diese Gruppe bei einer lokalen Arbeitsvermittlung rekrutiert.

Die drei Gruppen wurden bezüglich Alter, verbalem und Handlungs-IQ, Händigkeit und Geschlecht parallelisiert. Sie umfassten einen ähnlichen Bereich von Berufs- und Ausbildungsstufen.

7.8 Beurteilung der Generalisierung

Um beurteilen zu können, ob die Benutzer der Software ihr erworbenes Wissen auf andere Situationen anwenden können, verglichen wir die Leistungen der Gruppen auf drei unterschiedlichen Stufen der Generalisierung und verwendeten dabei Reize in zwei Wahrnehmungsmodalitäten (visuell und auditiv):

1. *Engere Generalisierung:* Diese Stufe erfasste die Emotionserkennung von Reizen, die im Mind Reading-Programm enthalten sind, so dass die Teilnehmer ihnen während der Benutzung der Software möglicherweise begegnet waren. In wie fern sich die Teilnehmer erinnerten, wurde durch das Vorspielen von Gesichtsvideoclips und Stimmenaufnahmen getestet, die in einem anderen Mind Reading-Programm enthalten waren (wobei wir hierbei mehr Auswahlantworten und weniger Feedback und Unterstützung als im klassischen *Mind Reading* anboten). Die Batterie, um Gesichts- und vokale Emotionserkennung

auf dieser Stufe zu testen, die Cambridge Mind Reading (CAM) Face-Voice-Battery (Golan et al. 2006), beinhaltet eine Gesichts- und eine Stimmaufgabe mit 50 Merkmalen in jedem Bereich, um die Erkennung von 20 verschiedenen komplexen Emotionen und mentalen Zuständen (z. B. intim, unehrlich, nervös) zu testen, die sämtlich dem Mind Reading entnommen sind. In beiden Bereichen wurden nach der Präsentation eines Reizes vier Adjektive gezeigt und die Teilnehmer sollten entscheiden, welches Adjektiv am besten beschreibt, wie die Person sich fühlt. Die Testbatterie liefert einen Gesichts- und einen vokales Emotionserkennungswert sowie individuelle Werte für jede der 30 untersuchten Emotionen und einen Gesamtwert der korrekt erkannten Emotionen. Menschen mit ASS erzielen in allen drei Bereichen der Batterie deutlich niedrigere Werte als Kontrollen (Golan et al. 2006a).

2. *Merkmalsgestützte erweiterte Generalisierung:* Diese Stufe überprüft die Fähigkeit, die erworbenen Emotionserkennungsfertigkeiten auf Gesichter und Stimmen zu übertragen, die im Mind Reading nicht enthalten sind. Für den visuellen Bereich wurde dies mit dem „Reading the Mind in the Eyes"-Task durchgeführt (Baron-Cohen et al. 2001). Dieser Test umfasst 36 Merkmale, bei denen den Teilnehmern eine Fotografie der Augenregion eines Gesichtes gezeigt wird und sie eines von vier Adjektiven wählen müssen, um den mentalen Zustand der Person zu beschreiben. Für den auditiven Kanal verwendeten wir den „Reading the Mind in the Voice"-Task (Golan et al. 2007), der 25 Sprachsegmente aus BBC-Fernsehserien enthält. Nach dem ein Segment präsentiert wurde, mussten die Teilnehmer aus vier Adjektiven dasjenige auswählen, dass die Gefühle des Sprechenden am besten beschreibt. Erwachsene mit ASC erreichen in beiden Aufgaben deutlich niedrigere Werte als parallelisierte Kontrollen aus der Bevölkerung.

3. *Gesamtheitlich erweiterte Generalisierung:* Diese Stufe umfasst multimodale sozio-emotionale Reize, unter anderem Gesichter, Stimmen, Körpersprache und Kontext. Sie verwendet den „Reading the Mind in Films"-Test (Golan et al. 2006b), der 22 kurze soziale Szenen aus Kinofilmen enthält. Den Teilnehmern wurden vier Adjektive präsentiert und sie mussten dasjenige wählen, das am besten beschreibt, wie sich die Zielperson am Ende der Szene fühlt. Teilnehmer mit ASS schnitten signifikant schlechter ab als parallelisierte Kontrollen. Dieses Niveau wurde nur zum Zeitpunkt 2 untersucht.

Zusätzlich zu den beiden Untersuchungen wurden den Teilnehmern ein Jahr nach der Intervention Fragebögen zugeschickt, um einen Langzeiteffekt des Programms auf ein breiteres, sozio-emotionales Funktionieren zu erfassen.

7.9 Das Vorgehen der Studie

Die Teilnehmer der Interventionsgruppe wurden gebeten, bei der Evaluation einer neuen Software zu helfen, indem sie an zwei Untersuchungstreffen teilnehmen und das Mind Reading-Programm für zehn Wochen zwischen diesen Treffen verwenden sollten. Beim ersten Treffen wurde das Mind Reading den Teilnehmern detailliert vorgestellt. Dabei wurden die Einteilung der Emotionen und die Bereiche des Programms vorgestellt sowie die systematische Analyse einer Emotion durch das Vergleichen verschiedener Gesichter und Stimmen zum Erkennen der spezifischen Gesichtsausdrucks- und Intonationseigenschaften dieser Emotion demonstriert. Die Teilnehmer wurden ermutigt, die Stimuli systematisch zu analysieren. Sie wurden gebeten, die Emotionsbibliothek und das Lernzentrum frei zu benutzen, den Spielbereich aber höchstens für ein Drittel der mit dem Programm verwendeten Zeit zu gebrauchen (um sicher zu gehen, dass genügend Zeit für systematisches Lernen und nicht für zufälliges Spielen eingesetzt wurde). Teilnehmer der ASS-Kontrollgruppe wurden gebeten, zu den zwei Untersuchungen im Abstand von 10–15 Wochen zu kommen.

7.10 Resultate der Evaluation

Die Resultate der Evaluation sind in **Tabelle 7.1** dargestellt. Nach der Verwendung des Programms während 10–20 Stunden über einen Zeitraum von 10–12 Wochen verbesserten Programmnutzer mit ASS ihre Fähigkeit, komplexe Emotionen und mentale Zustände aus Gesichtern und Stimmen zu erkennen, signifikant besser als die Kontrollen mit ASS. Diese Resultate sind ermutigend, wenn man die kurze Verwendungszeit und die große Anzahl von Emotionen, die im Programm enthalten sind berücksichtigt, so wie die Tatsache, dass die Teilnehmer nicht aufgefordert waren, diese Emotionen spezifisch zu studieren. Obwohl die Leistungen der beiden ASS-Gruppen in der Emotionserkennung zum Zeitpunkt 1 signifikant niedriger waren, als in der typischen Kontrollgruppe, gab es keine solchen Unterschiede zwischen den klinischen Gruppen. Deshalb können alle Unterschiede zwischen den klinischen Gruppen zum Zeitpunkt 2 der Intervention zugeschrieben werden.

Die Interventionsgruppe verbesserte sich signifikant bei der engeren Generalisierung, z. B. bei emotionalen Gesichtern und Stimmen, mit denen Menschen mit ASS sonst spezifische Schwierigkeiten haben (Golan et al. 2006a). Die Befunde zusammen mit den Berichten der Teilnehmer, Gesichtern und Emotionen mehr Aufmerksamkeit zu widmen und den Blickkontakt durch die Verwendung der Software verbessert zu haben, weisen darauf hin, dass die Analyse der Emotionen und die Verwendung des Mind Reading es Menschen mit ASS erlaubt, ihre Emotionserkennung von Gesichtern und Stimmen zu verbessern.

Tab. 7.1: Mittelwerte (und Standardabweichungen) der drei Gruppen bei allen Aufgaben zum Zeitpunkt 1 und 2.

	Häusliche Programm-Nutzer		ASS Kontrollen		Normale Kontrollen
	Zeitpunkt 1	Zeitpunkt 2	Zeitpunkt 1	Zeitpunkt 2	
CAM Gesichtsaufgabe (Max. Wert = 50)	31.3 (8.8)	37.55[1] (7.8)	32.5 (8.4)	34.8[1] (8.2)	42.0[2] (5.2)
CAM Stimmaufgabe (Max. Wert = 50)	33.8 (6.6)	38.9[1] (6.2)	35.2 (7.4)	36.6 (7.9)	42.1[2] (4.2)
CAM Anzahl erkannter Konzepte (Max. Wert = 20)	9.8 (5.2)	12.6[1] (4.8)	10.5 (5.2)	11.3 (5.4)	16.1[2] (3.0)
Den seelischen Zustand an den Augen erkennen (Max. Wert = 36)	23.1 (6.7)	23.8 (4.7)	23.9 (6.7)	23.0 (7.3)	28.5[2] (3.1)
Den seelischen Zustand an der Stimme erkennen (Max. Wert = 25)	16.1 (2.9)	16.7 (3.9)	16.1 (3.9)	17.4 (3.5)	18.6[2] (2.4)
Den seelischen Zustand in den Filmen erkennen (Max. Wert = 22)		11.8 (3.8)		12.8 (3.4)	15.5[2] (2.4)

[1] Der Unterschied innerhalb der Gruppen zwischen Zeitpunkt 1 und 2 ist signifikant (p <.01).
[2] Die Werte zum Zeitpunkt 1 sind im Vergleich zu den klinischen Gruppen in der normalen Kontrollgruppe signifikant höher (p <.01).

7.11 Verlaufsbefunde

Verlaufsfragebögen wurden den Teilnehmern mit ASS ein Jahr nach dem Zeitpunkt 2 zugeschickt. Enthalten waren ein allgemeiner Rückmeldungsfragebogen und der „Friendship and Relationship Questionnaire" (FQ, Baron-Cohen und Wheelwright 2003), der den Bedarf und die Freude an enger, empathischer, unterstützender und fürsorglicher Freundschaft, das Interesse an anderen Menschen und die Wahrnehmung der Bedeutung von Freundschaft erfasst. 18 Teilnehmer (neun aus jeder Gruppe) schickten die Fragebögen ausgefüllt zurück. Die Analyse der Fragebögen zeigte eine signifikante Abnahme der FQ-Werte bei den Teilnehmern aus der ASS-Kontrollgruppe und eine grenzwertig signifikante Zunahme der FQ-Werte bei den Teilnehmern mit ASS aus der Interventionsgruppe.

Diese Befunde weisen darauf hin, dass die Verwendung der Software das Interesse und die Fähigkeit beeinflussen kann, Freundschaften und Beziehungen einzugehen. Die Antworten der Teilnehmer zeigten den positiven Effekt des Mind Reading auf ihr Bewusstsein für die Bedeutung von Emotionen und emotionalem Ausdruck im alltäglichen Leben wie auch für ihr Verständnis von Emotionen und den zugehörigen Emotionsausdrücken sowie generell auf ihre soziale Funktionstüchtigkeit. Obwohl diese Resultate nur von einem Teil der Gruppe erzielt wurden und auf einer Selbstbeurteilung basieren, bieten sie gewisse Hinweise für die positiven Langzeiteffekte, welche die systematische Analyse von Gemütsausdrücken auf das sozio-emotionale Funktionieren von Menschen mit ASS haben könnte.

7.12 Generalisierungsthemen

Trotz der oben erwähnten ermutigenden Effekte war die Verbesserung nach dem Gebrauch der Software beschränkt auf eine veränderte Präsentation und auf Veränderungen der verwendeten Stimuli z.B. zu Gesichtern und Stimmen aus dem Mind Reading. Wie **Tabelle 7.1** zeigt, hatten die Teilnehmer Schwierigkeiten, ihr Wissen auf andere Aufgaben der Emotionserkennung von Stimmen und Augen zu generalisieren und erzielten bei Aufgaben zur Integration von Gesichtern, Stimmen und kontextuellen Hinweisen keine besseren Resultate als die Kontrollen. Ähnliche Befunde einer schwachen Generalisierung fanden sich in anderen Studien zur Verbesserung der Theory of Mind, der Emotionserkennung und der sozialen Fähigkeiten bei Menschen mit ASS (Bölte et al. 2002; Hadwin et al. 1996; McGregor et al. 1998; Swettenham 1996; Dunlop et al. 2007). Die Einsatzzeit der Software war aber positiv mit den Ergebnissen der gesamtheitlichen erweiterten Generalisierung korreliert, was darauf hinweist, dass eine längere Verwendung des Programmes bei der Generalisierung zu multimodalen alltagsähnlichen Situationen hilfreich sein könnte.

Generalisierungsschwierigkeiten werden bei Menschen mit ASS häufig beschrieben (Rimland 1965). Dafür wurden verschiedene Erklärungen verwendet, unter anderem das Fokussieren auf kleine Details zum Nachteil des größeren Gesamtbildes (Frith 1989), Schwierigkeiten mit der Verarbeitung komplexer Information (Minshew und Goldstein 1998), die Unfähigkeit, die Ähnlichkeit zwischen Stimuli zu erkennen (Plaisted 2001) oder die Tendenz regel-abhängigen Kategorien zu folgen und prototyp-abhängige Kategorien zu vernachlässigen. Wenn jede soziale Situation oder jeder emotional Ausdruck als einzigartig wahrgenommen wird, bedeutet dies für sozio-emotionale Reize, dass daraus keine sozialen Regeln oder emotionale Kategorien entstehen können (Klinger und Dawson 1995), was zu einer schlechten Generalisierung des vermittelten Materials führt.

Basierend auf dem Systematisierungs-Modell hängt die Fähigkeit zur Generalisierung erlernter Inhalte von zwei Faktoren ab: dem Stellenwert des Systematisierens im kognitiven Stil des Individuums und dem Ausmaß, in dem die vermittelte Information systematisierbar ist, z.B. in wie weit sie auf klaren Regeln beruht, die genaue Vorhersagen ermöglichen (Baron-Cohen 2006). Starke Systematisierer, die ein gut definiertes regelgestütztes System erlernen, werden in der Lage sein, ihr Wissen erfolgreich zu generalisieren und die Regeln auf Beispiele anzuwenden, die im Lernprozess nicht vorhanden waren (z. B. in Mathematik oder Technik). Wenn aber Systematisierer mit variablen, locker strukturierten und wenig vorhersehbaren Informationen konfrontiert werden, können ihre Versuche, diese Information zu strukturieren (zu „systemisieren") dazu führen, dass eine Menge einzelner Informationseinheiten entstehen, die nicht weiter zusammengefasst werden können. Ohne ein solches Gruppieren von Informationen oder ohne klare Regeln wird das Generalisieren für einen starken Systematisierer schwierig, wenn nicht sogar unmöglich.

Der sozio-emotionale Bereich ist ein Beispiel für ein solch offenes System: obwohl er einige Regeln enthält (z. B. eine lächelnde Person ist glücklich), sind diese oft kontextabhängig (z. B. eine Person, die gerade bemerkt hat, dass ihre Socken nicht zusammenpassen, lächelt möglicherweise aus Verlegenheit) oder kulturabhängig (eine lächelnde Person könnte einfach höflich sein) und lässt deshalb viel Raum für Irrtum. Weil Individuen mit ASS starke Systematisierer sind, ist die Wahrscheinlichkeit, dass sie aus direkten Begegnungen mit sozio-emotionalen Phänomenen lernen, im Ganzen gering. *Mind Reading* versucht in das offene System der Emotionen ein gewisses Ausmaß an systematischer Struktur einzufügen, um dadurch die Möglichkeit des Lernens und Generalisierens zu verbessern. Obwohl es dadurch möglicherweise weniger nahe an Alltagssituationen ist, ermöglicht die aufgesetzte Struktur des emotionalen Bereichs im *Mind Reading* den starken Systematisierern einen erleichterten Zugang zu diesem Bereich und ein erhöhtes Bewusstsein für dessen Wichtigkeit, wie die Teilnehmer selbst berichteten.

7.13 Zusammenfassung: Wie können die Resultate dieser Studie mit der aktuellen und zukünftigen Autismus-Forschung verknüpft werden?

Die Mehrheit der bisherigen Studien zur Emotionserkennung bei ASS hat sich mit der Erkennung von Basisemotionen auf Fotografien des Gesichtsausdruckes beschäftigt. Die Aufgaben, die für die vorgestellte Studie geschaffen wurden, sowie das *Mind Reading* selbst, können als Erweiterung der Emotionserkennungsforschung durch ihre komplexeren und ökologisch valideren Stimuli verwendet werden. Beispielsweise erlauben unsere Aufgaben das Studium der Erkennung komplexer Emotionen aus mimischen und vokalem Ausdruck, ein Gebiet, das bisher, wie von McCann et al. (2007) festgestellt hat, kaum untersucht wurde.

Die Resultate unserer Studie verlangen nach Neuroimaging-Untersuchungen, um mögliche interventionsabhängige Veränderungen in der Funktion und der Konnektivität zwischen „Social Brain"-Arealen wie der Amygdala, dem Gyrus Fusiformis, dem Sulcus temporalis Superior und dem Prefrontalen Cortex zu erfassen. Die Berichte von Wicker (2007) zeigen, dass Menschen mit ASS bezogen auf die Emotionsverarbeitung aus Gesichtern atypische Konnektivitätsmuster zwischen diesen Hirnarealen aufweisen. Dies könnte mit Schwierigkeiten verbunden sein, emotionale Stimuli aus unterschiedlichen Wahrnehmungskanälen zu verknüpfen, wie in unserer Studie gezeigt wurde. Die Untersuchung von interventionsbezogenen Veränderungen auf dem neurologischen Level könnte eine Verbesserung der Funktion und Konnektivität zwischen diesen Regionen bei Individuen mit ASS zeigen. Sie könnte außerdem zeigen, dass eine Verbesserung von Emotionserkennungsfähigkeiten auf dem Verhaltensniveau mit einer gesteigerten Aktivierung und Konnektivität zwischen Hirnregionen als Versuch assoziiert ist, das Defizit im sozio-emotionalen Hirnnetzwerk zu kompensieren. Wicker fand einen starken Einfluss des rechten dorso-lateralen präfrontalen Kortex auf die Aktivität des Gyrus fusiformus bei Teilnehmern mit ASS, wenn sie explizit aufgefordert waren, Emotionen aus Gesichtsausdrücken zu verarbeiten. Ein solcher „Top-down"-Einfluss lässt vermuten, dass Individuen mit ASS ihre Verarbeitung von emotionalen Gesichtsausdrücken (und vermutlich auch aus anderen Kanälen) bewusst verbessern können, wenn sie dazu aufgefordert werden oder dieses trainieren[1]. Obwohl das Aktivitätsmuster des sozialen Gehirns sich von dem in der Durchschnittsbevölkerung unterscheidet, kann es Menschen mit ASS einen alternativen Weg für eine erfolgreichere Emotionserkennung eröffnen.

Ein solcher Zuwachs im Gebrauch von kompensatorischen Hirnarealen wurde durch Bölte et al. (2006) berichtet. Im Gegensatz zur Erwartung der Forscher war eine Verbesserung in der Emotionserkennung aus Gesichtern auf dem Verhaltensniveau mit einer Zunahme der Aktivierung nicht im fusiformen Gesichtsareal, sondern im rechten medialen occipitalen Gyrus verbunden, einer Region, die an der Objekt- und Gesichtserkennung beteiligt ist, und im rechten superioren Parietallappen, der an der visuo-räumlichen Verarbeitung und visuellen Aufmerksamkeit beteiligt ist.

Unsere Befunde weisen darauf hin, dass eine Verbesserung in der Emotionserkennung auf dem auditiven Weg durch ein geeignetes Training möglich ist (obwohl die Generalisierung dieser Fähigkeiten eine Schwierigkeit bleibt). Die weitere Interventionsforschung im Bereich der Prosodie-Verarbeitungsprobleme bei ASS (McCann et al. 2007) könnte das Systematisierungs-Modell verwenden (und das vokale emotionale Material im Mind Reading), in dem eine systematische Analyse von spektralen Diagrammen von Prosodie mit von ASS betroffenen Menschen durchgeführt wird, wobei charakteristische Prosodiemuster aufgezeigt werden. Wie bei den Fragen, die im Zusammenhang mit der emotionalen Gesichtsverarbeitung im Gehirn entstanden sind, wäre es interessant, den Effekt von solchen vokalen und Prosodieinterventionen auf die Aktivierung typischerweise beteiligter oder kompensatorischer Hirnareale zu studieren.

---

1 Vergleiche auch Adolphs et al. (2005) als Beispiel für die Wirksamkeit der Aufmerksamkeitsausrichtung auf wesentliche Gesichtsmerkmale für die Emotionserkennung bei einem Patienten mit Läsion der Amygdalae.

Die Teilnehmer unserer Studie berichteten, nach dem Gebrauch von *Mind Reading* mehr auf Gesichter zu achten und mehr Blickkontakt herzustellen. Solche Berichte müssen jedoch noch experimentell bestätigt werden. Die Verwendung einer Blickfolge-Technologie vor und nach einer Intervention könnte hilfreich sein, um die Berichte der Teilnehmer zu verifizieren (Jones und Klin 2007), z. B. um zu prüfen, ob sie mehr auf relevante Aspekte des Gesichtes (z. B. Augen) achten und weniger auf irrelevante Merkmale (z. B. Objekte). Unsere Befunde aus der ganzheitlichen Filmaufgabe weisen darauf hin, dass Teilnehmer mit ASS möglicherweise explizite Instruktionen brauchen, um ihre Aufmerksamkeit für die richtigen Reize zu verbessern. Jedoch weisen unsere Verlaufsbefunde darauf hin, dass Teilnehmer, die *Mind Reading* ohne spezifische Instruktionen verwendet haben, auch ohne zusätzliche Hinweise die Bedeutung der mimischen und vokalen Expression von Emotionen eher erkennen. Dieses Bewusstsein für emotionalen Ausdruck und seine Bedeutung hat die Interventionsgruppe möglicherweise von der ASS-Kontrollgruppe in Bezug auf die selbstberichteten Fähigkeiten, Freundschaften einzugehen, unterschieden.

In unserer Studie trainierte *Mind Reading* die Erkennung von Emotionen in Gesichtern und Stimmen getrennt. Dies hat möglicherweise einen fragmentierten Lernstil gefördert und die Generalisierung zu ganzheitlichen Reizen erschwert. Wir empfehlen deshalb, dass *Mind Reading* als erster Schritt in einem Trainingsprogramm gesehen wird. Der nächste Schritt müsste sich mit der systematischen Einführung von Kontext und der Integration verschiedener sozio-emotionaler Hinweise in ein einziges (flexibles) Bild befassen. Nachdem Menschen mit ASS sich ein ausreichendes Verständnis darüber verschafft haben, wie Emotionen aussehen und klingen, könnten sie daran arbeiten, dieses Wissen zu verknüpfen und es an kontextuelle Hinweise (López 2007) und kulturelles Wissen zu adaptieren (Loth 2007). Die begrenzte Generalisierung, die wir in unserer Studie gefunden haben, hängt möglicherweise mit unserer ausschließlichen Ausrichtung auf Emotionserkennung zusammen, bei der zwischen Emotionserkennung und anderen sozialen Fähigkeiten keine Verbindung hergestellt wurde. Es ist deshalb möglicherweise am besten, wenn die Verknüpfung zwischen computerbasiertem systematischen Training und realer Alltags-Flexibilität in das Curriculum von Gruppen zur Entwicklung sozialer Fertigkeiten für Kinder (Dunlop et al. 2007) und Erwachsene (Howlin und Yates 1999) eingeschlossen wird, weil diese Gruppen ein halb-natürliches und von Tutoren gestütztes Setting für sozio-emotionale Interaktionen bieten.

Bei Kindern könnte die Verknüpfung durch Mind Reading gelernte Prinzipien mit dem Kontext des Alltags auch durch Lehrer im Schulbereich und/oder durch Eltern zuhause unterstützt werden. Wir fanden Hinweise, dass ein elterngestützter Einsatz von *Mind Reading* zuhause eine Verbesserung in Erhebungsmassen der engeren und erweiterten Generalisierung bei Kindern mit ASC erbringen kann (Golan 2006; Golan et al. 2008). Die von Maestro und Muratori (2007) berichteten Zeichen einer verminderten sozialen Aufmerksamkeit in den ersten Lebensmonaten bei Kindern, die später eine ASS-Diagnose erhalten, weisen darauf hin, dass es von großer Bedeutung für die Entwicklung der sozio-emotionalen Fähigkeiten der Kinder sein könnte, diese schon früh auf die Bedeutung des emotionalen Ausdrucks hinzuweisen (Dawson und Zanolli 2003).

Solche junge Kinder sind vielleicht noch nicht in der Lage, Computer zu benutzen. Sie könnten aber emotionalen Ausdrücken durch das passive Zuschauen von Filmen ausgesetzt werden. Wir evaluieren derzeit die Wirkung der „*The Transporters*"-Trickfilmserie, die auf Kleinkinder mit ASS ausgerichtet ist. Sie benutzt mechanische Fahrzeuge, um die Aufmerksamkeit der Kinder auf Emotionen und Gesichtsausdruck zu lenken. Eine solche frühe Stimulation könnte auch für die sich entwickelte Wahrnehmung eines auf Personen gerichteten Blickes von Nutzen sein (Williams 2007). Wie bei *Mind Reading* können Stärken der Menschen mit ASS benutzt werden, um schwächere Bereiche zu unterstützen. Hier wird das Interesse der Kinder mit ASS für spezifische Stimuli (z. B. die mechanische Bewegung von Fahrzeugen) dazu verwendet, ihre Aufmerksamkeit auf Emotionen und Gesichtsausdrücke, die sie sonst eher vernachlässigen, zu lenken.

Mit den raschen Fortschritten einer unterstützenden Technologie können weitere ähnliche Interventionen für Menschen mit ASS entwickelt werden (Golan 2007). Wenn sie zu einer erfolgreichen Generalisierung erlernter Fähigkeiten führen, können solche Interventionen eine wichtige Quelle der Unterstützung für Kinder und Erwachsene aus dem autistischen Spektrum sein.

Literatur

Adolphs R (2001). The neurobiology of social cognition. Curr Opin Neurobiol 11: 231–239.
Adolphs R, Gosselin F, Buchanan TW, Tranel D, Schyns P, Damasio AR (2005). A mechanism for impaired fear recognition after amygdala damage. Nature 433: 68–72.
Adolphs R, Sears, L, Piven J (2001). Abnormal processing of social information from faces in autism. J Cogn Neurosci 13: 232–240.
Attwood T (2003). Understanding and managing circumscribed interests. In: Prior MR (Hrsg.). Learning and behavior problems in Asperger syndrome New York, London: Guilford Press. S. 126–147.
Baron-Cohen S (1995). Mindblindness: an essay on autism and theory of mind. Boston: MIT Press/Bradford Books.
Baron-Cohen S (2000). Is Asperger syndrome/high-functioning autism necessarily a disability? Dev Psychopathol 12: 489–500.
Baron-Cohen S (2003). The Essential Difference: men, women and the extreme male brain. London: Penguin.
Baron-Cohen S (2006). Two new theories of autism: hyper-systemizing and assortative mating. Arch Dis Child 91: 2–5.
Baron-Cohen S, Golan O, Wheelwright S, Hill JJ (2004). Mind Reading: the interactive guide to emotions. London: Jessica Kingsley Limited (www.jkp.com).
Baron-Cohen S, Leslie AM, Frith U (1985). Does the autistic child have a „theory of mind"? Cognition 21: 37–46.
Baron-Cohen S, Richler J, Bisarya D, Gurunathan N, Wheelwright, S (2003). The Systemizing Quotient (SQ): An investigation of adults with Asperger Syndrome or High Functioning Autism and normal sex differences. Philosophical Transactions of the Royal Society, Series B, Special issue on „Autism: Mind and Brain" 358: 361–374.

Baron-Cohen S, Ring HA, Wheelwright S, Bullmore E, Brammer MJ, Simmons A et al. (1999). Social intelligence in the normal and autistic brain: an fMRI study. Eur J Neurosci 11: 1891–1898.

Baron-Cohen, S, Tager-Flusberg H, Cohen DJ (2000). Understanding other minds: perspectives from developmental cognitive neuroscience (2. Ed.). Oxford: Oxford University Press.

Baron-Cohen S, Wheelwright S (1999). ‚Obsessions' in children with autism or Asperger syndrome. Content analysis in terms of core domains of cognition. Br J Psychiatry 175: 484–490.

Baron-Cohen S, Wheelwright S (2003). The Friendship Questionnaire: An investigation of adults with Asperger syndrome or high-functioning autism, and normal sex differences. J Autism Dev Dis 33: 509–517.

Baron-Cohen S, Wheelwright S (2004). The empathy quotient: an investigation of adults with Asperger syndrome or high functioning autism, and normal sex differences. J Autism Dev Dis 34: 163–175.

Baron-Cohen S, Wheelwright S, Hill JJ, Raste Y, Plumb I (2001). The „Reading the Mind in the Eyes" Test revised version: a study with normal adults, and adults with Asperger syndrome or high-functioning autism. J Child Psychol Psychiatry 42: 241–251.

Baron-Cohen S, Wheelwright S, Jolliffe T (1997). Is there a „language of the eyes"? Evidence from normal adults, and adults with autism or Asperger syndrome. Vis Cog 4: 311–331.

Baron-Cohen S, Wheelwright S, Lawson J, Griffin R, Hill JJ (2002). The exact mind: Empathizing and systemizing in autism spectrum conditions. In: Goswami U (Hrsg.). Handbook of childhood cognitive development. Malden, MA: Blackwell Publishers. S. 491–508.

Baron-Cohen S, Wheelwright S, Stott CM, Bolton P, Goodyer I (1997). Is there a link between engineering and autism? Autism 1: 101–109.

Barry TD, Klinger LG, Lee JM, Palardy N, Gilmore T, Bodin SD (2003). Examining the effectiveness of an outpatient clinic-based social skills group for high-functioning children with autism. J Autism Dev Dis 33: 685–701.

Bauminger N (2002). The facilitation of social-emotional understanding and social interaction in high-functioning children with autism: Intervention outcomes. J Autism Dev Dis 32: 283–298.

Begeer S, Rieffe C, Terwogt MM, Stockmann L (2006). Attention to facial emotion expressions in children with autism. Autism 10: 37–51.

Bernard-Opitz V, Sriram N, Nakhoda-Sapuan S (2001). Enhancing social problem solving in children with autism and normal children through computer-assisted instruction. J Autism Dev Dis 31: 377–398.

Bölte S, Feineis-Matthews S, Leber S, Dierks T, Hubl D, Poustka F (2002). The development and evaluation of a computer-based program to test and to teach the recognition of facial affect. Int J Circumpolar Health 61: Suppl 2: 61–68.

Bölte S, Hubl D, Feineis-Matthews S, Prvulovic D, Dierks T, Poustka F (2006). Facial affect recognition training in autism: Can we animate the fusiform gyrus? Behav Neurosci 120: 211–216.

Boucher J, Lewis V, Collis GM (2000). Voice processing abilities in children with autism, children with specific language impairments, and young typically developing children. J Child Psychol Psychiatry 41: 847–857.

Capps L, Yirmiya N, Sigman, M (1992). Understanding of simple and complex emotions in non-retarded children with autism. J Child Psychol Psychiatry 33: 1169–1182.

Castelli F (2005). Understanding emotions from standardized facial expressions in autism and normal development. Autism 9: 428–449.

Celani G, Battacchi M W, Arcidiacono L (1999). The understanding of the emotional meaning of facial expressions in people with autism. J Autism Dev Dis 29: 57–66.

Charman T (2003). Why is joint attention a pivotal skill in autism? Philos Trans R Soc Lond B Biol Sci 358/1430: 315–324.

Critchley HD, Daly EM, Bullmore ET, Williams S, Van Amelsvoort T, Robertson DM, et al. (2000). The functional neuroanatomy of social behaviour: changes in cerebral blood flow when people with autistic disorder process facial expressions. Brain 123: 2203–2212.

Dapretto M, Davies MS, Pfeifer JH, Scott AA, Sigman M, Bookheimer SY et al. (2006). Understanding emotions in others: mirror neuron dysfunction in children with autism spectrum disorders. Nat Neurosci 9: 28–30.

Dawson G, Zanolli K (2003). Early intervention and brain plasticity in autism. In: Bock G. Goode J. (Eds.). Autism: Neural bases and treatment possibilities. Chichester, UK: John Wiley & Sons Ltd. Vol. 251, S. 266–280.

Ekman P, Friesen, WV (1971). Constants across cultures in the face and emotion. J Pers Soc Psychol 17: 124–129.

Ekman P, Friesen WV, Hager JC (2002). The Facial Action Coding System (2nd ed.). London: Weidenfeld & Nicolson.

el Kaliouby R, Robinson P (2005). Real-time inference of complex mental states from facial expressions and head gestures. In: Kisacanin B, Pavlovic V, Huang TS (Hrsg.). Real-Time Vision for Human-Computer Interaction New York: Springer-Verlag. S. 181–200.

Frith U (1989). Autism: explaining the enigma. Oxford: Blackwell.

Frith U, Hill E (2004). Autism: mind and brain. Oxford: Oxford University Press.

Gervais H, Belin P, Boddaert N, Leboyer M, Coez A, Sfaello I et al. (2004). Abnormal cortical voice processing in autism. Nature Neuroscience 7: 801–802.

Gillberg CL (1992). The Emanuel Miller Memorial Lecture 1991. Autism and autistic-like conditions: subclasses among disorders of empathy. J Child Psychol Psychiatry 33: 813–842.

Golan O (2006). Systemising emotions: teaching emotion recognition to people with autism using interactive multimedia. Unpublished PhD. Cambridge: University of Cambridge.

Golan O, Baron-Cohen S (2005). Teaching children with Asperger syndrome and high functioning autism to recognize emotions using interactive multimedia. (Unveröffentlichtes Manuskript).

Golan O, Baron-Cohen S (2006). Systemizing empathy: Teaching adults with Asperger Syndrome and High Functioning Autism to recognize complex emotions using interactive multimedia. Dev Psychopathol 18: 591–617.

Golan O, Baron-Cohen S, Golan Y (2008). ‚Reading the Mind in Films' Tasks [Child Version]: Complex emotion and mental state recognition in children with and without autism spectrum conditions. J Autism Dev Disord: 38: 1534–1541.

Golan O, Baron-Cohen S, Hill JJ (2006). The Cambridge Mindreading (CAM) Face-Voice Battery: testing complex emotion recognition in adults with and without Asperger Syndrome. J Autism Dev Dis 36: 169–183.

Golan O, Baron-Cohen S, Hill JJ, Golan Y (2006). The ‚Reading the Mind in Films' task: complex emotion recognition in adults with and without autism spectrum conditions. Soc Neurosci 1: 111–123.

Golan O, Baron-Cohen S, Hill JJ, Rutherford MD (2007). The ‚Reading the Mind in the Voice' test – Revised: A study of complex emotion recognition in adults with and without Autism Spectrum Conditions. J Autism Dev Disord: 37: 1096–1106.

Golan O, LaCava PG, Baron-Cohen S (2007). Assistive technology as an aid in reducing social impairments in autism spectrum conditions. In: Gabriels RL, Hill DE (Hrsg.). Growing Up with Autism: Working with School-Age Children and Adolescents. New York: Guilford Press. S. 124–142.

Griffiths P (1997). What emotions really are: the problem of psychological categories. Chicago. London: University of Chicago Press.

Hadwin J, Baron-Cohen S, Howlin P, Hill K (1996). Can we teach children with autism to understand emotions, belief, or pretence? Dev Psychopathol 8: 345–365.

Happé FG (1994). An advanced test of theory of mind: Understanding of story characters' thoughts and feelings by able autistic, mentally handicapped, and normal children and adults. J Autism Dev Dis 24: 129–154.

Happé FG (1999). Autism: cognitive deficit or cognitive style? Trends Cognit Sci 3: 216–222.

Happé FG, Ehlers S, Fletcher P, Frith U, Johansson M, Gillberg C et al. (1996). ‚Theory of mind' in the brain. Evidence from a PET scan study of Asperger syndrome. Neuroreport 8: 197–201.

Harris PL (1989). Children and emotion: the development of psychological understanding. Oxford: Blackwell.

Herba C, Phillips M (2004). Annotation: Development of facial expression recognition from childhood to adolescence: behavioural and neurological perspectives. J Child Psychol Psychiatry 45: 1185–1198.

Hobson RP (1986a). The autistic child's appraisal of expressions of emotion. J Child Psychol Psychiatry 27: 321–342.

Hobson RP (1986b). The autistic child's appraisal of expressions of emotion: a further study. J Child Psychol Psychiatry 27: 671–680.

Hobson RP (1993). Autism and the development of mind. Hove: Lawrence Erlbaum Associates.

Hobson RP (1994). Understanding persons: The role of affect. In: Baron-Cohen S, Tager-Flusberg H, Cohen D (Hrsg.). Understanding other minds London: Oxford University Press. S. 204–227.

Howlin P, Baron-Cohen S, Hadwin J (1999). Teaching children with autism to mind-read: a practical guide for teachers and parents. Chichester: B J Wiley.

Howlin P, Yates P (1999). The potential effectiveness of social skills groups for adults with autism. Autism 3: 299–307.

Jolliffe T, Baron-Cohen S (1999). The Strange Stories Test: A replication with high-functioning adults with autism or Asperger Syndrome. J Autism Dev Dis 29: 395–406.

Jones W, Klin A (2007). Altred salience in autism: developmental insights, consequences and questions. In: McGregor E, Nunez M, Cebula K, Gomez JC (Hrsg.). Autism. An integrated view from neurocognitive, clinical and intervention research. Oxford: Blackwell. S. 62–82.

Kasari C, Chamberlain B, Bauminger N (2001). Social emotions and social relationships: Can children with autism compensate? In: Burack JA, Charman T, Yirmiya N, Zelazo PR (Hrsg.). The development of autism: Perspectives from theory and research. Mahwah, NJ: Lawrence Erlbaum Associates. S. 309–323.

Klin A, Jones W, Schultz R, Volkmar F, Cohen DJ (2002b). Visual fixation patterns during viewing of naturalistic social situations as predictors of social competence in individuals with autism. Arch Gen Psychiatry 59: 809–816.

Klinger LG, Dawson G (1995). A fresh look at categorization abilities in persons with autism. In: Schopler E, Mesibov GB (Hrsg.). Learning and cognition in autism. New York, NY: Plenum Press. S. 119–136.

Lawson J, Baron-Cohen S, Wheelwright S (2004). Empathising and systemising in adults with and without Asperger Syndrome. J Autism Dev Dis 34: 301–310.

Lopez B (2007). Building the whole beyond its parts: A critical examination of current theories of integration abilitiy in autism. In: McGregor E, Nunez M, Cebula K, Gomez JC (Hrsg.). Autism. An integrated view from neurocognitive, clinical and intervention research. Oxford: Blackwell. S. 104–123.

Loth E (2007). Abnormalities in „cultural knowledge" in autism spectrum disorders: a link between behavior and cognition? In: McGregor E, Nunez M, Cebula K, Gomez JC (Hrsg.). Autism. An integrated view from neurocognitive, clinical and intervention research. Oxford: Blackwell. S. 83–103.

Loveland KA, Tunali Kotoski B, Chen Y, Ortegon J, Pearson DA, Brelsford KA et al. (1997). Emotion recognition in autism: Verbal and non-verbal information. Dev Psychopathol 9: 579–593.

Maestro S, Muratori F (2007). How young children with autism treat objects and people: some insights into autism in infancy from research in home movies. In: McGregor E, Nunez M, Cebula K, Gomez JC (Hrsg.). Autism. An integrated view from neurocognitive, clinical and intervention research. Oxford: Blackwell. S. 169–192.

McCann J, Pepe S, Gibbon F, O'Hare A, Rutherford M (2007). The prosody-language relationship in children with high-functioning autism. In: McGregor E, Nunez M, Cebula K, Gomez JC (Hrsg.). Autism. An integrated view from neurocognitive, clinical and intervention research. Oxford: Blackwell. S. 214–235.

McGregor E, Whiten A, Blackburn P (1998). Teaching theory of mind by highlighting intention and illustrating thoughts: A comparison of their effectiveness with three-year-olds and autistic subjects. B J Dev Psychol 16: 281–300.

Minshew NJ, Goldstein G (1998). Autism as a disorder of complex information processing. Ment Retard Dev Dis Res Rev 4: 129–136.

Moore D, McGrath P, Thorpe J (2000). Computer-aided learning for people with autism – a framework for research and development. Innov Edu Trai Int 37: 218–228.

Ortony A, Clore G, Foss M (1987). The referential structure of the affective lexicon. Cognit Sci 11: 341–364.

Ozonoff S, Miller J (1995). Teaching theory of mind: A new approach to social skills training for individuals with autism. J Autism Dev Dis 25: 415–433.

Paul R, Augustyn A, Klin A, Volkmar FR (2005). Perception and production of prosody by speakers with autism spectrum disorders. J Autism Dev Dis 35: 205–220.

Pelphrey KA, Sasson NJ, Reznick JS, Paul G, Goldman BD, Piven J (2002). Visual scanning of faces in autism. J Autism Dev Dis 32: 249–261.

Pierce K, Glad K, Schreibman L (1997). Social perception in children with autism: an attentional deficit? J Autism Dev Dis 27: 265–282.

Piggot J, Kwon H, Mobbs D, Blasey C, Lotspeich L, Menon V, Bookheimer S, Reiss AL (2004). Emotional attribution in high-functioning individuals with autistic spectrum disorder: a functional imaging study. J Am Acad Child Adolesc Psychiatry 43: 473–480.

Plaisted KC (2001). Reduced generalization in autism: An alternative to weak central coherence. In: Burack JA, Charman T, Yirmiya NP, Zelazo R (Hrsg.). The development of autism: Perspectives from theory and research. Mahwah, NJ: Lawrence Erlbaum Associates. S. 149–169.

Rimland B (1965). Infantile autism: the syndrome and its implications for a neural theory of behavior. London: Methuen.

Rogers SJ (2000). Interventions that facilitate socialization in children with autism. Journal of Autism Dev Dis 30: 399–409.
Russell JA (1980). A circumplex model of affect. J Pers Soc Psychol 39: 1161–1178.
Silver M, Oakes P (2001). Evaluation of a new computer intervention to teach people with autism or Asperger syndrome to recognize and predict emotions in others. Autism 5: 299–316.
Swettenham J (1996). Can children with autism be taught to understand false belief using computers? J Child Psychol Psychiatry 37: 157–165.
Tantam D (2000). Psychological disorder in adolescents and adults with Asperger syndrome. Autism 4: 47–62.
Wicker B (2007). New insights from neuro-imaging into the emotional brain in autism. In: McGregor E, Nunez M, Cebula K, Gomez JC (Hrsg.). Autism. An integrated view from neurocognitive, clinical and intervention research. Oxford: Blackwell. S. 23–41.
Williams JHG (2007). Directedness, egocentrism, and autism. In: McGregor E, Nunez M, Cebula K, Gomez JC (Hrsg.). Autism. An integrated view from neurocognitive, clinical and intervention research. Oxford: Blackwell. S. 42–61.
Wing L (1981). Asperger's syndrome: a clinical account. Psychol Med 11(1): 115–129.

8 Frühe intensive verhaltenstherapeutische Intervention bei frühkindlichem Autismus

Tania Rothe, Nadja Studer, Erika Stüssi und Ronnie Gundelfinger

8.1 Frühe Interventionsmethoden bei frühkindlichem Autismus

Psychologische Interventionen für das Vorschulalter lassen sich danach unterteilen, ob sie eine Veränderung einzelner Funktionen oder Probleme anstreben (z. B. die Kommunikation oder unerwünschtes Verhalten) oder eine umfassende Entwicklungsförderung zum Ziel haben. Mehrere Methoden zielen auf die Förderung sozialer Kompetenzen ab, so das *Social Script Training* (McClannahan und Krantz 2005; Weiss und Harris 2001) oder die *Relationship Development Intervention* (RDI; Gutstein und Sheely 2002). Zur Förderung von Sprache und Kommunikation wurden z. B. das *Picture Exchange Communication System* (Frost und Bondy 2002) und das *Developmental Social Pragmatic Model* (DPS; Wetherby et al. 1997) entwickelt. Für die Veränderung von unerwünschtem Verhalten werden seit langem verhaltenstherapeutische Interventionen eingesetzt. Einen guten Überblick über die Methoden liefern Lord und McGee (2001).

Die sämtlich aus den USA stammenden umfassenden Programme starteten zunächst als Forschungsprojekte. Ihr konzeptueller Hintergrund ist entweder entwicklungstheoretisch, wie z. B. das *Denver Modell* (Rogers et al. 2000) und das *Developmental Intervention Model* (Greenspan und Wieder 1999), lerntheoretisch, wie das in diesem Beitrag speziell fokussierte *UCLA Model of Applied Behavioral Analysis* (Smith et al. 2000a) und das *Pivotal Response Model* (Koegel et al. 1998) oder eklektisch, wie TEACCH (*Treatment and Education of Autistic and related Communication handicapped Children*; Häussler 2005) ausgerichtet. Trotz theoretisch unterschiedlicher Orientierungen bestehen in der Praxis große Überlappungen zwischen den Modellen (Lord und McGee 2001). Entwicklungstheoretiker kritisieren jedoch zu Recht seit langem, dass die verhaltenstherapeutischen Frühförderprogramme die spezifischen Defizite, die aus der autistischen Störung resultieren, vernachlässigt haben (Rogers et al. 1986, zitiert nach Lord und McGee 2001).

Die lerntheoretischen Programme wurden überwiegend im Umfeld der *Applied Behavior Analysis (ABA,* dt.: Angewandte Verhaltensanalyse) entwickelt, die sich als eigener wissenschaftlicher Zugang mit nicht nur klinischem Anwendungsgebiet versteht (Cooper et al. 2007). Kennzeichnend für die ABA-Programme zur Behandlung des Autismus ist ein früh einsetzendes und intensives Trainingsprogramm basierend auf operanter Verstärkung. Während die angewandte Verhaltensanalyse in den USA zum dominierenden Ansatz in der Entwicklungsförderung bei frühkindlichem Autismus geworden ist, wurden operante Methoden in Europa nie im gleichen Umfang eingesetzt. Aus dem Blickwinkel der aktuellen Entwicklung der Verhaltenstherapie, die offen für neue empirisch abgesicherte Methoden ist, stellt die angewandte Verhaltensanalyse, wenn sie sich methodisch auf die operante Konditionierung beschränkt, eine frühere Stufe der heutigen Verhaltenstherapie dar (Perrez 1997).

8.2 Das UCLA Model of Applied Behavioral Analysis

Dieses Modell wurde seit den 60er Jahren an der Universität Los Angeles (UCLA) von Ivar Lovaas entwickelt und steht im Zentrum des Zürcher Projektes. Es wird im Folgenden auch als „Lovaas-Modell" bezeichnet. Das ungewöhnlichste Merkmal von ABA bei Autismus sind die in diesem und anderen Modellen angestrebten *30–40 Wochenstunden* als Rahmenbedingung der Intervention. Das Kind soll nach Möglichkeit rund um die Uhr gefördert werden, um sich der Stundenzahl anzunähern, während derer ein gesundes Kind lernt (Lovaas 2003). Diese Intensität übersteigt das im deutschen Sprachraum als zumutbar und realisierbar angesehene Maß (Hasmann et al. 2006) um ein Vielfaches. Die Kinder werden zu Beginn in kürzeren Sitzungen an die neue Situation gewöhnt, wodurch zunächst ca. 20–25 Stunden pro Woche umgesetzt werden. Der Einsatz von *Kotherapeuten* oder *Mediatoren*, die keine ausgebildeten Fachpersonen sind, ist eine Folge dieser Intensität, zumal die Therapie unbezahlbar wäre, wenn Fachkräfte die therapeutische Basisarbeit leisten würden.

Aus dem Einsatz von Kotherapeuten folgt wiederum, dass das individuelle therapeutische Vorgehen bis ins kleinste Detail beschrieben und festgehalten werden muss, um vermittelbar zu sein. In Zürich und auch vielerorts in den USA sind es v. a. Psychologiestudierende[1], die diese Funktion übernehmen. Die *Rolle der Fachperson* (in Zürich und anderswo meistens Psychologinnen) in einem ABA-Team besteht dementsprechend darin, die Teammitglieder in den Techniken zu trainieren und in Therapiebesuchen zu supervidieren sowie den Förderplan und die einzelnen Übungen und Vorgehensweisen zu erstellen, für das Team festzuhalten und laufend anzupassen. Um die Kommunikation zwischen den vier bis fünf Kotherapeutinnen eines Kindes untereinander und mit der Supervisorin zu gewährleisten, wird einerseits jede durchgeführte Therapieübung für die nächste Therapeutin protokolliert und andererseits tauscht sich das ganze Team mit der

---

[1] Da am ZKJP bisher mit einer Ausnahme alle in die Therapie involvierten Personen Frauen sind, wird im Folgenden für die Bezeichnung der Psychologinnen (Supervisorinnen) und Therapeutinnen das Femininum verwendet.

Supervisorin und den Eltern wöchentlich oder vierzehntäglich in einer Teamsitzung aus.

Um die Übertragung der Therapiefortschritte in den Alltag zu optimieren, findet die *Therapie zu Hause* statt. Dieses Vorgehen wird seit 1973 praktiziert, nachdem in der ersten Längsschnittstudie von Lovaas et al. (1973) festgestellt wurde, dass die Kinder die im Therapie-Institut erlernten Fertigkeiten nicht auf die Situation zu Hause übertragen konnten. Es zeigte sich, dass auch ein nur bescheidenes *Training der Eltern in den Therapietechniken* die Wahrscheinlichkeit erhöhte, dass ein Kind seine Therapiefortschritte erhalten und weiter entwickeln konnte. Das Training der Eltern wurde in der Folge zu einem expliziten Ziel der Methode.

Die Therapie wird heute bereits mit zweijährigen Kindern begonnen und für mindestens zwei Jahre geplant. Es wird angestrebt, möglichst früh mit der Intensivförderung zu beginnen, um bis zum Eintritt in Kindergarten und Schule mindestens zwei Jahre Zeit zu haben. Mit der Therapie soll die Umgebung des Kindes im Sinne von Lernangeboten umgestaltet werden. Ein Kind, das bis dreieinhalb kaum etwas gelernt hat, war offensichtlich bis dahin mit dem Reizangebot aus seiner Umgebung überfordert. In der Therapie wird diese deshalb vereinfacht und klar strukturiert. So gut es geht soll das Kind seinen Entwicklungsrückstand aufholen können. Ein wichtiges Ziel besteht auch darin, unerwünschtes und lernbehinderndes autistisches Verhalten des Kindes (wie Stereotypien) zu reduzieren.

Eine *Therapiesitzung* dauert drei bis vier Stunden und ist eine Mischung aus kurzen konzentrierten *Sittings* (Übungen), in denen mit *Discrete Trial Teaching* (siehe unten) unterrichtet wird, sowie aus Spielen und anderen Aktivitäten mit der Therapeutin. Während der Spiel- und Alltagsaktivitäten werden die inzidentellen Ziele (siehe unten) umgesetzt. Meistens wird eine Abfolge von jeweils ca. 45 Minuten mit der Therapeutin und einer anschließenden Pause von 10–15 Minuten mit dem anwesenden Elternteil eingehalten. Die *Therapieplanung* folgt dem Lovaas-Curriculum unter Anpassung an die individuellen Stärken und Schwächen sowie das Lerntempo des Kindes. Das Lovaas-Curriculum unterscheidet neun *Förderbereiche*, die im Prinzip die ganze Entwicklung abdecken sollen: 1. Lernbereitschaft, 2. Imitation, 3. Sprache, 4. abstrakte Sprache, 5. Selbsthilfe, 6. Spiel und Sozialisation, 7. Vorschulfertigkeiten, 8. expressives Schlussfolgern, 9. Gesprächsfertigkeiten. Die Einteilung macht deutlich, dass in dem Curriculum bei den kognitiv-sprachlichen Fertigkeiten (fünf Förderbereiche) feiner differenziert wird als im Gebiet Spiel und Sozialisation, der in nur einem Förderbereich repräsentiert ist.

Für jeden Bereich wurden zahlreiche aufeinander aufbauende Therapieübungen (*programs*) entwickelt. Die Therapie mit einem nonverbalen etwa dreijährigen Kind mit frühkindlichem Autismus beginnt mit Programmen aus den Bereichen Lernbereitschaft (Befolgen einfacher verbaler Anweisungen, Task-Completion-Aufgaben), Imitation (z.B. grobmotorische Imitation und Imitation mit Objekten), Spiel sowie Sprache (Objektbezeichnungen). Zuordnungsaufgaben werden zur Übung der visuellen Diskrimination und zur Kategorienbildung eingesetzt. Ist ein Kind bei Therapiebeginn in der Entwicklung schon weiter, wird eine *Baseline* erhoben, d.h. es wird überprüft, welche Fertigkeiten das Kind schon besitzt, um zu bestimmen, bei welcher Stufe im Curriculum in den verschiedenen Förderbereichen eingestiegen wird.

Bei Kindern, die mit den Sprachprogrammen des Curriculums innerhalb der ersten sechs bis zwölf Monate keine expressive Sprache entwickeln, werden als Alternative zu den üblichen Sprachprogrammen das *Picture Exchange Communication System* (PECS; Frost und Bondy 2002) oder das *Reading and Writing Program* (Watthen-Lovaas und Lovaas 2000) eingesetzt. PECS ist eine systematische verhaltenstherapeutische Methode der unterstützten Kommunikation. Das System baut auf die Stärke von autistischen Kindern auf, durch Kontaktgesten zu kommunizieren. Durch die Übergabe eines Satzstreifens wird erreicht, dass das Kind sich dem Kommunikationspartner deutlich zuwendet.

Sobald ein Kind durch die intensive Eins-zu-eins-Arbeit mit Erwachsenen die nötigen kommunikativen und sozialen Voraussetzungen erworben hat, werden Spielverabredungen mit Gleichaltrigen und der Besuch einer Spielgruppe in die Therapie integriert. Beim Schulbesuch wird das Kind am Anfang in der Regel durch ein Teammitglied begleitet.

8.3 Therapietechniken zum Aufbau erwünschter Verhaltensweisen

Die beiden Grundtechniken, um einem Kind neue Verhaltensweisen beizubringen, sind das *Discrete Trial Teaching* und das *Incidental Teaching* (Inzidentelles Unterrichten). Bei beiden wird neues Verhalten durch *Shaping* erreicht, indem das Zielverhalten stufenweise durch *Verstärkung (Belohnung)* aufgebaut wird. Verstärkung ist der wichtigste Wirkfaktor der Therapie. Wir verwenden dazu alles, was dem Kind gefällt und nicht schadet. Das kann Essen sein, Spielzeug, Lob oder physische Verstärker wie Kitzeln oder herumgeschwungen zu werden. Das Kind sagt uns durch seine Reaktion, ob etwas in einem bestimmten Moment als Verstärkung taugt oder nicht.

Es braucht viel Energie und Erfindergeist, um immer wieder Dinge zu finden, die dem Kind Spaß machen. Eine Faustregel sagt, dass die Therapie zu 80 % mit Spaß verknüpft sein soll und nur zu 20 % mit Anstrengung. Dabei wird die beste Verstärkung immer für das schwierigste Lernziel reserviert. Wenn das Kind ein bestimmtes Verhalten schon gut kann, wird dafür weniger Verstärkung gegeben. Dieses Vorgehen ist auch nötig, damit das Kind das neue Verhalten auch außerhalb der Therapie in der natürlichen Umgebung zeigt, wo die Verstärkung seltener und schwächer ist.

8.3.1 Discrete Trial Teaching

Discrete Trial Teaching (Unterrichten in separaten Lerneinheiten) ist die wichtigste Methode, um erwünschtes Verhalten aufzubauen. Es handelt sich um eine hoch strukturierte Art des Unterrichtens, bei der Anforderungen an das Kind in kleinste Schritte unterteilt, gleich bleibend und genau formuliert werden. Eine *Lerneinheit* bzw. *ein Trial* besteht aus drei Teilen: 1. dem *Diskriminativen Stimulus (SD)*, d.h. einer Aufforderung oder Frage; 2. der *Reaktion (Antwort)* des Kindes (R) und 3. dem *Feedback der Therapeutin (K für Konsequenz)*. Im Fall einer korrekten Antwort besteht das Feedback aus einer Belohnung (positiven Verstärkung). Antwortet ein Kind nicht oder inkorrekt, erhält es als Feedback ein „nein" in neutralem Ton und anschließend in einem neuen Trial eine Hilfestellung. Die nötige Hilfestellung (*Prompting*) wird systematisch ausgeblendet. Sie ist am Anfang oft in die Aufgabenstellung integriert (*within-stimulus prompting*; Schreibman 1975), indem z.B. beim Aufbau des Wortschatzes zunächst Wörter eingeführt werden, die sich im Klang und Aussehen der Objekte, die sie bezeichnen, maximal unterscheiden.

Mit *Discrete Trial Teaching* kann einem Kind, das noch kaum Sprache versteht, eine Aufgabe erklärt werden, indem ihm durch kontinuierliches Feedback gezeigt wird, ob sein Verhalten korrekt war oder nicht. Eine Einschränkung besteht darin, dass das Kind mit Discrete Trial Teaching zwar lernt, Fragen zu beantworten und Aufforderungen zu befolgen, durch das Setting von Frage-Antwort jedoch die spontane Kommunikation nicht gefördert wird. **Kasten 8.1** enthält ein Beispiel für die Durchführung eines Imitationsprogramms im Discrete-Trial-Format. Unter *Sitting* wird die Durchführung eines Programms im Discrete-Trial-Format verstanden, wenngleich man dabei nicht am Tisch sitzen muss.

Kasten 8.1: Discrete Trial Teaching am Beispiel des Programms „Nonverbale imitation Feinmotorik"

Die Aufgabe besteht darin, dass Martin die Hand- und Fingerbewegungen der Therapeutin imitiert. Im Moment wird die neue Bewegung *Zeigefinger beugen* geübt, dies ist das sogenannte Ziel-Item.
Technik: Discrete Trial Teaching.
Dauer des Sittings: 40 Sekunden.
Ort: Martins Spiel- und Therapiezimmer, Martin sitzt auf einem Kinderstuhl, die Therapeutin kniet vor ihm.
Langfristiges Ziel: Martin soll beliebige Bewegungen von anderen Menschen imitieren können und so durch Modelllernen zum Beispiel in der Spielgruppe von anderen Kindern lernen können.
Diskriminativer Stimulus (SD): Die Therapeutin macht die Bewegung vor und gibt die Anweisung „mach das!".
Antwort (R): Martin imitiert die Bewegung.

Genaue Daten des Sittings:

1. *Trial:* beide Zeigefinger beugen (Ziel-Item); R (Antwort): korrekt; K (Konsequenz): verbale Verstärkung
2. *Trial:* Zeigefingerspitzen aneinander legen; R: korrekt; K: verbale Verstärkung
3. *Trial:* mit einem Zeigefinger ein Augenlid berühren; R: korrekt; K: verbale Verstärkung
4. *Trial:* beide Zeigefinger beugen (Ziel-Item); R: keine Antwort (Nonresponse); K: neutrales „nein" der Therapeutin.
5. *Trial:* beide Zeigefinger beugen (Ziel-Item); R: korrekt; K: verbale und physische Verstärkung, Verlassen des Stuhls und Rückkehr zum gemeinsamen Spiel

8.3.2 Inzidentelles Unterrichten

Um spontane Kommunikation und Interaktion zu fördern, wird *Inzidentelles Unterrichten (Incidental Teaching)* eingesetzt. Auch hier hat man ein klar definiertes Lernziel. Dem Kind wird aber keine Frage gestellt und keine Aufforderung gegeben, sondern die Situation wird so arrangiert, dass es motiviert wird, selbst eine Interaktion zu initiieren. Sobald es dies tut, wird die festgelegte Anforderung gestellt und der Wunsch des Kindes erst dann erfüllt, wenn es diese befolgt hat. Mit seiner sozialen Initiierung löst das Kind die Lernepisode aus. Die Therapeutin verschafft Anreize für Initiierungen, muss aber dann warten, bis das Kind auf einen der Anreize reagiert. Inzidentelles Unterrichten besteht nach Fenske et al. (2001) aus fünf Schritten:

1. Lernziele festlegen;
2. eine Situation arrangieren, die für das Kind interessantes Material enthält;
3. darauf warten, dass das Kind eine Interaktion über ein Objekt/eine Aktivität initiiert;
4. komplexere Sprache oder Annäherungen an das Sprechen verlangen;
5. dem Kind das Objekt/die Aktivität geben, für das es die Interaktion initiiert hat.

In **Tabelle 8.1** sind die Unterschiede zwischen Inzidentellem Unterrichten und *Discrete Trial Teaching* aufgeführt (Fenske et al. 2001).

Tab. 8.1: Unterschiede zwischen Inzidentellem Unterrichten und Discrete Trial Teaching (Fenske et al. 2001)

Inzidentelles Unterrichten	Discrete Trial Teaching
Kind initiiert die Lernepisode	Therapeutin initiiert die Lernepisode
Natürliche Umgebung	Strukturierte Lernumgebung
Kind wählt Material/Aktivität	Therapeutin wählt Material/Aktivität

Inzidentelles Unterrichten	Discrete Trial Teaching
Die Belohnung hängt inhaltlich mit der Aktivität zusammen und ist vom Kind gewählt.	Die Belohnung ist inhaltlich unabhängig von der Lernaktivität und von der Therapeutin ausgewählt.
Fördert das Initiieren von Kommunikation (v. a. spontane Bitten)	Fördert das Bezeichnen von Dingen, Beantworten von Fragen und Befolgen von Anweisungen
Je nach gewähltem Ziel nur wenige Lerngelegenheiten pro Tag	Lerngelegenheiten können durch wiederholtes Durchführen maximiert werden.

In **Kasten 8.2** wird ein Fallbeispiel für die Umsetzung eines inzidentellen Ziels gegeben. Inzidentelles Unterrichten ist eine notwendige Ergänzung zum *Discrete Trial Teaching*, da letzteres per definitionem das *Reagieren* auf Anweisungen oder Fragen verstärkt. Die Wahrscheinlichkeit, dass das Kind in einem nur von *Discrete Trial Teaching* bestimmten Setting sozialen Austausch *initiiert*, ist gering, da das Kind in einer Abfolge von Trials ausschließlich dafür belohnt wird, dass es die Fragen beantwortet oder Anweisungen erfüllt und implizit so auch dafür verstärkt wird, dass es zwischen den Trials ruhig wartet (Fenske et al. 2001). Inzidentelles Unterrichten ist auch deshalb unverzichtbar, weil es zu einer besseren Generalisierung des Gelernten führt, wie verschiedene Studien belegt haben (McGee et al. 1983; McGee et al. 1985; Farmer-Dougan 1994; sämtlich zitiert nach Fenske et al. 2001; Koegel et al. 1998).

Kasten 8.2: Förderung nonverbaler bitten mit Inzidentellem Unterrichten während physischem Spiel

Aufgabe: Die Therapeutin hat Fabian mehrmals an den Beinen hin- und hergeschwungen und ihn dann wieder auf den Boden gelegt. Fabian soll der Therapeutin nonverbal mitteilen, dass er noch einmal geschwungen werden möchte, indem er ihr seine Füße oder Hände entgegenstreckt und sie anschaut.
Technik: Inzidentelles Unterrichten
Dauer: ca. 10 Sekunden
Ort: Spielzimmer
Langfristiges Ziel: Spontane verbale Bitten, z.B. „ich will noch einmal!"
Kein Diskriminativer Stimulus (SD) und keine Antwort (R) im klassischen Sinn: Die Therapeutin wartet und schaut Fabian erwartungsvoll an. Nach ca. 6 Sekunden nimmt Fabian Blickkontakt auf und zappelt mit den Beinen. Dies interpretiert die Therapeutin als Bitte, verbalisiert „mehr" und wiederholt als Verstärkung das Schwingen.

Andere Autoren lassen in ihrer Definition von Inzidentellem Unterrichten das Kriterium der Initiierung durch das Kind weg und zählen alle Unterrichtsstrategien dazu, bei denen ein neues Verhalten 1. in der natürlichen Umgebung, 2. im

8.3 Therapietechniken zum Aufbau erwünschter Verhaltensweisen

Verlauf alltäglicher Aktivitäten und 3. zu der Zeit geübt wird, zu der das Verhalten natürlicherweise auftritt (Charlop-Christy 2008). Dadurch erweitert sich das Spektrum der Lernsituationen, die zum Inzidentellen Unterrichten gezählt werden, erheblich. Hier drei Beispiele, die nach der erweiterten Definition auch zum Inzidentellen Unterrichten gehören: auf die Aufforderung „jetzt bist du dran" während eines Spiels abwechseln; einen Gruß erwidern; lernen, sich morgens selbständig anzuziehen.

Kombinationen von *Discrete Trial Teaching* und *Incidental Teaching* sind möglich und sinnvoll. So wird z. B. das selbständige Anziehen in der natürlichen Situation und Frequenz am Morgen geübt. Obwohl nach Discrete-Trial-Teaching-Verfahren vorgegangen wird, sind hier Charlop-Christy's Bedingungen für inzidentelles Unterrichten erfüllt. Um mehr Übungsgelegenheiten zu haben, wird das Anziehen von Socken und Schließen von Knöpfen zusätzlich separat einmal pro Therapiesitzung mit *Discrete Trial Teaching* geübt. Ein weiteres Beispiel für eine solche Kombination ist im dritten Fallbeispiel in **Kasten 8.3** aufgeführt.

Kasten 8.3: Kombination von Discrete Trial Teaching und Incidental Teaching

Aufgabe: Andreas soll lernen, den Gruß „hallo Andreas!" mit „hallo (Name der entsprechenden Person)!" zu beantworten.
Die Baseline zeigt, dass er als Antwort den Gruß wörtlich wiederholt („hallo Andreas!").

Erster Schritt: Einmaliges intensives Sitting mit *Discrete Trial Teaching* im Therapiezimmer.
Ort: Andreas und die Therapeutin Sabine sitzen sich im Therapiezimmer auf Stühlen gegenüber. Eine zweite Therapeutin sitzt als Hilfsperson hinter Andreas und promptet ihn durch Zuflüstern der richtigen Antwort.
Dauer: ca. sieben Minuten.
SD (Sabine): „Hallo Andreas!"
Prompt (Hilfsperson): Die Therapeutin hinter A. flüstert sofort anschliessend (innerhalb einer halben Sekunde): „Hallo Sabine!"
Antwort: Andreas wiederholt den Prompt und sagt: „Hallo Sabine!"
Es werden sechs solche geprompteten Trials durchgeführt (Massenprompt). Anschließend überprüft die Hilfsperson, ob der Prompt noch nötig ist, indem sie im nächsten Trial nur noch „hallo..." flüstert. Andreas sagt darauf seinen eigenen Namen, weshalb eine weitere Serie geprompteter Trials durchgeführt wird. Dann gelingt es, den Prompt auszublenden, indem nur noch „hallo Sss..." geflüstert wird und Andreas den Namen vervollständigt. Drei Trials mit diesem Teilprompt werden durchgeführt. Im nächsten Trial sagt Andreas den ganzen Gruß ohne Hilfe korrekt. Dies wird noch zweimal wiederholt und es gelingen zwei weitere unabhängige Antworten. Dann wird das Sitting beendet.

> ***Zweiter Schritt:*** Generalisierung auf andere Zimmer und Durchführung in zeitlichem Abstand. Später in der gleichen Sitzung grüßt die Therapeutin Sabine Andreas mehrmals, nachdem sie in einem anderen Zimmer war und wieder zu Andreas zurückkommt, der sich irgendwo in der Wohnung aufhält. Die Hilfsperson ist immer noch anwesend und nachdem Andreas im ersten Trial wieder seinen eigenen Namen gesagt hat, gibt sie im zweiten und dritten Trial den Teilprompt „hallo Sss...". Der vierte und fünft Trial sind ohne Prompt korrekt.
>
> ***Dritter Schritt:*** Inzidentelles Üben bei Ankunft der Therapeutinnen und wenn abends der Vater nach Hause kommt. Hier sind nun die Kriterien für Inzidentelles Unterrichten nach Charlop-Christy (2008) erfüllt: Umgebung, Situation und Zeitpunkt sind natürlich. Da nun keine Hilfsperson mehr anwesend ist, prompten der Vater oder die Therapeutinnen Andreas wenn nötig nach dem ersten Versuch selbst, indem sie den Anfang ihres Namens flüstern. Sie lassen erst locker, wenn Andreas sie mit Blickkontakt und Namen begrüßt hat, wofür er dann sozial verstärkt wird. Andreas wiederholt seinen eigenen Namen nun nicht mehr, braucht aber einige Wochen, bis er den Therapeutinnen jeweils den richtigen Namen gibt.

8.3.3 Reduktion von unerwünschtem Verhalten

Wir taxieren ein Verhalten als „unerwünscht", wenn das Kind damit sich selbst oder andere schädigt (z. B. andere beißen, sich selbst auf den Kopf schlagen), wenn es den Erwerb neuer Fähigkeiten behindert (z. B. stundenlanges stereotypes Wiederholen von Sätzen aus einem Film) oder die Integration in die Gemeinschaft blockiert (z. B. exzessives Schreien in unbekannten Räumen). Die verhaltenstherapeutischen Interventionsmethoden zur Reduktion von Verhalten sind nicht spezifisch für autistische Störungen und werden z. B. auch in der Erziehungsberatung eingesetzt. Daher wird hier nicht näher auf das Vorgehen eingegangen. Eine sehr gute praktische Darstellung, die auf die Erziehung autistischer Kinder bezogen ist, findet sich bei Richman (2004). Allgemeine theoretische Darstellungen liefern Lehrbücher der Verhaltenstherapie (z. B. Reinecker 1999; Borg-Laufs 1999; Linderkamp und Brack 2008) oder aus dem Umfeld der Applied Behavioral Analysis z. B. Kazdin (2001) oder Cooper et al. (2007).

8.4 Evaluation der ABA-Programme für Autismus

Es gibt leider noch relativ wenig zuverlässige Informationen über die Langzeiteffekte der umfassenden verhaltenstherapeutischen Programme, obwohl zu diesen

8.4 Evaluation der ABA-Programme für Autismus

mehr Studien vorliegen als zu anderen Interventionen bei frühkindlichen Autismus (Smith et al. 2007). Dies liegt zum einen am großen Aufwand der Intervention selbst und an der Schwierigkeit, die Anwendungstreue eines Programms zu gewährleisten, wenn es von unabhängigen Institutionen durchgeführt wird. Zum anderen ist die Zufallszuweisung zu einer Kontrollgruppe ohne Behandlung ethisch problematisch und wurde daher bisher nie realisiert. Zufallszuweisungen fanden lediglich zu Kontrollgruppen statt, die ein Elterntraining (Smith et al. 2000b) bzw. weniger Supervisionsstunden durch die Fachleute bei einem ansonsten gleichen Therapiemodell (Sallows und Graupner 2005) erhielten. Die Stichproben der Studien sind durchwegs zu klein, um statistisch nachweisen zu können, welche Faktoren den Therapieerfolg beeinflussen (z. B. Einfluss des Alters bei Therapiebeginn).

Leider wurde ausgerechnet die Wirkung der Behandlung auf die autistischen Kernsymptome in den Bereichen Kommunikation und Interaktion in den bisherigen Studien kaum untersucht. Sallows und Graupner (2005) berichten eine Verbesserung in den Skalen für Kommunikation und Sozialisation der *Vineland Adaptive Behavior Scales* (VABS; Sparrow et al. 1984) und in den Skalen Sozialfertigkeiten und Kommunikation des *Autism Diagnostic Interview-Revised* (ADI-R; Lord et al. 1994; Bölte et al. 2006). Mittlerweile ist erwiesen, dass sich der IQ durch eine umfassende verhaltenstherapeutische Frühförderung verbessert (Lovaas 1987; Sallows und Graupner 2005) und die Chance für den späteren Besuch einer Regelklasse steigt. Signifikante Fortschritte in der Sprache außerhalb kommunikativer Situationen berichten Sallows und Graupner (2005) sowie Smith et al. (2000b).

Viele ältere Studien untersuchten die Sprache nicht gesondert vom IQ. Bei Sallows und Graupner (2005) verbesserte sich der Verbal-IQ im HAWIK (Wechsler 1989) sowohl in der Interventions- als auch in der Kontrollgruppe im Prä-Post-Vergleich signifikant, ebenso wie die rezeptive Sprache in den *Reynell Scales* (Reynell 1990) und der *Clinical Evaluation of Language Fundamentals* (Semel et al. 1995). Smith et al. (2000b) fanden einen statistisch signifikanten Unterschied im Gesamtwert der Reynell Scales zugunsten der Gruppe mit der intensiven Behandlung.

Der Einfluss auf alltagspraktische Fähigkeiten ist geringer und die Ergebnisse sind uneinheitlicher. In der Studie von Smith et al. (2000b) unterschied sich die Interventionsgruppe in den Vineland Scales nicht von der Kontrollgruppe, die nur Elternberatung erhalten hatte und bei Sallows und Graupner (2005) kam es durch die Intervention zu keiner Verbesserung der alltagspraktischen Fertigkeiten. In der ersten umfassenden Evaluation der Therapie nach dem UCLA-Modells (Lovaas 1987) und deren Verlauf (McEachin et al. 1993) wurden dagegen signifikante Fortschritte in den alltagspraktischen Fertigkeiten berichtet.

Zu den einzelnen Behandlungskomponenten einer umfassenden verhaltenstherapeutischen Frühförderung wurden zahlreiche Untersuchungen publiziert und im Gegensatz zum Gesamtverlaufsbefund der kompletten Programme können diese als empirisch fundiert gelten (Lord und McGee 2001).

8.5 Rahmenbedingungen des Zürcher Projektes

Wie schon erwähnt, supervidieren in Zürich Psychologinnen die Therapieteams, welche aus den Eltern und Studentinnen bestehen. Mindestens im ersten Therapiejahr (in der Regel länger) wird eine Therapie nach dem intensiven Betreuungsmodell supervidiert. Dieses beinhaltet eine wöchentliche einstündige oder vierzehntägliche zweistündige Teamsitzung im Zentrum für Kinder- und Jugendpsychiatrie und zwei monatliche Hausbesuche, in denen die Psychologin eine Therapiesitzung beobachtet. Dazu kommen Beratungsgespräche mit den Eltern je nach Bedarf, aber mindestens einmal monatlich. Neben den persönlichen Kontakten hat eine Supervisorin die Therapieplanung und die laufenden schriftlichen Anleitungen der Therapieübungen zu leisten. Am Anfang einer Therapie sind zusätzliche Trainingssitzungen nötig.

Die Studentinnen steigen als Praktikantinnen ein und übernehmen meistens bei einem Kind die Verantwortung für zwei Therapiesitzungen pro Woche. Einige hören nach Beenden des einjährigen Praktikums auf, wodurch ein hoher Turnover und für die Supervisorinnen ein hoher Trainingsaufwand entsteht. Andere bleiben als studentische Mitarbeiterinnen und helfen beim Training neuer Teammitglieder mit. Praktikantinnen und studentische Mitarbeiterinnen müssen von den Eltern bezahlt werden. Dank guter Kontakte zu wohltätigen Stiftungen hat diese Bedingung bisher noch keiner Familie die Teilnahme an der Therapie unmöglich gemacht. Beide Eltern sind mindestens in den ersten drei Monaten selbst Kotherapeuten und führen mindestens eine wöchentliche Sitzung durch. Die meisten der beteiligten Mütter sind nicht erwerbstätig und bleiben auch nach den verlangten ersten drei Monaten Kotherapeutinnen. Wenn immer möglich nehmen auch beide Eltern an der Teamsitzung teil.

Die Durchführung der Therapien entspricht dem *UCLA-Approach of ABA*, es finden halbjährliche Supervisionsbesuche durch Fachleute des Lovaas-Instituts statt. Obwohl wir eine möglichst hohe Intensität anstreben, erreichen wir jedoch in der Praxis oft nicht ganz die empfohlenen 35–40 Wochenstunden.

Die Kinder werden aus den Fällen rekrutiert, die an der Poliklinik des Zentrums für Kinder- und Jugendpsychiatrie Zürich mit frühkindlichem oder atypischem Autismus diagnostiziert worden sind. Für die Aufnahme in das Projekt dürfen sie keine gravierenden medizinischen Befunde (z. B. schwere Epilepsie) aufweisen und nicht älter als fünf Jahre sein. Die Eltern müssen Deutsch oder Englisch beherrschen und kognitiv in der Lage sein, die therapeutischen Grundprinzipien zu verstehen und im Alltag umzusetzen. Weiter müssen sie bereit sein, sich auf den großen zeitlichen Aufwand über die Dauer von voraussichtlich zwei Jahren einzulassen. Ein letztes, praktisches Kriterium ist die Erreichbarkeit der Familie innerhalb von einer Stunde.

Die Therapie könnte im Prinzip in jedem Alter ansetzen und auch an Kinder mit zusätzlichen Störungen angepasst werden. Die Kriterien wurden eng definiert, um sich im Projekt zunächst auf die Gruppe zu spezialisieren, die gemäß Studien am meisten von der Intervention profitiert.

8.6 Evaluation des Zürcher Projektes

Die Kinder werden halbjährlich durch zwei nicht an der Therapie beteiligte Fachpersonen untersucht. Der *Autism Diagnostic Observation Schedule* (ADOS-G; Lord et al. 2001; Rühl et al. 2004) wird wie die externe logopädische Untersuchung nur jährlich durchgeführt, da sich hier halbjährliche Veränderungen nicht abzeichnen könnten.

8.6.1 Die in der Evaluation eingesetzten Tests

Das Untersuchungspaket entspricht den Empfehlungen von Ozonoff et al. (2005) für eine Minimalbatterie mit einigen Ergänzungen. Die Diagnosen werden mithilfe des *Autism Diagnostic Observation Schedule* (ADOS-G; Lord et al. 2001, Rühl et al. 2004) und des *Autism Diagnostic Interview-Revised (ADI-R;* Lord et al. 1994; Bölte et al. 2006) gestellt, die sich beide an den diagnostischen Kriterien des *DSM-IV* orientieren und als Goldstandard für die Diagnostik gelten (Ozonoff et al. 2005). Zentral für die Messung der kognitiven Entwicklung ist der *SON-R $2^{1}/_{2}$-7 Nonverbaler Intelligenztest* (Tellegen et al. 2007). Zusätzlich werden die drei Dimensionen „Handlungsstrategien", „Kategorien" und „Gedächtnis" des *ET6–6* (Petermann et al. 2004) eingesetzt. Die Sprachentwicklung wird mit den *Elternfragebogen 1 und 2* (Grimm und Doil 2000), dem *Sprachentwicklungstest für zweijährige Kinder (SETK-2;* Grimm 2000) und dem *Sprachentwicklungstest für drei- bis fünfjährige Kinder (SETK3–5;* Grimm 2001) überprüft. Ferner werden die *Vineland-Beurteilungsskalen (VABS;* Sparrow et al. 1984) eingesetzt; sie stellen ein Entwicklungsscreening dar, das die Bereiche Kommunikation, Sozialisation, alltagspraktische Fertigkeiten und motorische Geschicklichkeit erfasst und in einem adaptiven Verhaltensscore zusammenfasst.

Über die Minimalbatterie hinausgehend werden die Kinder werden jährlich durch eine Logopädin der Universitäts-Kinderklinik Zürich untersucht, welche das *Entwicklungsalter in den verschiedenen Aspekten der Kommunikation und des Spiels* bestimmt[1]. Ferner wird das *Verhaltensinventar exekutiver Funktionen* (bzw. Behavior Rating Inventory of executive function – preschool version; Gioia et al. 2003; Gioia et al. 2000) eingesetzt. Es erfasst die Exekutivfunktionen Verhaltenshemmung, Flexibilität, Emotionskontrolle, Arbeitsgedächtnis und Planen/ Organisieren. Die zuletzt aufgeführten beiden Funktionen können bei unseren Kindern nicht sinnvoll interpretiert werden, da die Items zu komplexe Verhaltensweisen beinhalten. Mit dem *Parenting Stress Index* (PSI; Abidin 1995) wird der Elternstress gemessen. Im PSQ (*Parenting Satisfaction Questionnaire;* Smith et al. 2000b), der aus der UCLA-Gruppe stammt, wird die Zufriedenheit der Eltern mit der ABA-Therapie und die Belastung durch die Therapie erfragt. Ferner werden *Filmaufnahmen der Mutter-Kind- und Vater-Kind-Interaktion während einer*

---

[1] Frau Barbara Reinhart gilt ein besonderer Dank für ihr großes Engagement und die gute Zusammenarbeit.

standardisierten Spielsituation gemacht. Mit Ausnahme dieser Filmaufnahmen wurden diese zusätzlichen Verfahren der Evaluation bisher noch nicht systematisch ausgewertet.

8.6.2 Anpassungen in der Durchführung der Tests

In der Durchführung der Sprach- und Entwicklungstests wurde von den Standardprozeduren abgewichen, hauptsächlich um den motivationalen Problemen autistischer Kinder entgegen zu wirken. Dabei wurden die Empfehlungen von Freeman (1976) befolgt, die den Einsatz positiver Verstärkung für das Beantworten von Aufgaben (egal ob falsch oder richtig) und die Aufteilung in mehrere kurze Termine mit Pausen vorschlägt, was auch von den Verfassern der verwendeten Tests empfohlen wird. Auf nicht beantwortete Aufgaben wird später zurückgekommen, wenn das Kind besser mitmacht. Wenn die Bearbeitung durch motorische Stereotypien gestört wird, werden die Hände des Kindes beim Stellen der Frage festgehalten, um seine Aufmerksamkeit zu bekommen. Zusätzliche Anpassungen wurden vom Lovaas-Institute übernommen: Einstieg mit Aufgaben einer jüngeren Altersgruppe, wenn klar ist, dass die Leistungen des Kindes unter jenen der eigenen Altersgruppe liegen; kein Abbruch nach den Richtlinien des Tests, sondern Fortsetzung des Tests und Berücksichtigung weiterer korrekter Antworten (außer wenn klar ist, dass das Kind die folgenden Aufgaben z. B. wegen fehlender expressiver Sprache nicht lösen können wird); Einschieben von einfachen Aufgaben, um die Aufmerksamkeit des Kindes zurück zu holen. Bei den genannten und weiteren kleinen Anpassungen war die Frage leitend, was der Test messen soll und ob die Anpassung verhindern hilft, dass die Ergebnisse durch die autistische Symptomatik allzu sehr konfundiert werden[2]. Trotz der Anpassungen sind die meisten unserer Kinder vor Therapiebeginn nicht testbar, so dass die erste Verlaufsmessung nach sechs Monaten die Baseline bildet, um die Therapieerfolge zu beurteilen.

8.7 Vorläufige Ergebnisse des Zürcher Projektes

Über die Ergebnisse unserer Evaluation wird an anderer Stelle ausführlich berichtet werden, sie wird hier nur vorläufig und summarisch zusammengefasst. In den ersten zwei Jahren nahmen sieben Jungen an der Therapie teil. Die Daten von vier der Kinder wurden ausgewertet. Die Auswertung ergab in manchen Bereichen ein sehr heterogenes Bild, in anderen zeigten sich klare Trends. Die kleine Gruppe der bisher untersuchten Kinder erlaubt noch keine definitiven Schlüsse. Wo die Ergeb-

---

[2] Ein umfassendes Skript mit Erfahrungen und Empfehlungen zur Untersuchung autistischer Kinder mit den verwendeten Tests ist bei Bettina Jenny, Zentrum für Kinder- und Jugendpsychiatrie Zürich, erhältlich.

nisse mit unserer klinischen Einschätzung übereinstimmten und wo wir einen Zusammenhang mit den Schwerpunkten der Therapie sahen, haben wir gleichwohl praktische Konsequenzen gezogen.

8.7.1 Testergebnisse der Kinder

Alle Kinder verbesserten sich in den kognitiven Fähigkeiten deutlich. Manche Kinder konnten den Rückstand auf ihre Altersgruppe vollständig aufholen. Auch die nonverbalen Kinder machten gute kognitive Fortschritte, was sich im SON-R, aufgrund seiner sprachlichen Voraussetzungen aber nicht im ET 6–6, abbildete. Auffällig waren die bei den meisten Kindern drastischen Diskrepanzen zwischen der Handlungs- und der Denkskala des SON-R. Dies erklärt sich unserer Meinung nach dadurch, dass die Untertests Kategorien und Situationen, die konkretes Material verwenden, eine Auseinandersetzung mit der Umwelt voraussetzen und die Leistung daher durch die autistische Symptomatik beeinträchtigt wird.

Sprachlich profitierten die Kinder, die bereits vor der Therapie über expressive Sprache verfügten, am meisten. Keines der nicht sprechenden Kinder begann im Verlauf der Therapie zu sprechen. Rezeptiv profitierten jedoch auch diese Kinder gut. Die autistischen Symptome verbesserten sich bei den meisten Kindern nicht. In den praktischen Fähigkeiten der Vineland Adaptive Behavior Scales (VABS) gab es geringfügige Verbesserungen, alle Kinder lagen nach zwei Jahren Therapie nahe beieinander und wiesen einen Rückstand von zweieinhalb bis dreieinhalb Jahren zu ihrer Altersgruppe auf.

8.7.2 Ergebnisse der Auswertung der Spielvideos

Von vier Kindern wurden die Spielvideos des ersten Jahres ausgewertet, indem sie nach ausgewählten Merkmalen aus dem ADOS-G beurteilt wurden (Studer 2006). Die Kinder zeigten eine große Variabilität zu den verschiedenen Messzeitpunkten und es konnten im Laufe des Jahres kaum bedeutsame Fortschritte festgestellt werden. Es fiel auf, dass die Kinder im Verlaufe des Jahres im ADOS-G bessere Werte erzielten als in der Interaktion mit der Mutter. Dies auch bei Merkmalen, welche die gemeinsame Freude an der Interaktion oder das reaktive soziale Lächeln messen, und bei denen man intuitiv in der Situation mit der Mutter bessere Werte erwarten würde. Dies könnte darauf zurückzuführen sein, dass der ADOS-G standardisierte Aufgaben und Aktivitäten beinhaltet, die bestimmte Verhaltensweisen auslösen sollen, deren Auftreten oder Fehlen beobachtet werden kann. In der Spielsituation mit der Mutter fehlen diese standardisierten Auslösesituationen. Da das Verhalten der Mutter nicht kodiert wurde, blieb unklar, inwiefern die Mutter die beobachteten Verhaltensweisen ebenfalls provozierte. Es muss aber angenommen werden, dass sie es viel seltener tat als der Untersucher im ADOS-G.

Die bedeutsameren Fortschritte im ADOS-G könnten daher darauf zurückzuführen sein, dass dieser Test eher die Responsivität des Kindes in sozialen Situationen beurteilt und in der Videoauswertung die eigene Initiative des Kindes mehr zum Tragen kommt, die sich nach einem Jahr Therapie somit noch kaum verändert hätte. Diese Ergebnisse wurden durch den Eindruck der involvierten Therapeuten bestätigt. Diese bemerkten nach einem Jahr Therapie eine bessere Ansprechbarkeit auf soziale Interaktion, die Initiierung blieb hingegen ziemlich unverändert (Studer 2006).

8.7.3 Ergebnisse der Elternbefragung

Der Stress der Eltern liegt nach den Ergebnissen des *Parenting Stress Index* bei fast allen Müttern im klinischen Bereich. Die Belastung der Väter ist leicht niedriger, aber auch im auffälligen Bereich. Die Eltern gaben in den subjektiveren Werten des *Parenting Satisfaction Questionnaire* teilweise durch die Therapie bedingte Veränderungen in der Belastung an, die sich im PSI nicht abbildeten. Die subjektive Belastung veränderte sich tendenziell im Verlauf des ersten Therapiejahrs und konnte dabei sowohl sinken als auch steigen. Im PSQ werden die Eltern auch nach ihrer Einschätzung der Fortschritte des Kindes gefragt, ein Vergleich dieser Werte mit den Testergebnissen der Kinder steht noch aus.

Unsere Ergebnisse entsprechen im Wesentlichen denjenigen der bisherigen Evaluationsstudien. Die erreichten kognitiven Fortschritte konnten aufgrund des Aufbaus des Lovaas-Curriculums und der bisherigen Ergebnisse (Lovaas 1987; McEachin et al. 1993; Sallows und Graupner 2005) erwartet werden. Auch die entscheidende Bedeutung der vor Therapiebeginn bereits entwickelten Verbalsprache wurde schon früher beobachtet. Für die Veränderung der autistischen Symptome gibt es keine Vergleichswerte aus anderen Untersuchungen. Die ausbleibende Verbesserung stimmt jedoch mit den Schwerpunkten des ursprünglichen Lovaas-Curriculums überein. Das mittelmäßige Ergebnis in den praktischen Fähigkeiten entspricht den Ergebnissen früherer Studien.

Die Evaluationsergebnisse legten demgemäß eine Veränderung des Therapiekonzepts in den Bereichen Kommunikation und Interaktion nahe.

8.8 Veränderte Schwerpunkte und laufende Entwicklung

Die intensive Behandlung mit ABA sollte nach unserer Einschätzung ermöglichen, die folgenden minimalen Ziele bei fast allen Kindern zu erreichen:

- Etablieren eines Kommunikationssystems, mit dem das Kind seine Grundbedürfnisse ausdrücken kann.

- Das Kind lässt sich durch die Eltern anleiten mit der Folge einer Reduktion von Frustration (auch der Eltern) und Wutanfällen des Kindes.
- Erlangen lebenspraktischer Fertigkeiten wie trocken und sauber werden, sich ankleiden sowie weitgehend selbständige Körperpflege.
- Selbständige sinnvolle Beschäftigung mit Spiel und funktionalen Aktivitäten.

Dass diese Ziele bisher nicht bei allen Kindern erreicht werden konnten, führen wir auf ihre mangelhafte Priorisierung zurück. Die Kinder mit den größten Fortschritten haben gemeinsam, dass sie sofort ab Therapiebeginn rasante Fortschritte machten und dabei auch solche, die nicht auf die Zielsetzungen im Therapieprogramm zurückgeführt werden konnten. Das heißt, dass sie dank der intensiven Stimulierung in einigen Bereichen begannen, sich selbständig mit der Umwelt auseinander zu setzen und durch sie zu lernen und dadurch auch in weniger gezielt geförderten Entwicklungsbereichen zu profitieren. Dieser Befund weist auch auf implizite Wirkfaktoren der Therapie hin, die sicher im Beziehungsangebot zu suchen sind. Der größte Teil der Therapiezeit entfällt ja nicht auf die Lernsittings, sondern auf das Spiel mit den Therapeutinnen und deren intuitive Strategien, Kontakt mit dem Kind herzustellen.

Bei den langsameren Kindern, deren Fortschritte klar auf die angestrebten Förderziele zurückgeführt werden können, besteht das Dilemma, für welche Ziele die zur Verfügung stehende Zeit genutzt werden soll. So geht beispielsweise die für alltagspraktische Fertigkeiten eingesetzte Zeit vielleicht auf Kosten der Kommunikationsförderung usw.

8.8.1 Kommunikationsförderung

Seit den Evaluationsergebnissen der ersten beiden Jahre haben wir unser Wissen um die Kommunikationsförderung erweitert und räumen dieser mehr Zeit in der Therapie ein. Zunächst konzentrierten wir uns auf das bereits erwähnte *Picture Exchange Communication System* (*PECS*; Frost und Bondy 2002; Bondy und Frost 2001; Bondy und Frost 1998). Dieses Bilder-Austausch-System ist für die meisten Kinder schnell erlernbar, so dass nach kurzer Zeit ein System für das Mitteilen der wichtigsten Bedürfnisse etabliert ist. PECS wird den Kindern mit den Methoden des Inzidentellen Unterrichtens beigebracht, die damit lernen, Bitten zu initiieren. Klassischerweise wird im UCLA-Modell zunächst an den Grundlagen für verbale Sprache gearbeitet und erst dann auf ein System wie PECS umgestellt, wenn sich abzeichnet, dass das Kind nicht beginnen wird zu sprechen. Wir beginnen heute jede Therapie mit einem nonverbalen Kind mit PECS, so dass wir von Anfang an das kommunikative Initiieren fördern. Die Arbeit an diesem Grunddefizit von Kindern mit Autismus sollte unserer Meinung nach so früh wie möglich beginnen. Durch die Einführung von PECS lernen zudem die Bezugspersonen, von den Kindern Kommunikation zu fordern, statt wie bei einem Kind im Säuglingsalter ihre Bedürfnisse zu erraten und zu antizipieren.

PECS ist in sechs Phasen eingeteilt: in den ersten drei lernt das Kind, zwischen den verschiedenen Bildern in seinem Kommunikationsbuch zu unterscheiden und als spontane Bitte einer Bezugsperson das Bild des gewünschten Objekts oder der gewünschten Aktivität zu bringen. Der große Vorteil des Überreichens von Bildern im Vergleich z. B. zu einem Kommunikationscomputer ist, dass das Kind gezwungen ist, sich klar an den Kommunikationspartner zu wenden und diesem die Nachricht buchstäblich zu übergeben. Das Kind erlernt mit dem PECS eine Symbolbeziehung zwischen Bild und Objekt, die analog zur Beziehung zwischen Lautfolge und Objekt ist. Eine Bitte mit PECS auf dem Niveau von Phase II ist als Fallbeispiel in **Kasten 8.4** beschrieben.

Die erste kontrollierte quantitative Studie über PECS (Carr und Felce 2007) belegt, dass dieses nach nur fünfzehn Stunden PECS-Training tatsächlich die Häufigkeit der kommunikativen Initiativen von Kindern mit Autismus signifikant erhöht. Zusätzlich wurde von den Erwachsenen in der Interventionsgruppe nach dem PECS-Training ein größerer Anteil der kommunikativen Initiativen der Kinder beantwortet. Umgekehrt nahm der Anteil der von den Kindern beantworteten kommunikativen Initiativen der Erwachsenen ebenfalls zu. Sowohl Kinder als auch Erwachsene hatten also mit ihren Kommunikationsversuchen beim Gegenüber mehr Erfolg.

In den Phasen IV bis VI geht es dann darum, die Bitte in Form eines aus Bildern zusammengesetzten einfachen Satzes zu stellen („ich will Schokolade"), die Frage „was möchtest du" zu verstehen und mit PECS zu beantworten und zuletzt in Phase VI, einfache Kommentare zu lernen. In Phase IV wird das Kind durch verzögertes Prompting dazu ermuntert, verbale Annäherungen an das Gewünschte zu äußern. Die Autoren von PECS empfehlen Zurückhaltung darin, nach dem Erlernen von PECS von den Kindern zu verlangen, dass diese gleichzeitig mit dem Überreichen des Satzstreifens eine verbale Annäherung sprechen (z. B. „scho" für „Schokolade") (Bondy und Frost 2001). Es wird als höher gewichtet, dass das Kind mit PECS als funktionalem Kommunikationssystem möglichst häufig und bei vielfältigen Gelegenheiten kommuniziert. Aus unserer Sicht spricht jedoch nichts dagegen, hier etwas offensiver vorzugehen und eine Lautäußerung zu verlangen.

PECS reduziert laut einer Einzelfallstudie mit drei Kindern (Charlop-Christie et al. 2002) unerwünschtes Verhalten, wie es zu erwarten ist. Das Erlernen von PECS setzt beim Kind die Fähigkeit voraus, zwischen den Bildern visuell diskriminieren zu können. Ist dies einem Kind nicht möglich, kann mit der oben beschriebenen Technik des Inzidentellen Unterrichtens das Initiieren von Kommunikation auch mit verbalen Annäherungen geübt werden, die wenn möglich durch Shaping stufenweise in Wörter umgeformt werden. Dieser Weg ist langwieriger, hat jedoch die Vorteile, von manchen Eltern besser akzeptiert zu werden und in der Handhabung weniger umständlich zu sein, da kein Material dazu nötig ist. Bleibt das Kind jedoch auf dem Weg zu verständlichen Wörtern irgendwo stecken, sind seine Äußerungen nur für den engsten Kreis der Bezugspersonen verständlich.

8.8.2 Elternberatung

Es war für uns ein Abenteuer, die ersten Therapieteams zu trainieren und die ersten 35-Wochenstunden-Therapien in Gang zu setzen. In den ersten beiden Jahren lag unser Fokus so stark auf den Veränderungen, die wir bei den Kindern in Gang setzen wollten, dass die Begleitung der Eltern zu kurz kam. Sowohl unsere praktischen Erfahrungen als auch die Evaluationsergebnisse zeigten, wie nötig eine intensive Beratung der Eltern ist. Abgesehen vom Bedarf an emotionaler Unterstützung zeigte sich auch, dass das Einverständnis der Eltern mit dem therapeutischen Vorgehen für den Erfolg unverzichtbar ist. Die Prognose des Kindes ist ein die Eltern stark belastendes und für die Elternberatung zentrales Thema. Die mal schnell voranschreitenden, mal stagnierenden Fortschritte des Kindes in der Therapie führen zu wechselnden Hoffnungen und Einschätzungen der Eltern.

Im Hinblick auf die Zeit nach der Therapie haben wir auf die Eltern bezogene Lernziele formuliert, die aus den Minimalzielen für das Kind abgeleitet sind:

- Anwendung eines Kommunikationssystems bzw. Anpassung der Sprache auf die Fähigkeit des Kindes.
- Befähigung, dem Kind alltagspraktische Fertigkeiten selbständig beizubringen.
- Know-how, um das Kind zu sinnvoller Freizeitgestaltung anleiten zu können.
- Coping-Strategien, um den eigenen Stress bewältigen zu können.

8.8.3 Laufende Entwicklungen

Discrete Trial Teaching versus „natürliches" Lernen von Sprache

Das *Discrete Trial Teaching* als klassische ABA-Methode wird oft den sogenannten „natürlichen" Lehrmethoden wie dem früher vorgestellten Inzidentellen Unterrichten gegenübergestellt[1]. Das Team um Eric Larsson am Lovaas-Institute in Minneapolis entwickelte einen konzeptuellen Rahmen, der beides integriert (Larsson et al. 2003). Der *„discrete trial"* wird lediglich als eine grundlegende Analyseeinheit für jegliche sozialen oder sprachlichen Fertigkeiten aufgefasst. Der Grad an Strukturiertheit, in dem ein Trial stattfindet, ist nicht vorbestimmt. *Discrete Trial Teaching* und „natürliches Unterrichten" liegen beide auf einem Kontinuum von mehr oder weniger starker Strukturiertheit. Die Trials im „natürlichen Unterrichten" sind vielgestaltiger und weniger offensichtlich erkennbar, nichtsdestotrotz sind es ebenfalls Trials, d. h. Einheiten aus einem diskriminativen Stimulus, einer Antwort des Kindes und einer Konsequenz aus der Umwelt.

---

[1] Dirlich-Wilhelm und Schreibman (2008) z. B. stellen das *Pivotal Response Training* als Beispiel eines „natürlicheren" vehaltenstherapeutischen Ansatzes dem Discrete Trial Teaching gegenüber, ebenso Charlop-Christy (2008), die bereits zitiert wurde. Diverse Neugründungen von ABA-Instituten und -Richtungen für die Behandlung des Autismus sind entstanden, weil man sich von der „Unnatürlichkeit" des UCLA-Modells der Anfangsjahre lösen wollte.

Das Ziel jeder Therapie mit einem Kind mit Autismus sind die „natürlichen Trials", d.h. dass das Kind sich in der natürlichen Umgebung auf natürliche oder typische Weise verhält. Um dieses Ziel zu erreichen, ist es empfehlenswert, immer auf dem höchsten Level von „Natürlichkeit" (vs. Strukturiertheit) zu unterrichten, auf dem das Kind noch gut lernen kann. Da unsere Kinder in die Therapie kommen, nachdem sie bereits daran gescheitert sind, aus der normalen, natürlichen Umwelt gleich schnell wie andere Kinder zu lernen, und daher einen Entwicklungsrückstand aufweisen, wird ihr Lernumfeld am Anfang sorgfältig und stark strukturiert. Der stufenweise Übergang zu lockereren Strukturen ist ebenfalls Inhalt der Therapie, mit dem Fernziel, dass das Kind ohne Hilfe im natürlichen Umfeld lernen kann. Zwei Beispiele von weiter vorne werden nun nach diesem Verständnis in **Tabelle 8.2** noch einmal dargestellt.

Tab. 8.2: Beispiel eines hoch strukturierten Discrete Trial in einem Therapie-Sitting und eines Trials in einer alltäglichen Situation

Grad an Strukturiertheit	hoch Nonverbale Imitation Feinmotorik	niedrig Papa grüßen
Diskriminativer Stimulus (SD)	„Mach das!" (die Therapeutin beugt ihre beiden Zeigefinger)	Papa kommt abends nach Hause, schaut ins Spielzimmer rein und ruft: „Hallo Andreas!"
Antwort (R)	Martin imitiert die Bewegung	Andreas antwortet „hallo Papa!", während er dem Vater den Rücken zudreht und weiterhin ins Spiel mit seiner Ritterburg vertieft ist.
Konsequenz (K)	Martin wird von der Therapeutin gelobt und „geknuddelt".	Papa kommt näher, setzt sich auf den Boden dazu, nimmt Blickkontakt zu Andreas auf und sagt: „Das ist ja ein gefährlicher Drache!"

Auch eine spontane Bitte, verbal oder mit PECS formuliert, kann nach diesem Verständnis als Discrete Trial aufgefasst werden; der Hinweisreiz (SD) hat hier eine interne und eine externe Komponente. Im Fallbeispiel des **Kastens 8.4** wird eine PECS-Bitte einem Trial gegenüber gestellt, wie er im Kindergarten vorkommt. Welches der beiden Beispiele hier natürlicher und welches strukturierter ist, ist nicht mehr ganz eindeutig. Die Anweisung der Kindergärtnerin an Andreas verlangt nach einer sofortigen Reaktion (sonst folgt eine Ermahnung), währenddem David vielleicht erst noch mit einem Auto spielt und erst nach einer Weile dazu bewegt wird, eine Bitte zu stellen. Dafür wird er jedoch in der therapeutischen Situation sofort mit dem Gewünschten verstärkt, während Andreas seine Verstärkung erst fünf Minuten später bekommt.

Kasten 8.4: PECS-Trial und Trial im Kindergarten		
	Bitte um eine Salzbrezel mit PECS	Anweisung der Kindergärtnerin an die Gruppe
Diskriminativer Stimulus (SD)	Appetit auf etwas zu Essen (intern), Anwesenheit einer Bezugsperson, die Salzbrezeln hat (extern).	Die Kindergartenklasse sitzt im Kreis, die Kindergärtnerin gibt die Anweisung: „Alle, die zur Gruppe der Tiger gehören, gehen jetzt in die Garderobe und ziehen ihre Schuhe und Jacken an!"
Antwort (R)	David nimmt das Bild für Salzbrezeln vom Deckel des PECS-Ordners und drückt es der Therapeutin in die Hand.	Andreas steht auf, geht in die Garderobe und zieht sich an.
Konsequenz (K)	Die Therapeutin gibt David eine Salzbrezel und benennt diese gleichzeitig.	Fünf Minuten später darf er mit den anderen in den Garten.

Förderung spontaner Sprache mit dem Modus Free Operant Spontaneous

Im Lovaas-Institute in Minneapolis bildet der *Modus Free Operant Spontaneous* den theoretischen Rahmen für die Förderung natürlicher Sprache. Dieser geht auf einen alten behavioristischem Begriff von Skinner (1957, 1992) zurück, den *free operant*, also Verhalten, das durch die darauf folgenden regelmäßig auftretenden Konsequenzen geformt wird. Im Minnesota-Ansatz steht der engl. Begriff *mode* (Modus) für einen Übungskontext oder ein Übungsumfeld für Sprachverhalten. Ein hoch strukturiertes Übungsumfeld ist z.B. das Benennen von Bildkarten, die auf einem ansonsten leeren Tisch liegen. Dies entspricht dem Modus *Two-Dimensional*, der manchen Kindern zu Beginn der Therapie sehr liegt. Ein anderer Modus heißt *Second Person*, dies ist der Körper einer anderen Person (d.h. der Therapeutin), an dem sprachliche Begriffe geübt werden können. So können z.B. Handlungen benannt werden, die diese Person ausführt („klatschen"), oder es kann kommentiert werden, wo diese Person sich gerade befindet („unter dem Tisch").

Jeder Modus ist unterteilt in *rezeptiv* (nonverbale Reaktionen auf Sprache oder Verstehen) und *expressiv* (verbale Reaktionen auf verbale oder nonverbale Reize, d.h. Sprechen). Weitere Modi heißen *Play*, wobei es um die Anwendung von Sprache während des Spiels geht, oder *Community*, was für Sprache im Schwimmbad, am Kiosk, im Supermarkt usw. steht. Das Curriculum der Sprachprogramme führt ca. zwei Dutzend solcher Übungsfelder auf, die beim Planen des

Sprachprogramms für ein Kind an das Fernziel der Therapie erinnern, laut dem das Kind Sprache in allen möglichen Lebensumfeldern und Darbietungsformen anwenden können soll. Ziel ist dabei die *generative Sprache,* d. h. das Hervorbringen von verschiedenartigen, neuen, situativ angemessenen sprachlichen Antworten oder Reaktionen auf eine unbegrenzte Anzahl von natürlich auftretenden Situationen, die Anreize für Sprachverhalten enthalten. Während zu Beginn in vereinfachten, stark strukturierten Situationen geübt wird, werden später immer mehr und komplexere Situationen bzw. *modes* einbezogen, damit das Kind die sprachlichen Begriffe in den verschiedensten Kontexten anzuwenden lernt (Peterson et al. 2003). Im **Kasten 8.5** wird ein Fallbeispiel gegeben, wie wir aktuell versuchen, spontane Sprache nach diesem Ansatz zu fördern.

Kasten 8.5: Spontanes operantes Kommentieren

Andreas hat aktuell ein Programm mit dem Namen „*Kommentieren mit Papa*". Der Vater soll es im Prinzip während der ganzen Zeit, die er mit Andreas verbringt, durchführen. Ziel ist, dass Andreas in der Anwesenheit seines Vaters redet und etwas erzählt, wie andere Kinder, für die die reine Präsenz eines Elternteils Grund genug ist (oder: „SD genug ist"), um zu plaudern.

Der *natürliche SD* besteht darin, dass der Vater den Raum betritt, in dem Andreas sich aufhält oder umgekehrt, dass Andreas in das Zimmer kommt, wo sein Vater ist. Andreas soll dem Vater dann etwas sagen, was gerade zur Situation passt (R). Im Moment reicht uns, wenn er nur ein einzelnes Wort sagt, das einen Zusammenhang mit der Situation hat. In anderen, stärker strukturierten Programmen, kann Andreas bereits variierte Vierwort-Sätze bilden, z. B. wenn er den Inhalt eines Bilderbuchs nacherzählt. Hier geht es nun aber nicht um die Länge seiner Äußerungen oder um grammatikalische Korrektheit, sondern nur darum, dass das Hereinkommen des Vaters als natürlicher SD „etabliert" wird, dass also keine weitere Aufforderung nötig ist.

Um Andreas mit der neuen Anforderung vertraut zu machen, gibt der Vater ihm im Moment noch Beispiele oder fängt einen Satz an („Papa..."), bricht dann ab und schaut Andreas erwartungsvoll an. Die *natürliche Belohnung* in so einer Situation besteht aus Zuwendung, d. h. der Weiterführung des Gesprächs. Dies ist für Andreas noch nicht motivierend genug, weshalb er mit Tokens verstärkt wird, die er sammelt und später gegen Zeit am Computer eintauschen kann.

Eine weitere Technik, die wir erst seit kurzem einsetzen, sind Videomodelle. Hierfür wird das Interesse der meisten Kindern mit Autismus an Videos ausgenutzt, um ihnen komplexes Verhalten wie Spiel, Perspektivenübernahme oder Small-Talk-Gespräche beizubringen (LeBlanc und Coates 2003, Nikopoulos und Keenana 2003, Taylor et al. 1999). Im Rahmen einer Diplomarbeit konnten wir zeigen, wie diese Methode bei drei unserer Kinder mit großem Erfolg für die Spielförderung eingesetzt wurde (Groth 2008).

Literatur

Abidin RR (1995). Parenting Stress Index, professional manual, 3. Aufl., Odessa: Psychological Assessment Resources, Inc.
Bondy A, Frost L (2001). The Picture Exchange Communication System. Behavior Modification 25: 725–744.
Bondy AS, Frost LA (1998). The Picture Exchange Communication System. Seminars in speech and language 19: 373–389.
Borg-Laufs M (1999). Verhaltenstherapie mit Kindern und Jugendlichen: Grundlagen, Methoden, Entwicklungen. In: Reinecker H (Hrsg.). Lehrbuch der Verhaltenstherapie. Tübingen: Deutsche Gesellschaft für Verhaltenstherapie, S. 455–484.
Brack UB (2003). Kontingenzmanagement in der Kinderverhaltenstherapie. In: Petermann F (Hrsg.). Kinderverhaltenstherapie Grundlagen, Anwendungen und manualisierte Trainingsprogramme, 2. Aufl. Hohengehren: Schneider Verlag, S. 77–97.
Carr D, Felce J (2007). The Effects of PECS Teaching to Phase III on the Communicative Interactions between Children with Autism and their Teachers. Journal of Autism and Developmental Disorders 37: 724–737.
Charlop-Christie MH, Carpenter M, Le L, LeBlanc LA, Kellet K (2002). Using the picture exchange communication system (PECS) with children with autism: Assessment of PECS acquisition, speech, social communicative behavior, and problem behavior. Journal of Applied Behavior Analysis 35: 213–231.
Charlop-Christy MH (2008). How to do Incicental Teaching. Austin, Texas: pro-ed.
Cooper JO, Heron TE, Heward WL (2007 Applied Behavior Analysis, 2nd ed. Upper Saddle River: Pearson Merrill Prentice Hall.
Farmer-Dougan V (1994). Increasing requests by adults with developmental disabilities using incidental teaching by peers. Journal of Applied Behavior Analysis 27: 533–544.
Fenske EC, Krantz PJ, McClannahan LE (2001). Incidental Teaching: A Not-Discrete-Trial Teaching Procedure. In: Maurice C, Green G, Foxx RM (Hrsg.). Making a Difference: Behavioral Intervention for Autism. Austin, Texas: pro-ed, S. 75–82.
Freeman BJ (1976). Evaluating Autistic Children. Journal of Pediatric Psychology: 18–21.
Frost L, Bondy A (2002). The Picture Exchange Communication System. Training Manual, 2nd ed. Newark: Pyramid Educational Products, Inc.
Gioia G, Espy KA, Isquith PK (2003). Brief-P Behavior Rating Inventory of executive function – preschool version. Lutz, FL: PAR.
Gioia G, Isquith PK, Guy SC, Kenworthy L (2000). BRIEF Behavior rating inventory of executive function. Lutz, FL: PAR.
Greenspan SI, Wieder S (1999). A functional developmental approach to autism spectrum disorders. The Association for Persons with Severe Handicaps 24: 147–161.
Grimm H (2000). SETK-2 Sprachentwicklungstest für zweijährige Kinder: Diagnose rezeptiver und produktiver Sprachverarbeitungsfähigkeiten. Göttingen: Hogrefe.
Grimm H (2001). SETK 3–5 Sprachentwicklungstest für drei- bis fünfjährige Kinder: DIagnose von Sprachverarbeitungsfähigkeiten und auditiven Gedächtnisleistungen. Göttingen: Hogrefe.
Grimm H, Doil H (2000). ELFRA Elternfragebogen für die Früherkennung von Risikokindern: Handanweisung. Göttingen: Hogrefe.

Groth T (2008). Autismus und Spielen. Spielförderung von Kindern mit Autismus durch Videomodelllernen, Pädagogisches Institut. Mainz: Johannes Gutenberg-Universität Mainz.

Gutstein SE, Sheely RK (2002). Relationship Development Intervention with Young Children. Social and Emotional Development Activities for Asperger Syndrome, Autism, PDD and NLD. London und Philadelphia: Jessica Kingsley Publishers.

Hasmann R, Hampel O, Pietzsch T, Schädler N, Dörr A (2006). Verhaltenstherapie in der Frühförderung. In: Petermann F (Hrsg.). Kinderverhaltenstherapie. Hohengehren: Schneider, S. 128–153.

Häussler A (2005). Der TEACCH Ansatz zur Förderung von Menschen mit Autismus. Einführung in Theorie und Praxis. Dortmund: Verlag Modernes Lernen.

Kazdin AE (2001). Behavior Modification in Applied Settings, 6th ed. Belmont: Wadsworth/Thomson Learning.

Koegel LK, Camarata SM, Valdez-Menchaca M, Koegel RL (1998). Setting generalization of question-asking by children with autism. American Journal on Mental Retardation 102: 346–357.

Larsson EV, Riedesel K, Keene A, Davis L (2003). The generative language matrix: A comprehensive clinical analysis of generative language classes, conditional discriminations, ecobehavioral functions, abstract comprehension, and natural language development. Minneapolis: LIFE Midwest. (http://www.ptab.univ.gda.pl/language_matrix_larsson.doc) Zugriff am 21. 09. 2008.

LeBlanc LA, Coates AM (2003). Using Video Modeling and Reinforcement to Teach Perspective-Taking Skills to Children with Autism. Journal of Applied Behavior Analysis 36: 253–257.

Linderkamp F, Brack UB (2008). Kontingenzmanagement. In: Lauth GW, Linderkamp F, Schneider S, Brack U (Hrsg.). Verhaltenstherapie mit Kindern und Jugendlichen Praxishandbuch. Weinheim, Basel: Beltz Verlag, S. 692–704.

Lord C, McGee JP (2001). Educating Children with Autism. Washington, DC: National Academy Press.

Lord C, Rutter M, DiLavore P, Risi S (2001). Autism diagnostic observation schedule. Los Angeles: Western Psychological Services.

Lovaas OI (1987). Behavioral treatment and normal educational and intellectual functioning in young autistic children. Journal of Consulting and Clinical Psychology 55: 3–9.

Lovaas OI (2003). Teaching Individuals with Developmental Delays. Basic Intervention Techniques. Austin, Texas: pro-ed.

Lovaas OI, Koegel R, Simmons JQ, Long JS (1973). Some generalization and follow-up measures on autistic children in behavior therapy. Journal of Applied Behavior Analysis 6: 131–166.

McClannahan LE, Krantz PJ (2005). Teaching Conversation to Children with Autism. Scripts and Script Fading. Bethesda: Woodbine House.

McEachin JJ, Smith T, Lovaas OI (1993). Long-Term Outcome for Children With Autism Who Received Early Intensive Behavioral Treatment. American Journal on Mental Retardation 97: 359–372.

McGee GG, Krantz PJ, Mason D, McClannahan LE (1983). A modified incidental teaching procedure for autistic youth: Acquisition and generalization of receptive object labels. Journal of Applied Behavior Analysis 16: 329–338.

McGee GG, Krantz PJ, McClannahan LE (1985). The facilitative effects of incidental teaching on preposition use by autistic children. Journal of Applied Behavior Analysis 18: 17–31.

Nikopoulos CK, Keenana M (2003). Promoting social initiation in children with autism using video modeling. Behavioral Interventions 18: 87–108.

Ozonoff S, Goodlin-Jones BL, Solomon M (2005). Evidence-Based Assessment of Autism Spectrum Disorders in Children and Adolescents. Journal of Clinical Child and Adolescent Psychology 34: 523–540.

Perrez M (1997). Zur Entwicklung der Verhaltenstherapie. Von der Laborperspektive zum offfenen System. TW Pädiatrie 10: 381–387.

Petermann F, Stein I, Macha T (2004). Entwicklungsdiagnostik mit dem ET6–6: Handbuch zum ET6–6 und Hilfe zur Testdurchführung zum ET 6–6, 2. Aufl. Frankfurt: Harcourt Test Service.

Peterson GB, Larsson EV, Riedesel KL (2003). A Conceptual Toolkit for Intensive Early Behavioral Intervention Teachers. Journal of Behavioral Education 12: 131–146.

Reinecker H (1999). Methoden der Verhaltenstherapie. In: Reinecker H (Hrsg.). Lehrbuch der Verhaltenstherapie. Tübingen: Deutsche Gesellschaft für Verhaltenstherapie, S. 147–333.

Reynell JK (1990). Reynell Developmental Language Scales. Los Angeles: Western Psychological Association.

Richman S (2004). Wie erziehe ich ein autistisches Kind? Grundlagen und Praxis. Bern: Verlag Hans Huber.

Rogers SJ, Hall T, Osaki D, Reaven J, Herbison J (2000). The Denver model: A comprehensive, integrated educational approach to young children with autism and their families. In: Handleman JS, Harris SL (Hrsg.). Preschool Education Programs for Children with Autism. Austin, TX: Pro-ed. S. 95–133.

Rogers SJ, Herbison JM, Lewis HC, Pantone J, Reis K (1986). An approach for enhancing the symbolic, communicative, and interpersonal functioning of young children with autism or severe emotional handicaps. Journal of the Division for Early Childhood: 135–148.

Rühl D, Bölte S, Feineis-Matthews S, Poustka F (2004). ADOS Diagnostische Beobachtungsskala für Autistische Störungen: Manual. Bern: Hans Huber.

Sallows GO, Graupner TD (2005). Intensive Behavioral Treatment for Children With Autism: Four-Year Outcome and Predictors. American Journal on Mental Retardation 110: 417–438.

Schreibman L (1975). Effects of within-stimulus and extra-stimulus prompting on discrimination learning in autistic children. Journal of Applied Behavior Analysis 8: 91–112.

Semel E, Wiig EH, Secord WA (1995). Clinical evaluation of language fundamentals, 3rd ed. San Antonio: Psychological Corp.

Skinner BF (1957, 1992). Verbal Behavior. Acton, MA Copley Publishing Group.

Smith T, Donahoe PA, Davis BJ (2000a). The UCLA Young Autism Project. In: Handleman JS, Harris SL (Hrsg.). Preschool Education Programs for Children with Autism. Austin, TX: Pro-Ed, S. 29–48.

Smith T, Groen AD, Wynn JW (2000b). Randomized Trial of Intensive Early Intervention for Children with Pervasive Developmental Disorder. American Journal on Mental Retardation 105: 269–285.

Smith T, Scahill L, Dawson G, Guthrie D, Lord C, Odom S, Rogers S, Wagner A (2007). Designing Research Studies on Psychosocial Interventions in Autism. Journal of Autism and Developmental Disorders 37: 354–366.

Sparrow SS, Balla DA, Cichetti DV (1984). Vineland Adaptive Behavior Scales: Interview Edition. Circle Pines, MN: American Guidance Service.

Studer N (2006). UCLA Model of Applied Behavioral Analysis: Ergebnisse einer Pilotstudie bei vier Fällen mit frühkindlichem Autismus nach dem ersten Therapiejahr. Zürich.

Taylor BA, Levin L, Jasper S (1999). Increasing Play related statements in children with autism toward their siblings: Effects of video-modeling. Journal of Developmental and Physical Disabilities 11: 253–264.

Tellegen PJ, Laros JA, Petermann F (2007). SON-R 2 1/2–7 Non-verbaler Intelligenztest: Testmanual mit deutscher Normierung und Validierung.: Swets und Zeitlinger.

Watthen-Lovaas NW, Lovaas EE (2000). The reading and writing program: An alternative form of communication for students with developmental delays: Lovaas-Institute for Early Intervention.

Wechsler D (1989). Wechsler Preschool and Primary Scale of Intelligence-Revised. San Antonio, TX: Psychological Corp.

Weiss JJ, Harris SL (2001). Teaching social skills to people with autism. Behavior Modification 25: 785–802.

Wetherby A, Schuler A, Prizant B (1997). Enhancing language and communication development: Theoretical foundations. In: Cohen D, Volkmar F (Hrsg.). Handbook of Autism and Pervasive Developmental Disorders. New York: Wiley.

9 Gruppentrainings für Jugendliche mit Autismus-Spektrum-Störungen

Bettina Jenny

9.1 Einleitung

Zu den Kernsymptomen der Autismus-Spektrum Störung (ASS) gehört die Beeinträchtigung der wechselseitigen sozialen Interaktion und Kommunikation. Bei der sozialen Regulation bekunden Kinder und Jugendliche mit ASS Mühe mit dem Blickverhalten, dem Einsatz von nonverbaler Kommunikation und besonders des mimischen Ausdrucks, aber auch mit dem emotionalen Ausdruck und der emotionalen Wahrnehmung. Zudem sind sie sich weniger darüber bewusst, wie ihr Verhalten und ihre Kommunikation auf ein Gegenüber wirken, was sich besonders im Kontakt mit Gleichaltrigen und weniger in der Interaktion mit Erwachsenen auswirkt. Durch ihre Schwierigkeiten in der sozioemotionalen Wahrnehmung, beim Verstehen der ungeschriebenen sozialen Regeln und Konventionen, durch kommunikative Missverständnisse sowie durch ihre eingeschränkten und repetitiven Interessen, welche sich z. B. auf die Themenauswahl bei Gesprächen auswirken, sind sie oft zunehmend sozial isoliert. Auch die kognitiven Schwächen (Happé und Frith 1996) bei Problemlösungen (Exekutive Funktionen, Pennington und Ozonoff 1996), der Fähigkeit, sich in die Vorstellungswelt anderer hineinzuversetzen (Theory of Mind, Baron-Cohen et al. 1985; Happé 1995) und der Fähigkeit, übergreifende (soziale) Muster und den gesamten Kontext zu erfassen (Zentrale Kohärenz, Happé und Frith 2006), erschweren erfolgreiche Interaktionen.).

Bei Kindern und Jugendlichen besteht im gut funktionierenden Teil des Störungsspektrums meist der Wunsch nach Kontakt. Ihre soziale Ungeschicklichkeit hindert sie jedoch am erfolgreichen Aufbau von Freundschaften, während der soziale Anpassungsdruck im Jugendalter zunimmt. Dadurch entsteht oft ein ausgeprägter Leidensdruck, der auch zu einer sekundären depressiven, ängstlichen oder vermehrt zwanghaften Symptomatik bis zu Suizidalität führen kann (Remschmidt und Kamp-Becker 2006).

Ganz allgemein ist die Komorbiditätsrate im Kindes- und Jugendalter wie dann auch später im Erwachsenenalter hoch (Ghadziuddin et al. 1998, zit. nach Remschmidt et al. 2006). Die Symptomatik remittiert nicht mit fortschreitendem Alter, sondern verstärkt sich durch das immer komplexer werdende soziale Umfeld und die Erkenntnis der eigenen Andersartigkeit (Remschmidt et al. 2006). Forschungsbefunde zeigen, dass ein Defizit der sozialen Kompetenzen bei Jugendlichen mit ASS zu geringerer schulischer und beruflicher Qualifikation führt (Howlin und Goode 1998, zit. nach Krasny et al. 2003).

Aus diesen Überlegungen heraus ergibt sich die Notwendigkeit, diese Kinder in der Entwicklung ihrer soziemotionalen Fertigkeiten zu unterstützen. Diese sind zum Beispiel von Bauminger (2002) sehr detailliert in Teilfertigkeiten aufgeschlüsselt worden. Dabei bezieht sich der Nachholbedarf stark auf die Interaktionen mit Gleichaltrigen. Krasny et al. (2003) halten fest, dass Kinder und Jugendliche mit ASS, sofern sie nicht unter einer größeren kognitiven oder sprachlichen Entwicklungsverzögerung leiden (AS und HFA), mit Hilfe einer geeigneten Behandlung bedeutsame Fortschritte in allen Bereichen machen können. Dennoch werden Schwierigkeiten bei den subtileren sozialen und kommunikativen Prozessen bleiben. Gresham et al. (2001, zit. nach Tse et al. 2007) betrachten Interventionen im Gruppensetting als besonders geeignet, da die erlernten sozialen Fertigkeiten unmittelbar geübt und unter therapeutischer Aufsicht angewendet werden können und lustige gemeinsame Aktivitäten die Motivation erhöhen, Zeit mit Gleichaltrigen zu verbringen und Freundschaften zu pflegen.

9.2 Übersicht über Gruppentrainings für Kinder und Jugendliche mit ASS

Die Übersicht von Barry et al. (2003) über verschiedene *Interventionsformen in der Gruppe* für Kinder und Jugendliche mit ASS stellt eine Vielzahl von Trainings zur Verbesserung der sozialen Fertigkeiten in der Schule mit mehrfachen wöchentlichen Sitzungen vor. Andere Programme beziehen unauffällige Gleichaltrige mit ein, welche angeleitet werden, mit autistischen Kindern auf eine vorgeschriebene Art zu interagieren und ihnen einfache soziale Interaktionsmuster (z. B. sich im Spiel abzuwechseln) beizubringen. Ferner existieren ambulante Angebote wie Gruppentherapien oder -trainings, welche an eine Fachinstitution angeschlossen sind. Schließlich gibt es auch Gruppen nach dem Selbsthilfemodell. So beschreibt Rogers (2000) verschiedene Behandlungsprogramme zur Verbesserung der sozialen Kompetenzen bei Kindern und Jugendlichen mit ASS. Diese wurden evaluiert, zeigen einen gewissen Erfolg und werden mit Interventionsprogrammen zur Verbesserung der Beziehung zu Erwachsenen (Eltern-Kind-Interaktion, Interaktion mit anderen Erwachsenen) ergänzt. Die meisten Behandlungsansätze sind pädagogisch, psychoedukativ oder kognitiv-verhaltenstherapeutisch (Remschmidt et al. 2006). Gemäß Krasny et al. (2003) finden sich auf dem öffentlichen Markt kaum spezifische und evaluierte Programme zur Verbesserung der sozialen Fertigkeiten, wobei Herbrecht et al. (2008) diese Lücke für den deutschsprachigen Raum nun gefüllt haben.

Das *ambulante Gruppenbehandlungsangebot* unterscheidet sich maßgeblich von Trainingsprogrammen, welche vor Ort (z. B. in Schulen) durchgeführt werden: Die Teilnehmenden werden aus einer größeren geografischen Region zusammengefasst, alle weisen eine klinische Störung auf und das Gelernte muss relativ

9.2 Übersicht über Gruppentrainings für Kinder und Jugendliche mit ASS

selbständig in den individuellen Alltag transferiert und dann generalisiert werden. Der Einbezug von unauffälligen Mitschülern oder Gleichaltrigen lässt sich fast nicht realisieren. Zudem findet das Training nur in Intervallen (meist wöchentlich) und für eine begrenzte Anzahl von Sitzungen, dafür aber mit einer etwas längeren Dauer (60–120 Minuten) statt.

Die Frage, ob sich die soziale Kompetenz bei Kindern und Jugendlichen mit ASS durch Behandlungen tatsächlich verbessert, lässt sich aufgrund der Literaturübersicht nicht eindeutig beantworten. Hingegen lassen sich die *gezielt trainierten sozialen Fertigkeiten* in den verschiedenen Behandlungssettings eindeutig verbessern (z. B. Smith et al. 2006). Solomon et al. (2004) betonen in ihrer Zusammenfassung auch die hohe Zufriedenheit der Teilnehmenden sowie deren Eltern. Die *Generalisierung* des Erlernten scheint allerdings begrenzt zu sein (Ozonoff und Miller 1995; Marriage et al.1995; Barry et al. 2003; Solomon et al. 2004). Rogers (2000) hält in ihrer Übersichtsarbeit fest, dass Kinder und Jugendliche mit ASS auf eine Vielzahl von Behandlungsprogrammen positiv ansprechen und ihre sozialen Kompetenzen verbessern. Mehrere der evaluierten Interventionen zeigen neben den Verbesserungen der geübten Fertigkeiten, dass die Teilnehmenden vermehrt sozial interagieren, sich in gesteigertem Maße verbal äußern und weniger häufig unangebrachte Verhaltensweisen zeigen. Ansätze, welche das Training nur mit einem Erwachsenen als Interaktionspartner durchführen, zeigen keine Generalisierung auf die Interaktion mit Gleichaltrigen, es sei denn, dass anschließend auch mit einem gleichaltrigen Partner geübt wird. Zudem bedeutet eine integrative Beschulung an sich keine Zunahme an Interaktionen und Sozialkompetenzen. Erst wenn das Kind gemeinsam mit einem speziell trainierten unauffälligen Gleichaltrigen Interaktionen erlernen und üben kann oder ein Gruppentraining in der Schule (vorzugsweise bestehend aus Kindern mit und ohne ASS) stattfindet, ergeben sich gute Generalisierungseffekte.

Lord et al. (2005) geben eine Zusammenfassung über die aktuellen Forschungsstandards zu Interventionen bei Kindern mit ASS. Es finden sich viele *Wirksamkeitsstudien* zur Verbesserung der sozialen und kommunikativen Kompetenzen bei Kindern und Jugendlichern mit ASS, die meisten beziehen sich jedoch auf Einzelfallstudien oder auf die Arbeit im Einzelsetting (Rogers 2000; Krasny et al. 2003). Bisher existieren hingegen erst wenige Studien zu Behandlungen von Kinder und Jugendlichen mit ASS im Gruppensetting. Williams et al. (2007) geben eine Übersicht, welche Studien in welchem Maße aktuellen Forschungsansprüchen genügen.

9.2.1 Evaluierte Gruppenprogramme

Mesibov (1984) hat ein Gruppentraining bezüglicher sozialer Kompetenzen für sprechende autistische Jugendliche und Erwachsene entwickelt. Dabei geht es um das Erleben von positiven Kontakten zu Gleichaltrigen, den Aufbau von Selbstwertgefühl und das Erlernen bestimmter sozialer Fertigkeiten durch Modellernen, Beratung und Rollenspiel. Die Ziele bestehen darin, andere Betroffene zu treffen, dem Gesprächsthema zu folgen, Fragen zu stellen, zuzuhören und die eigene Befindlichkeit zu formulieren. Langfristig soll sich eine feste Begegnungsgruppe aus Betroffenen bilden. Mesibov hat dieses Training mit vier weiblichen und elf männlichen geistig behinderten und normal intelligenten Jugendlichen und jungen Erwachsenen mit Frühkindlichem Autismus im Alter von 14–35 Jahren durchgeführt. Die Gruppe traf sich jeweils für eine Phase von zehn bis zwölf wöchentlichen Sitzungen. Vor jeder Gruppensitzung (60 Minuten) erhielt jedes Mitglied für eine halbe Stunde ein Einzeltraining, um die zu trainierenden Fertigkeiten einzuüben. Die Teilnehmenden konnten immer wieder an den Gruppentreffen, welche zwei Mal pro Jahr angeboten wurden, teilnehmen. Das Gruppentraining von Mesibov besteht aus vier Einheiten: Es wird mit einer Snackpause und einer eher wenig strukturierten Gruppendiskussion über die Erlebnisse der Teilnehmenden während der vergangenen Woche und gemeinsame Interessen begonnen. Dann folgt eine Partnerarbeit, bei welcher aufmerksames Zuhören, das Ausdrücken und Erkennen von Gefühlen sowie gemeinsame Aktivitäten (z. B. Brett-, Kartenspiele) geübt werden. Für das Einüben spezifischer sozialer Fertigkeiten (z. B. Begrüßen, Restaurantbesuch, Einladung) und Gesprächskompetenzen ist das Rollenspiel, welches bereits in der Einzelsituation vorbereitet wurde, zentral. Die Stunde wird durch das Erzählen von Witzen abgeschlossen, um ein Verständnis für Humor zu entwickeln. Gemäß qualitativen Angaben der Teilnehmenden und deren Eltern wurden die oben erwähnten Ziele erreicht, wobei die Teilnahmerate über die untersuchten zwei Jahre hinweg sehr hoch war. Das Training ist jedoch nicht systematisch mit einem Prä-Post-Vergleich evaluiert worden.

Eine offene Gruppe in Anlehnung an das Konzept von Mesibov (1984) wurde von Williams (1989) beschrieben. An ihr haben insgesamt zehn Jungen im Alter von neun bis 15 Jahren im Verlauf von vier Jahren teilgenommen, welche bei unterdurchschnittlicher bis durchschnittlicher Intelligenz teilintegrativ beschult wurden und gemäß nicht näher genannter Definition „autistisch" waren. Die Gruppenbehandlung fand in der Schule in wöchentlichen Sitzungen zu 45 Minuten statt und sollte die Teilnehmenden dazu befähigen, erfolgreicher mit anderen zu interagieren. Hierzu wurden unterhaltsame Spiele, Rollenspiele und Modellernen eingesetzt. Die Teilnehmer wurden durch Aufforderungen (z. B. „Schau ins Gesicht.") direkt zu Verhaltensveränderungen instruiert, es wurden ihnen die Folgen (Verhalten, Gefühl) des entsprechenden Verhaltens aufgezeigt, und gemeinsam wurde nach Verhaltensalternativen gesucht. Die Evaluation von sieben Teilnehmern zeigte Veränderungen, die sich mehrheitlich auf die direkt geübten Fertigkeiten (z. B. Begrüßungsverhalten, Blickkontakt, Beginn eines Gesprächs) beziehen, wobei auch leichte Generalisierungseffekte (verminderte Echolalie) zu beobachten waren. Einige Teilnehmer schlossen innerhalb der Gruppe Freundschaften, die auch nach Gruppenende fortgesetzt wurden.

Das Gruppentraining für Jugendliche von acht bis zwölf Jahren mit einem Asperger-Syndrom von Marriage et al. (1995, zit. nach Krasny et al. 2003) widmete sich erstmals gezielt nur einer Gruppe aus dem ASS. Evaluiert wurde die erste Trainingsphase von acht Sitzungen à 120 Minuten, welche stärker strukturiert

9.2 Übersicht über Gruppentrainings für Kinder und Jugendliche mit ASS

war, Hausaufgaben beinhaltete und parallel eine Elterngruppe anbot. Die zweite Phase mit sechs wöchentlichen Sitzungen von 90 Minuten galt der Vertiefung des Gelernten. Es wurde mit Einbezug von Rollenspielen, Video-Feedback, visuellen Hilfen, Filmen und Spielen gearbeitet. Qualitativ zeigte sich eine Verbesserung in den erlernten Fertigkeiten und beim Selbstwertgefühl, quantitativ konnte hingegen keine signifikante Veränderung im Prä-Post-Vergleich festgestellt werden. Im Besonderen fand sich kein Transfer der erlernten Fertigkeiten auf andere Situationen.

Das Gruppentraining von Ozonoff et. al. (1995) für Jugendlichen mit ASS im Alter von 11–15 Jahren umfasste als erstes auch explizit ein Training der Theory-of-Mind und ist nach Krasny et al. (2003) die erste Evaluationsstudie, welche eine Kontrollgruppe berücksichtigte. In dem 14 Wochen dauernden Training wurden unter Mithilfe von vier Therapeuten[1] in der ersten Phase spezifische Interaktions- und Gesprächskompetenzen wie Gesprächsthemen, nonverbale Kommunikation, Teilen und Verhandeln, Zuhören und das Formulieren von Komplimenten geübt und die dahinter liegenden sozial-kognitiven Prinzipien explizit erläutert, um die Theory of Mind zu fördern, welche dann in der zweiten Phase mit gezielten Übungen im Vordergrund stand. Daneben wurden mit den Gruppenmitgliedern soziale Anlässe außerhalb der Klinik, zum Beispiel Partys, organisiert. Die 90-Minuten-Sitzungen begannen mit einer Snackpause und endeten mit einer Spielzeit. Die zu erlernende Fertigkeit wurde erläutert und in Rollenspielen mit Video-Feedback geübt. Die Studie zeigte bei der Interventionsgruppe von fünf durchschnittlich intelligenten und lernbehinderten Jugendlichen im Vergleich zur Kontrollgruppe von vier Jugendlichen eine deutliche Verbesserung der trainierten Fertigkeiten inklusive der Theory of Mind, auch wenn die Autorinnen die Verbesserung der Theory of Mind hinterfragen. Allerdings fand gemäß den Angaben der Eltern und Lehrer weder ein Transfer auf andere Situationen noch eine Generalisierung statt.

Das achtwöchige Gruppentraining für Kinder mit HFA im Alter von sechs bis neun Jahren von Barry et al. (2003) dauerte jeweils zwei Stunden und folgte ebenfalls einem festen Ablauf: Aufwärmaktivität zur Begrüßung, didaktischer Teil, um das neu zu lernende soziale Verhalten zu erklären, strukturierte Rollenspiele und Übungen, unstrukturierte Snackpause, Anwendung des Erlernten in zwei fünfminütigen Spielsequenzen mit einem unauffälligen Kind, Sammeln der gemachten Erfahrungen und am Schluss Präsentation des Erlernten vor den Eltern. Das Curriculum vermittelte auf Regeln basierende Instruktionen in Form von sozialen Geschichten (social scripts) für die Begrüßung, das Initiieren von und Reagieren auf Konversationsangebote sowie den Umgang mit Einladungen zu einem gemeinsamen Spiel. Gemäß der Evaluation einer einzigen Gruppe mit drei durchschnittlich intelligenten Jungen und einem Mädchen war das Training bezüglich der geübten Verhaltensweisen erfolgreich, wenn auch im Bereich

---

[1] Zur besseren Lesbarkeit wird auf eine geschlechtsneutrale oder für beide Geschlechter explizite Formulierung verzichtet.

der Gesprächsführung etwas weniger deutlich. Der Transfer des Erlernten gelang in Bezug auf die im Programm integrierte Spielzeit mit unauffälligen Kindern, nicht aber in das Alltagsleben.

Solomon et al. (2004) haben ein zwanzig Wochen dauerndes Gruppenprogramm für durchschnittlich intelligente und lernbehinderte Jungen im Alter von acht bis zwölf Jahren mit ASS im gut funktionierenden Spektrum evaluiert und dabei gemäß Rao et al. (2008) erstmals eine randomisierte Kontrollgruppe verwendet. Das Curriculum umfasste Erkennen und Verstehen von Emotionen, Gesprächskompetenzen, Theory of Mind sowie Exekutive Funktionen und Problemlösen. Innerhalb der Gruppe sollte ein therapeutisches Klima entstehen, um Gruppenprozesse nutzbar zu machen. Gleichzeitig besuchten die Eltern parallel dazu eine halbstrukturierte psychoedukative Gruppe und lernten, die zu übenden Fertigkeiten für ihr Kind in den Alltag einzubetten. Die wöchentliche Gruppe à 90 Minuten war stark strukturiert und umfasste eine ritualisierte Begrüßung, einen Wochenrückblick, Diskussion der Hausaufgaben, einen Snack, eine Lektion sowie motorische Spiele und eine Witzrunde. Aufgrund der hohen Betreuerzahl konnte auch individuell gearbeitet werden. Im Vergleich zu einer Warte-Kontrollgruppe, die bezüglich Alter und Intelligenz parallelisiert wurde, zeigten die neun Gruppenkinder signifikante Verbesserungen der mimischen Emotionserkennung und der Problemlösefertigkeiten. In der Interventionsgruppe (kein Vergleich zur Kontrollgruppe) verringerten sich auch unangebrachte Verhaltensweisen und der Depressionswert der Mütter. Bei den älteren und stärker beeinträchtigten Jungen sank dieser im Vergleich zu den jüngeren in der Gruppe zudem signifikant deutlicher. Eine Verbesserung der Theory of Mind konnte jedoch auch in dieser Studie mit den verwendeten Untersuchungsinstrumenten nicht festgestellt werden.

Von Sloman und Leef (2004, zit. nach Tse et al. 2007) wurden Gruppentrainings für 9–14-Jährige mit AS und mit einer parallelen Elterngruppe. Während acht bis zehn Wochen wurde jede Woche eine neue soziale Kompetenz mittels Rollenspiel eingeführt. Gemäß Elternangaben im Prä-Post-Vergleich fanden sich bedeutsame Verbesserungen der sozialen, emotionalen und kommunikativen Fertigkeiten.

Bauminger (2002 und 2006) hat ein multimodales kognitiv-verhaltenstherapeutisches Sozialtraining präsentiert, welches auch die ökologische Verankerung beachtet und sich an Kinder und Jugendliche mit HFA oder AS richtet. Das Training wurde in der Schule implementiert und von einer Lehrperson des Kindes durchgeführt. In einer Vorläuferstudie (Bauminger 2002) arbeiteten die Teilnehmer während drei Wochenstunden mit der Lehrperson am Curriculum und übten die erlernte Fertigkeit zwei Mal pro Woche in der Pause oder abends nach Schulunterricht mit einem unauffälligen gleichaltrigen Kind, welches dafür speziell angeleitet wurde. Die Lehrperson informierte die Eltern wöchentlich schriftlich über die geübten Fertigkeiten und Fortschritte.

In der zweiten hier betrachteten Studie von Bauminger (2006) umfasste das Training jeweils kleine Gruppen von ein bis drei auffälligen und zwei unauffälligen Kindern, welche sich während sieben Monaten zwei Mal wöchentlich (ins-

9.2 Übersicht über Gruppentrainings für Kinder und Jugendliche mit ASS

gesamt 50 Sitzungen) unter der Leitung einer Lehrperson trafen, die Erfahrung im Umgang mit Kindern mit ASS hatte. Außerdem erhielt jeder Teilnehmer ein wöchentliches Einzeltraining zur Vor- und Nachbereitung des Erlernten. Dabei ging es um den Aufbau von sozialem Verstehen und von sozialen Interaktionen zwischen Gleichaltrigen. Den Kindern wurden mittels kurzer illustrierter Geschichten gezielt regelorientierte soziale Verhaltensweisen gezeigt, die im Anschluss geübt wurden. Das Curriculum umfasste die Vermittlung sozialer Konzepte über Gruppenaktivitäten, emotionales Verstehen, Gesprächsführung, Kooperation und den Umgang mit Doppelbotschaften (z.B. Ironie).

Die Evaluationsstudie (Bauminger 2006) umfasste 26 Kinder, wobei elf vorgängig nach einem ähnlichen Konzept einzeltherapeutisch behandelt wurden. Die Ergebnisse zeigen, dass die Kinder in allen trainierten Bereichen Fortschritte machten. Außerdem fanden sich Generalisierungseffekte in nicht direkt trainierten Bereichen wie einer Verbesserung bei Aufgaben zur Theory of Mind sowie im Bereich der Exekutiven Funktionen. Den Kindern gelang es jedoch nicht, die erworbenen Interaktionsfähigkeiten in den Alltag außerhalb der Gruppe zu transferieren, sodass sich beispielsweise keine Verbesserung bei den spontanen Interaktionen auf dem Pausenhof zeigte.

Das Gruppentraining von Gevers et al. (2006) arbeitet mit einem manualisierten Programm, welches für Kinder mit einer Autismus-Spektrum-Störung und weiteren sozialen Beeinträchtigungen entwickelt (Steernemann et al. 1996) und an einer kleinen Gruppe von sozial ängstlichen und aggressiven Kindern evaluiert wurde. Gevers et al. (2006) behandelten 18 zumindest durchschnittlich intelligente Kinder (fünf Mädchen) im Alter von 8–11 Jahren, welche eine nach DSM-IV diagnostizierte nicht weiter spezifizierte Tiefgreifende Entwicklungsstörung erhalten hatten. Die Gruppen umfassten 5–6 Kinder und dauerten 21 Wochen (Sitzungen à 60 Minuten). Es wurde die soziale Wahrnehmung (Theory of Mind) trainiert. Zusätzlich wurden mit den Eltern fünf monatliche psychoedukative Sitzungen durchgeführt, in welchen auch ein Schwerpunkt auf die familiäre Förderung des sozialen Erfassens durch Spiele und Geschichten gelegt wurde. Die Evaluation zeigte Fortschritte in den Bereichen der Wahrnehmung und Imitation, der ersten Stufe der Entwicklung der Theory of Mind (First Order Belief), So-tun-als-ob sowie im Verstehen von Humor. Keine Veränderung zeigte sich bei der Emotionserkennung und bei komplexeren Stufen der Theory-of-Mind (False Belief, Second Order Belief). Es wurde auch ein Generalisierungseffekt gefunden, in dem die Kinder gemäß der Elternbeobachtung eine Verbesserung der Beziehungsgestaltung, des Spielverhaltens sowie der sozialen Kompetenzen zeigten.

Eines der ganz wenigen Gruppentrainings, das durch eine randomisierte Wartekontrollgruppe evaluiert wurde, haben Sofronoff et al. (2007) entwickelt. Das sechs Wochen dauernde, manualisierte Training von jeweils zwei Stunden mit begleitender Elterngruppe ist hoch strukturiert und beinhaltet auch Spaßpausen mit Spielen, ein Belohnungssystem sowie Hausaufgaben. Jeder Teilnehmer erhält ein Arbeitsbuch zu den Emotionen glücklich-zufrieden, entspannt und ärgerlich-wütend. Im Wesentlichen ging es darum, dass jeder Teilnehmer sich ein Repertoire an „Werkzeugen" (z. B. joggen) zulegt, um etwa mit dem Gefühl von Ärger umzugehen und sich zu entspannen (z. B. Musik hören, sich zurückziehen). Zudem werden Social Stories von Gray (1998) zum Umgang mit Gefühlen eingesetzt. Die Studie umfasste 22 Jungen und zwei Mädchen in der Interventionsgruppe und 21 Kinder in der Wartekontrollgruppe im Alter von zehn bis 14 Jahren. Die Kinder der Interventionsgruppe konnten nach dem Training mehr Strategien benennen, wie eine Figur in einer Geschichte sich bei Provokationen verhalten könnte. Zudem berichteten die Eltern von weniger Wutausbrüchen während der Durchführung der Studie sowie bei der Nachuntersuchung nach sechs Wochen. Sie berichteten ebenso von einem gesteigerten Gefühl des Kindes und auch bei sich selbst, mit Ärger zurechtzukommen. Die Anlage dieses Trainings hat dazu geführt, das Thema des Stressmanagements und der Gefühlsregulation in das Modul Emotionen des in diesem Beitrag vorgestellten Gruppentrainings (siehe unten) aufzunehmen.

Tse et al. (2007) führten mehrere Sozialtrainings für Jugendliche mit ASS im Alter von 13–18 Jahren durch und realisierten daher als erste eine Evaluationsstudie mit einer deutlich größeren Stichprobe. Das zwölf Wochen dauernde Programm von jeweils 90 Minuten für Gruppen von sieben bis acht Jugendlichen bezieht sich vor allem auf das Manual von Goldstein und Mc Ginnis (2000, zit. nach Tse et al. 2007), welches jedoch nicht spezifisch für die Behandlung von Jugendlichen mit ASS entwickelt wurde. Es wird explizit nach einem ähnlichen Modell wie dem von Sloman et al. (2004) gearbeitet, sodass jede Woche eine neue soziale Fertigkeit, wie z. B. Blickkontakt, Höflichkeit, Aufrechterhalten einer Konversation, Reagieren auf Provokationen, Hygiene und soziale Regeln bezüglich Verabredungen vermittelt wird. Das strukturierte Vorgehen umfasst eine Befindlichkeitsrunde, die Wiederholung des Gelernten der letzten Woche, die Einführung einer neuen Fertigkeit, Rollenspiele, eine Snackpause, eine gemeinsames Gruppenspiel und die Verabschiedung. Zur Übung werden vor allem Rollenspielen eingesetzt. Zudem werden Aktivitäten außerhalb der Gruppe wie ein Restaurantbesuch oder die Organisation einer Pizzaparty durchgeführt. Zwei Mal jährlich finden zudem Partys für alle Ehemaligen statt. Die Evaluationsstudie an einer klinischen Stichprobe von 46 Teilnehmenden (inkl. 12 Mädchen) aus sechs Gruppen umfasste einen Prä-Post-Vergleich der Angaben von Eltern und Teilnehmenden. Dabei zeigte sich eine Verbesserung der sozialen Kompetenzen, wobei die Jugendlichen eine deutlichere Verbesserung als die Eltern beschrieben. Je nach verwendetem Fragebogen fanden sich geringe bis mittlere Effektstärken. Der Transfer auf Situationen außerhalb der Gruppe gelang und es konnte auch ein Generalisierungseffekt nachgewiesen werden, indem sich problematische und für ASS typische Verhaltensweisen wie die Neigung zu sozialem Rückzug, Stereotypien, Ängste, Probleme in der Affektregulation und selbstverletzendes Verhalten verringerten.

Das Trainingsprogramm von Lopata et al. (2008) ist manualisiert und wurde in einem Intensiv-Sommerprogramm durchgeführt. Das Gruppentraining wurde bisher vier Mal durchgeführt und evaluiert. Zuerst wurden 21 Kinder mit Asperger-Syndrom, High-Functioning-Autismus oder einer Tiefgreifenden Entwicklungsstörung NOS im Alter von 6–13 Jahren in Kleingruppen von sechs Kindern und durch drei mit dem Trainingsmanual vertraute Betreuer behandelt (Lopata et al. 2006, nach Lopata et al. 2008). In der zweiten Studie, welches das dritte und vierte Jahr umfasst, wurden 54 Kinder (darunter vier Mädchen) im Alter von 6–13 Jahren mit einem IQ > 70 (Durchschnitts-IQ = 99) und einer normalen Sprachentwicklung behandelt. Das Programm fand fünf Tage pro Woche und mit sechs Stunden pro Tag über einen Zeitraum von sechs Wochen statt. Täglich fanden vier Behandlungssitzungen statt, welche sich jeweils aus zwanzig Minuten sozialem Kompetenztraining nach dem Programm „Skillstreaming" (Goldstein et al. 2000, McGinnis und Goldstein 1997) und anschließenden 50 Minuten geleiteten Aktivitäten, in welchen die erlernten Fertigkeiten geübt und angewendet werden konnten, zusammensetzten.

Skillstreaming arbeitet nach einem hoch strukturierten Ansatz mit dem Ziel, Fertigkeiten durch Modellernen, Rollenspiel, einem kontinuierlichen Feedback sowie Transferübungen direkt zu vermitteln. Das Programm konzentriert sich vor allem auf das Vermitteln sozialer Fertigkeiten (z.B. Zuhören, Entschuldigen, Mitmachen, Reaktion auf Necken, Konfliktvermeidung, Verhandeln), auf Emotionserkennung, Interpretation von nicht wortwörtlicher Kommunikation, Kooperation und das Erweitern von Freizeitinteressen. Die Kinder wurden zufällig einer von zwei Feedbackbedingungen zugeteilt: Die eine Hälfte erhielt ein Verstärker(entzug)-Programm, welches individuelle Verhaltensauffälligkeiten sowie die im Programm erlernten sozialen Kompetenzen betraf. Die andere Hälfte bekam jeweils im Verlauf und am Ende des Tages ein informelles Feedback zu den erlernten Verhaltensweisen sowie den individuellen Verhaltenszielen. Das Elterntraining umfasste eine wöchentliche Sitzung von neunzig Minuten. Hier werden nur die Ergebnisse der zweiten Studie (n = 54) dargestellt. Die Kinder beider Feedbackgruppen zeigten gemäß Angaben der Eltern und der Betreuer eine Verbesserung der sozialen Fertigkeiten, der sozialen Anpassung und eine Verminderung von Verhaltensproblemen wie Rückzug. Bei den eigenartigen, bizarren Verhaltensweisen sowie bei der Emotionserkennung zeigte sich jedoch keine Veränderung.

Das *KONTAKT-Gruppentraining* von Herbrecht et al. (2008), das verhaltenstherapeutischen Prinzipien folgt, richtet sich an Kinder und Jugendliche im Alter von 8–19 Jahren mit ASS und ausreichenden kognitiven und verbalen Fähigkeiten. Es stellt die bisher einzige der Autorin bekannte Studie im deutschsprachigen Raum zu einem Gruppentraining für Kinder mit ASS und die einzige Studie mit einer Prozessdiagnostik dar. Ein deutlicher Schwerpunkt wird auf die Verbesserung der Emotionserkennung sowie der Fremd- und Eigenwahrnehmung gelegt. Daneben werden die Kontaktaufnahme, das Erlernen und Einhalten sozialer Regeln, das Erarbeiten von Konfliktlösungsstrategien und das Erlernen prosozialer Verhaltensweisen geübt. In diesem Training wird auf die Strukturierung von Abläufen, die Kombination von theoretischen und praktischen Elementen, auf Gruppenregeln, ein schrittweises Vorgehen mit ansteigendem Schwierigkeitsgrad sowie auf die Berücksichtigung von individuellen Problemen geachtet und mit einem Tokensystem zur Verstärkung gearbeitet. Die Therapiebausteine beinhalten strukturierte Gruppenspiele, Training der Emotionserkennung, Gruppenaktivitäten, Rollenspiele, Diskussionen, Feedback und Hausaufgaben.

In der ersten Stufe dieses Gruppentrainings stehen das Kennenlernen, die Entwicklung eines Gemeinschaftsgefühls und das Erkennen der Basisemotionen im Vordergrund. In der zweiten Stufe geht es um die Verknüpfung von Emotionen und Situationen, das Verbalisieren von Emotionen, den Perspektivenwechsel sowie um einfache soziale Fertigkeiten wie Sich-Verabreden. In der dritten Stufe werden komplexere soziale Fertigkeiten eingeübt und die Selbst- und Fremdwahrnehmung stärker gefördert. Im Manual werden konkrete Hinweise zum Emotionstraining, zu Gruppenspielen und -aktivitäten, Themen für Gruppengespräche und Rollenspielen gemacht und ein Trainingsaufbau über zehn Sitzungen vorgeschlagen, auch wenn das Gruppentraining zum Erreichen der genannten Ziele wesentlich länger dauert. Es finden sich auch Hinweise zur Rolle des Therapeuten und Möglichkeiten im Umgang mit besonderen Schwierigkeiten (z.B. störendes verhalten, Verweigerung der Mitarbeit). Die Gruppen sind grundsätzlich offen, umfassen jeweils vier bis sieben Teilnehmende und zwei Therapeuten und haben keine feste Dauer, sondern bestehen über mehrere Jahre mit wechselnden Teilnehmenden. Die jüngere Gruppe, die sich wöchentlich für 60 Minuten trifft, umfasst Kinder im Alter von 8–13 Jahren. Die ältere Gruppe wird von Jugendlichen im Alter von 13–18 Jahren besucht und findet vierzehntäglich für 90 Minuten statt. Zudem finden vierteljährliche Gruppengespräche mit den Eltern zum Erfahrungsaustausch und zur Information über das Programm statt.

Die Pilotevaluation dieses manualisierten Gruppentrainings umfasste eine Kinder- und zwei Jugendlichengruppen mit insgesamt 15 Jungen und zwei Mädchen im Alter von 9–20 Jahren mit ASS und erfasst einen Zeitraum von elf Monaten. Die eine Jugendlichen-Gruppe (n = 7) hatte bereits vor der Prä-Messung ein Gruppentraining erhalten und erhielt 17 Trainingssitzungen à 90 Minuten, die andere Jugendlichen-Gruppe (n = 4) erhielt 15 Sitzungen à 90 Minuten, und die Kinder-Gruppe erhielt 29 Sitzungen à 60 Minuten. Neben einer Prä-Messung fand eine Post-Messung nach drei Vierteln des Trainings statt und eine Katamnese einige Wochen nach Ende des Trainings, bevor die Gruppe nach den Sommerferien fortgesetzt wurde. Hinzu kam eine Prozessdiagnostik mit zwei Untersuchungszeitpunkten im Gruppenverlauf. Die quantitativen Daten der Eltern- und Lehrpersonen-Fragebogen wie auch die Expertratings des Verhaltens der Teilnehmenden in den Gruppenstunden (Prä, Katamnese) zeigten übereinstimmend eine Verbesserung der Kompetenzen und eine Reduzierung des Schweregrades der autistischen Symptome, was einen deutlichen Generalisierungseffekt darstellt. Die Kindergruppe hatte dabei mehr vom Training profitiert als die beiden Jugendlichengruppen. Zudem zeigte sich ein Zusammenhang zwischen der Höhe des Zuwachses sozialer Kompetenzen und der Intelligenz und der Sprachfähigkeit der Betroffenen, wobei jene mit einer geringeren Intelligenz einen größeren Zuwachs im funktionalen Alltagsverhalten zeigten.

9.2.2 Zusammenfassung der evaluierten Gruppentrainings

Wie der Überblick über die evaluierten und nicht evaluierten Gruppentrainingsprogramme in **Tabelle 9.1** zeigt, richten sich die meisten der evaluierten Gruppentrainings an Kinder und Jugendliche im Alter von 8–18 Jahren und dabei durchgängig an Kinder mit verbalen Fertigkeiten und mehrheitlich an Teilnehmende, die über eine Intelligenz im Bereich der Lernbehinderung oder im Normalbereich verfügen. Alle Studien beziehen sich auf Probanden, zum überwiegenden Teil Jungen, mit einem eher hohen Funktionsniveau in Bezug auf die autistische Symptomatik (AS, HFA, Pervasive Development Disorder NOS). Sieben der 13 Studien beziehen eine Elterngruppe ein, die sich regelmäßig oder sporadisch trifft. Fast alle Trainings, von denen die wenigsten (Gevers 2006, Sofronoff 2007, Lopata 2008, Herbrecht 2008) manualisiert sind, werden wöchentlich und für eine Dauer von mehrheitlich 60–90 Minuten durchgeführt. Eines (Lopata 2008) wurde als Intensivprogramm während der Sommerferien konzeptualisiert. Die Gesamtdauer der Programme weist sehr große Schwankungen (acht Sitzungen bis mehrere Jahre) auf, auch wenn sich ein Schwerpunkt von 10–20 Sitzungen herausgebildet hat. Die Gruppengröße schwankt zwischen drei bis zehn Mitglieder. Zwei der Trainings werden in der Schule durchgeführt, zwei beziehen unauffällige Kinder ins Training mit ein und zwei kombinieren die Gruppenbehandlung mit einem wöchentlichen Einzeltraining.

In Gruppentrainings werden die folgenden Themen bearbeitet: das Erkennen und Verstehen von Emotionen, das Ausdrücken von Gefühlen und die Formulierung der eigenen Befindlichkeit. Ferner werden spezifische soziale Fertigkeiten wie Begrüßen, Helfen, Teilen, Verhandeln und Kooperieren, das Formulieren von Komplimenten wie auch das Einhalten sozialer Regeln eingeübt. Auch spezifische kommunikative Kompetenzen wie Gesprächsführung, Auswahl von Gesprächsthemen, Fragen stellen und aufmerksames Zuhören werden trainiert. In manchen Programmen wird auch Wert auf die nonverbale Kommunikation, die Entwicklung einer reiferen Theory of Mind sowie auf die Entwicklung von Problemlösungsstrategien gelegt. Gelegentlich wird auch das Bewältigen komplexer sozialer Situationen wie ein Restaurantbesuch und eine Einladung vorbereitet. Einige wenige Trainings betonen auch, dass das Erleben von positiven Kontakten zu Gleichaltrigen und der Aufbau von Selbstwertgefühl im Vordergrund stehen.

Zu den häufigsten eingesetzten Methoden gehören das Modellernen und Rollenspiel, welche gelegentlich durch Videofeedback unterstützt werden. In allen Trainings werden Gruppendiskussionen und vielfältige Spiele, in manchen auch gezielt Visualisierungsmittel, soziale Geschichten (Social Scripts, Social Stories) und Hausaufgaben eingesetzt. In einigen Programmen werden konkrete Verhaltensinstruktionen gegeben und Verhaltensalternativen eingeübt. In einigen Programmen wird betont, dass die hinter den zu erlernenden sozialen Verhaltensweisen liegenden sozial-kognitiven Prinzipien explizit vermittelt werden sollen. In drei Studien werden auch Aktivitäten außerhalb der Gruppe organisiert. Alle Programme weisen einen hohen Strukturierungsgrad mit einem weitestgehend festen Ablauf (inkl. Snackpause) auf.

9 Gruppentrainings für Jugendliche mit ASS

Tab. 9.1: zusammenfassender Überblick über die evaluierten und nicht evaluierten Gruppentrainingsprogramme

Studie	Mesibov 1984	Williams 1989	Marriage 1995	Ozonoff 1995	Barry 2003	Solomon 2004	Sloman 2004	Bauminger 2006	Sofronoff 2007	Tse 2007	Herbrecht 2008
Diagnose	HFA	autistisch	AS	ASS	HFA	ASS	AS	HFA, AS	AS	ASS	ASS
Alter (Jahre)	14–35	9–15	8–12	11–15	6–9	8–12	9–14	8–10	9–13	13–18	9–20
Intelligenz (IQ)	55–100	52–114		76–106	90–117	> 75		100–129			64–129
Gesamtdauer (Wochen)	2x 10–12	4 Jahre	8 + 6	14	8	20	8–10	ca. 30	6	12	29, bzw. 16
Frequenz (pro Woche)	1x/Wo	1x/Wo	1x/Wo	1x/Wo	1x/Wo	1x/Wo	1x/Wo	2x/Wo	1x/Wo	1x/Wo	1x/Wo, bzw. 14-tägl.
Sitzungsdauer (Min.)	60	45	120/90	90	60	90	90	60	120	90	60, bzw. 90
Gruppengröße		6–10		5	4	9		3–5		7–8	5–7
Elterngruppe	nein	nein	ja	nein	nein	ja	ja	nein	ja	ja	vierteljährlich
Manual									ja		Ja
Besondere Merkmale	1	2			3			4			5
Stichprobe	11 m + 4w	7 m		5 m	3 m + 1w	9		23 m + 2w	22 m + 1w	46	15 m + 2w
Kontrollgruppe	nein	nein	nein	ja	nein	9 Wartegruppe		nein	21 randorn. Wartegruppe	nein	nein

9.2 Übersicht über Gruppentrainings für Kinder und Jugendliche mit ASS

Studie	Mesibov 1984	Williams 1989	Marriage 1995	Ozonoff 1995	Barry 2003	Solomon 2004	Sloman 2004	Bauminger 2006	Sofronoff 2007	Tse 2007	Herbrecht 2008
Katamnese	nein	nein	nein	nein	nein	nein		nein	6 Wochen	nein	6 Wochen
Generalisierung	nein	gering	nein	nein	teilweise	nein		gering	ja	ja	ja

Besondere Merkmale des Trainings:
1. Zusätzlich zum Gruppentraining 30 Minuten Einzeltherapie pro Woche. Besuch mehrere Gruppen hintereinander.
2. Das Gruppentraining findet in der Schule statt.
3. Einbezug unauffälliger Kinder in das Gruppentraining
4. Zusätzlich ein Mal pro Woche Einzeltherapie. 11 Kinder hatten bereits zuvor eine Gruppentherapie. Das Gruppentraining findet in der Schule statt. Einbezug unauffälliger Kinder in das Gruppentraining.
5. getrennte Kinder-, bzw. Jugendlichengruppe
w = weibliche Gruppenteilnehmer, m = männliche Gruppenteilnehmer

Die Ergebnisse dieser Studien aus den letzten zwanzig Jahren lassen sich unter anderem aufgrund unterschiedlicher Patientenpopulationen, Klassifikationssysteme und verschiedener Zielsetzungen, aber vor allem wegen der meist sehr kleinen Stichproben, unterschiedlichen Dauer und Messinstrumente nur schwer vergleichen, wie in dem Überblick über die evaluierten Gruppentrainings-Programme in **Tabelle 9.1** nachzuvollziehen ist. Es finden sich nur drei Studien mit einer Kontrollgruppe (Ozonoff et al. 1995; Solomon et al. 2004; Sofronoff et al. 2007) und zwei mit einer katamnestischen Untersuchung nach rund sechs Wochen (Sofronoff et al. 2007; Herbrecht et al. 2008). Zusammenfassend kann aber davon ausgegangen werden, dass sich die sozialen und kommunikativen Kompetenzen von Kindern und Jugendlichen mit ASS positiv beeinflussen lassen und die Teilnehmenden bestimmte soziale Fertigkeiten erlernen und in einem fest umrissenen Rahmen auch anwenden können. In fünf Studien wird von einem Transfer des Gelernten in andere Situationen außerhalb der Trainingsgruppe berichtet (Bauminger 2002 und 2006; Gevers et al. 2006; Sofronoff et al. 2007; Tse et al. 2007; Herbrecht et al. 2008). Eine Generalisierung auf andere soziale oder kommunikative Fähigkeiten zu erreichen, scheint jedoch sehr viel schwieriger zu sein und wird nur von Tse et al. (2007) und Herbrecht et al. (2008), in geringem Maße auch von Bauminger (2006), Sofronoff et al. (2007) sowie ganz eingeschränkt von Williams et al. (1989) berichtet.

9.2.3 Gruppentrainings ohne Evaluation

Neben den bisher dargestellten Gruppentrainings finden sich in der Literatur noch weitere, nicht evaluierte Gruppenprogramme: Die *Social Skills Groups* nach dem *TEACCH-Ansatz* (Treatment and Education of Autistic and other Communication disabled Children) von Schopler et al. (1995) sind seit den 80er Jahren in den USA verbreitet und werden auch in abgewandelter Form als gruppenpädagogisches Angebot in Deutschland unter dem Begriff *SOKO-Gruppenangebote zur Förderung Sozialer Kompetenzen bei Menschen mit Autismus* (Häussler et al. 2003) durchgeführt. Ein ähnliches Angebot, welches sich ebenfalls auf den TEACCH-Ansatz beruft, ist das *Sozialtraining für Kinder und Jugendliche mit Autismus von 7 bis 15 Jahren*, welches in der Schweiz von der Stiftung Kind und Autismus angeboten wird.

Winner (2002 und 2003) entwickelte im Rahmen ihrer Arbeit als Logopädin und Therapeutin an einer amerikanischen High-School ein sozial-kognitives Trainingsprogramm, *The „I LAUGH" Approach*, für Jugendliche mit ASS. Das *Social Skills Training for Adolescents with General Moderate Learning Difficulties* von Cornish und Ross (2004) ist ein manualisiertes Gruppentraining für Jugendliche mit AS und anderen Verhaltensauffälligkeiten im Alter von 13–17 Jahren, welches in der Schule durchgeführt wird. Der manualisierte Kurs *Social Awareness Skills for Children* von Csoti (2001) für Kinder im Alter von 7–16 Jahren mit ASS und anderen Verhaltensauffälligkeiten ist für das Einzelsetting konzipiert, kann aber auch in einem Gruppensetting bearbeitet werden und wird von Fachpersonen (z. B. Therapeuten, Lehrpersonen) oder den Eltern durchgeführt. Das *Step-by-Step Program* für *Social Skills Groups for Children and Adolescents with Asperger's Syndrome* von Kiker Painter (2006) richtet sich an Kliniker, Lehrpersonen und weitere Fachpersonen und bietet ein Gruppenprogramm für Kinder und Jugendliche. Das *Social Skills Training for Children and Adolescents with Asperger's Syndrome and Social-Communication Problems* von Baker (2003) wurde zwar auf Grund von jahrelangen Erfahrungen mit Gruppentrainings mit Jugendlichen ASS entwickelt, das entsprechende Buch richtet sich aber an Eltern und Lehrpersonen, welche im Einzelsetting mit dem Kind oder Jugendlichen arbeiten. Das Programm *Ich bin was Besonderes* von Vermeulen (2002) richtet sich an Eltern, Lehrpersonen und Therapeuten, die anhand praktischer Arbeitsmaterialien einem Kind oder Jugendlichen (ab einem Entwicklungsalter von vier Jahren) im Einzelsetting oder in einer Gruppe die Diagnose Autismus erklären möchten. Schließlich finden sich vor allem auf dem amerikanischen Markt noch eine Vielzahl von weiteren nicht evaluierten Manualen vorwiegend für Lehrpersonen und Eltern, um Kindern und Jugendlichen mit ASS gezielt grundlegende soziale Fertigkeiten beizubringen.

9.3 Das Zürcher Gruppentraining KOMPASS

9.3.1 Ausgangspunkt und Rahmen

Wie Ozonoff et al. (1995) und Rao et al. (2008) ausführen, können bereits vorhandene Interventionsprogramme für die Behandlung von Kindern mit ASS nicht übernommen werden, da diese bestimmte grundlegende sozio-kognitive Fähigkeiten (z. B. Erfassen von emotionalen und mentalen Zuständen des Gegenübers) und Fertigkeiten (z. B. kommunikativer Austausch) voraussetzen, welche Kindern mit ASS fehlen. Daher wurde das Sozialtraining KOMPASS für Jugendliche mit ASS von der Autorin zusammen mit Philippe Goetschel am Zentrum für Kinder- und Jugendpsychiatrie der Universität Zürich entwickelt. Das Vorgehen entspricht in etwa den Vorschlägen von Smith et al. (2006). Die Autorin und Philippe Goetschel haben bereits früher ein Gruppentherapiekonzept nach dem personzentrierten Ansatz zur Behandlung von Kindern mit einer Störung des Sozialverhaltens mit externalisierender und internalisierender Symptomatik entwickelt und evaluiert (Jenny et al. 2006). Aufgrund dieser gruppentherapeutischen Erfahrung wie auch der diagnostischen und einzeltherapeutischen Erfahrung mit von ASS betroffenen Kindern, wurde das KOMPASS-Training 2004 entwickelt, manualisiert (Jenny et al., in Vorbereitung) und seit 2005 evaluiert.

Im Einklang mit anderen Ansätzen der Literatur wurde mit KOMPASS bewusst keine Gruppentherapie, sondern ein *Gruppentraining* entwickelt. In der Gruppentherapie wird das Gruppengeschehen mit seinen wechselseitigen Beziehungen als therapeutischer Prozess genutzt und die Gruppe selbst als Medium für korrigierende emotionale Erfahrungen verstanden. Das Ziel besteht in einer intrapsychischen Veränderung. Im Gruppentraining hingegen werden bei definierten Verhaltensauffälligkeiten und -defiziten spezifische Interventionen eingesetzt. Die Gruppe stellt hierfür einen Übungsraum dar, in dem psychodynamische Prozesse im Hintergrund stehen, was nicht bedeutet, dass die Interaktionen innerhalb der Gruppe nicht von Bedeutung sind. Das Gruppentraining ist zudem stärker strukturiert, und die zu bearbeitenden Themen können nicht ad hoc von den Teilnehmenden vorgegeben werden. Nach Barry et al. (2003) stellt das Gruppentraining eine besonders geeignete Interventionsform für Kinder mit ASS dar, da die erlernten Fertigkeiten sofort in einer realitätsnahen Umgebung, welche wiederum den Transfer ins Alltagsleben erleichtert, geübt werden können und gleichzeitig soziale Interaktionen gefördert werden.

Um einem Kind mit Asperger-Syndrom gerecht zu werden und es umfassend zu fördern, soll nach Remschmidt et al. (2006) eine *therapeutische Intervention* entwicklungsorientiert ausgerichtet sein, störungsspezifisch vorgehen, multimodal die Bandbreite der als wirksam erwiesenen Methoden unterschiedlicher Therapietraditionen nutzen sowie auf einem vertieften Verständnis und umfangreicher Erfahrung im klinischen Umgang mit von ASS betroffenen Kindern beruhen. Als therapeutische Techniken verweisen die Autoren auf den Einsatz von Hilfestellungen (prompts), die zunehmend ausgeblendet werden können, sowie auf das Aufteilen komplexer Verhaltensweise in einzelne Lernschritte (shaping) und das Verketten von Verhaltensweisen (chaining), wodurch das zu erlernende Verhalten auf bereits Erlerntem aufbaut. Zudem soll in verschiedenen Situationen und Kontexten geübt werden, um den Transfer des Gelernten zu ermöglichen. Die Autoren betonen außerdem die Wichtigkeit von Psychoedukation.

Krasny et al. (2003) formulieren verschiedene *Grundprinzipien für den Aufbau eines soziales Kompetenztraining* für Kinder und Jugendliche mit ASS: Konkretisierung des Abstrakten, Struktur und Vorhersehbarkeit, Einsatz von Visualisierungshilfen und einer vereinfachten Sprache, Angebot verschiedenartiger Lern- und Übungsmöglichkeiten, auf andere ausgerichtete Aktivitäten, Förderung des Selbstwertgefühls und der Selbstaufmerksamkeit, Auswahl und Fokussierung auf relevante Ziele, sequentielles und progressives Üben sowie Angebote verschiedener Generalisierungsmöglichkeiten. Herbrecht et al. (2007) greifen die Forderung nach Einsatz von prompts und shaping von Remschmidt et al. (2006), einem hohen Strukturierungsgrad, Gruppenregeln und regelmäßigem Feedback von Krasny et al. (2003) auf und ergänzen sie mit häufigen Wiederholungen des Erarbeiteten, einem Wechsel zwischen Theorie und Praxis sowie einer Berücksichtigung autismustypischer Probleme.

Inhaltlich soll sich eine therapeutische Behandlung nach Remschmidt et al. (2006) an den nachstehend aufgeführten *Zielkompetenzen* orientieren:

- Die Förderung der emotionalen Kompetenzen umfasst folgende Fähigkeiten:
  - das Bewusstsein für eigene Emotionen,
  - das Wahrnehmen und Verstehen der Emotionen anderer,
  - die Kommunikation von Emotionen, Empathie,

- die Trennung von emotionalem Erleben und Ausdruck,
- den Umgang mit negativen Emotionen und Stresssituationen,
- das Bewusstsein für die emotionale Kommunikation in sozialen Beziehungen und
- die Fähigkeit zu Selbstwirksamkeit.
• Die sozialen und kommunikativen Kompetenzen umfassen folgende Fähigkeiten:
  - angemessene Kontaktaufnahme,
  - angemessene Reaktion auf Kontaktangebote,
  - angemessene Auswahl und Wechsel von Gesprächsthemen,
  - angemessenes Ausmaß an Informationen, Konversationsregeln, sozialen Regeln,
  - Entschlüsseln sozialer Hinweisreize wie Blickkontakt, Mimik und Gestik, Nähe und Distanz, Körperhaltung, Tonfall und Lautstärke, Sprachstil und rhetorisches Formulieren.

Krasny et al. (2003) erwähnen ähnliche, etwas erweiterte Zielkompetenzen, die aber inhaltlich etwas anders geordnet und in einen hierarchischen Aufbau gebracht wurden.

9.3.2 Konzept des Zürcher Gruppentrainings KOMPASS

Die Grundhaltung des KOMPASS-Gruppentrainings ist personzentriert sowie prozess- und ressourcenorientiert. Es respektiert die andersartigen Bedürfnisse und das „andere" Erleben von Menschen mit einer Störung aus dem autistischen Spektrum. Das Gruppentraining soll ihnen aber eine bewusste, kontextabhängige Wahl verschiedener sozialer Verhaltensalternativen ermöglichen, wenn sie sich in der nicht-autistischen Welt bewegen wollen. Auch wenn vordergründig „nur" soziale und kommunikative Fertigkeiten geübt werden, so geht es längerfristig doch auch um eine Veränderung des Selbstkonzepts und das Integrieren von bisherigen und neuen sozio-emotionalen Erfahrungen.

Kinder mit ASS lernen soziales Verhalten nicht intuitiv und „im Vorbeigehen" oder „nebenbei", wie dies andere Kinder seit dem Kleinstkindalters tun. Implizite, sogenannte selbstverständliche Regeln des sozialen Zusammenseins (konventionelles Sozialverhalten) und wiederum deren „natürliche" Ausnahmen, erfassen sie nicht „automatisch". Ihnen ist oft zu wenig bewusst, wie wichtig soziale Signale für das Verständnis des Gegenübers und der Situation sind. Die Mitmenschen können sich bei Kindern mit ASS nicht auf deren „gesunden Menschenverstand" verlassen, da dieser gerade im sozialen Bereich oft nur ansatzweise entwickelt ist. Bei der konzeptuellen Umsetzung gehen wir vor dem Hintergrund der Literaturdurchsicht davon aus, dass soziale Fertigkeiten jedoch bewusst gelernt und intellektuell nachvollzogen werden können. Ob der Einsatz dieser Fertigkeiten auch zu einem emotionalen Erlebnis führt (z. B. Spaß an Gesprächen) ist sekundär, aber sicherlich wünschenswert. Das Gruppentraining soll soziale Fertigkeiten daher kognitiv versteh- und nachvollziehbar und damit erlernbar machen. Dabei orientieren wir uns auch an der Empfehlung von Krasny et al. (2003), die zu erlernende Fertigkeit möglichst konkret darzustellen und explizit zu operationalisieren.

Beim KOMPASS-Gruppentraining besteht in jedem Modul und bei jedem Unterthema das oberste Ziel darin, mit den Jugendlichen nicht einfach ein sozial akzeptables Verhalten zu üben, sondern ihnen immer wieder die dahinter liegenden Überlegungen, Motivationen und Interpretationen zu vermitteln. Jede der konzeptualisierten sozialen Verhaltensweisen soll möglichst viel Spielraum für eine eigene Ausgestaltung, Variation und Anpassung bieten und somit auch erst den Transfer und die Generalisierung ermöglichen. Damit wird der Forderung von Remschmidt et al. (2006) nachgekommen, dass es neben den zu modifizierenden Verhaltensweisen die kognitiven und affektiven Erlebensweisen zu erweitern gilt. Mesibov und Lord (1993, nach Häussler et al. 2003) warnen vor rein fähigkeitsbezogenen Ansätzen, die Verhaltensweisen ohne das dazu gehörende Verständnis vermitteln.

Jede Zielkompetenz (z. B. das Erkennen und Verstehen von Emotionen) wird in ihren verschiedenen Aspekten, Hintergründen und Bezügen dargestellt, und es werden die dahinterliegenden sozialen Prinzipien und Konzepte besprochen, was gemäß Hadwin et al. (1996) viel erfolgversprechender ist als das reine Vermitteln von Verhaltensvorgaben. Wenn immer möglich und wie es zum Beispiel auch Krasny et al. (2003) und Remschmidt et al. (2006) vorschlagen, wird die zu erlernende soziale Kompetenz (z. B. Small Talk) in kleine, aufeinander aufbauende Teilschritte aufgegliedert, die zuerst separat vermittelt und geübt und dann zu einem ganzen Verhaltensablauf zusammengefügt werden. Dieses Vorgehen mit ansteigendem Schwierigkeitsgrad entspricht den Forderungen von Krasny et al. (2003) und Remschmidt et al. (2006) nach einer klaren Entwicklungsorientierung, da so mit entwicklungspsychologisch einfacheren Aufgaben begonnen und nach deren Bewältigung mit schwierigeren fortgefahren werden kann. Die für das autistische Spektrum typischen Stärken wie zum Beispiel das hohe Systematisierungsvermögen (z. B. das Ordnen der verschiedenen Gefühlsqualitäten, graphische Darstellung eines Gesprächsablaufs) werden gezielt genutzt. Es werden jeweils so weit Hilfestellungen (z. B. individueller Coach während des Small Talk-Parcours, Informationsblätter, visualisierter Small Talk-Zeiger) bereitgestellt, dass die Teilnehmenden die Übung bewältigen können und somit durch Erfolg statt Misserfolg lernen. Oft ist es jedem Teilnehmenden selbst überlassen, wie weit und wie lange er die Hilfestellungen nutzt.

Das KOMPASS-Gruppentraining ist primär auf die soziale Interaktion ausgerichtet. Die Jugendlichen werden so oft wie möglich zu Interaktionen untereinander angeregt und immer wieder aufeinander aufmerksam gemacht, um die soziale Aufmerksamkeit und das soziale Wahrnehmungsfeld zu erweitern. Daneben (z. B. während der Snackpause) wird immer ein Augenmerk auf prosoziale Verhaltensweisen, das Erkennen und Einhalten sozialer Regeln und Konventionen und somit auch auf höfliche Umgangsformen sowie auf einen angemessenen Gefühlsausdruck gelegt, um diese beiläufig einzuüben. Während den Übungsspielen geht es nicht nur um die zu erlernenden Fertigkeit, sondern oft auch um die Entwicklung und das Erleben eines Gruppengefühls, das die meisten Jugendlichen mit ASS kaum oder gar nicht kennen. Bei den Behandlungszielen ist es also wichtig, dass nicht nur soziale Fertigkeiten geübt werden, die zu verbesserten Interaktionen führen (quantitativer Aspekt), sondern auch, dass auf Fähigkeiten für den Aufbau von längerfristigen Freundschaften (qualitativer Aspekt) hingearbeitet wird.

Viel Wert wird auch auf die *Zusammenarbeit mit den Eltern* gelegt, um den Transfer in die individuelle Lebenswelt des Teilnehmenden zu unterstützen und Generalisierungsmöglichkeiten zu bieten. Auch der Austausch unter den Eltern wird gefördert, wenn auch nur auf freiwilliger Basis. Außerdem organisieren wir zwei Mal pro Jahr *soziale Anlässe* für alle aktuellen und bisherigen Gruppenteilnehmer, sodass die erlernten Fertigkeiten in einer natürlichen Umgebung angewendet und geübt werden können (Transfer und Generalisierung), was einer Forderung von Krasny et al. (2003) und auch Rao et al. (2008) entspricht. Folgende *Module* des KOMPASS-Sozialtrainings wurden bisher ausgearbeitet:

- Psychoedukation für Betroffene (6 Termine)
- Psychoedukation für Geschwister von Betroffenen (5 Termine)
- Emotionen (8 Termine)
- Small Talk (10–12 Termine)
- Nonverbale Kommunikation (6–8 Termine)
- Komplexe Kommunikation mit Kommunikationsanalyse (4 Termine)
- Interaktionstraining (mind. 10 Termine)
- Perspektivenwechsel und Empathie (in Vorbereitung)

Im *Basis-Gruppentraining* werden die Module Emotionen, Small Talk und Nonverbale Kommunikation besprochen und geübt, womit bereits die meisten Zielkompetenzen von Remschmidt et al. (2006) abgedeckt werden. In der *Fortgeschrittenen-Gruppe*, in welcher auf dem bis dahin Gelernten aufgebaut wird, liegt der Fokus auf den Themen Interaktion, komplexe Kommunikation (inkl. Kommunikationsanalyse), Perspektivenwechsel und Empathie. Das gesamte Programm der Basis- und Fortgeschrittenen-Gruppe bearbeitet dann alle Zielkompetenzen von Krasny et al. (2003). Die psychoedukativen Gruppen finden nach Bedarf statt. Dieser langfristige Aufbau entspricht der Forderung von Remschmidt et al. (2006) nach einer Langzeittherapie von mindestens zwei Jahren.

9.3.3 Vorgehensweise beim Zürcher Gruppentraining KOMPASS

Das KOMPASS-Sozialtraining richtet sich an Kinder und Jugendliche im Alter von 12–18 Jahren mit einer ASS mit gutem Funktionsniveau, einer durchschnittlichen Intelligenz oder Lernbehinderung, und ausreichenden sprachlichen Kompetenzen. Eine Gruppe von sechs bis acht Jugendlichen wird von zwei in diesem Bereich ausgebildeten Therapeuten, idealerweise einem Mann und einer Frau, geleitet, was einem Betreuungsverhältnis von 3–4 : 1 entspricht. Bei der *Gruppenzusammensetzung* wird, wie es auch Vermeulen (2002) und Herbrecht et al.

(2008) vorschlagen, darauf geachtet, dass sich die Teilnehmenden hinsichtlich Alter, Lernfähigkeit und verbalen Fertigkeiten nicht zu stark unterscheiden. In Bezug auf die autistische Symptomatik wird aber eher auf Heterogenität geachtet, sodass sehr zurückhaltende, eher aktive, überangepasste oder sonderbar wirkende Teilnehmende in einer Gruppe miteinander arbeiten. Wie Solomon et al. (2004) in einer kurzen Literaturzusammenstellung sowie Macintosh und Dissanayake (2006) aufzeigen, weisen Kinder mit AS, HFA und AA ähnliche Profile in ihren sozialen Defiziten auf, sodass diese gut in einer Gruppe zusammengefasst werden können. Im hier vorgestellten Gruppentraining werden entsprechend Kinder aus allen drei Subgruppen der ASS behandelt.

Um dem Bedürfnis der Teilnehmenden nach klaren, vorhersehbaren Abläufen entgegen zu kommen und bestehende Ängste vor Neuem und Unbekanntem zu berücksichtigen, ist der *Ablauf des Gruppentrainings* stark strukturiert und erfüllt die entsprechende Forderung von Krasny et al. (2003): Die Gruppe beginnt mit einem Begrüßungsritual, wobei zwischen der Begrüßung unter den gleichaltrigen Teilnehmenden und der Begrüßungsart zwischen Jugendlichen und Erwachsenen unterschieden wird. Dann folgt das Einsammeln der gelösten Trainingsaufgaben und die Rückgabe der schriftlich kommentierten Übungsaufgaben der letzten Woche. Als nächstes findet eine Befindlichkeitsrunde mit Hilfe eines Stimmungszeigers (siehe Modul Emotionen) statt. Danach folgt der Kern des Trainings in Form verschiedener Lektionen, die zum Beispiel das Besprechen eines Informationsblattes, ein Spiel oder eine Partnerübung beinhalten und von den Therapeuten an Hand der im Manual (provisorische Vorfassung) aufbereiteten Materialien zusammengestellt und vorbereitet werden. Eine Pause mit einem Snack stellt zusätzliche Zeit für spontane Interaktionen, wie das Stellen von Fragen und Gespräche, bereit. Die Vorbereitungen des Snacks bietet eine gute Gelegenheit, konventionelles Sozialverhalten rund um das Essen einzuüben. Der Abschluss erfolgt gespiegelt zum Beginn mit einer erneuten Befindlichkeitsrunde, den Trainingsaufgaben für die folgende Woche und dem Abschiedsritual, welches dem Anfangsritual entspricht. Ganz wesentlich ist, dass der aktuelle Gruppenprozess oder wichtige Anliegen einzelner Gruppenmitglieder Vorrang vor den geplanten Trainingseinheiten haben. Auch wenn die Gruppendynamik nicht im Vordergrund steht, so ist sie doch ein ganz wesentlicher Teil des Lernprozesses.

Um den exekutiven Schwächen vieler Teilnehmenden zu begegnen und die Aufgaben zu konkretisieren, werden immer wieder *Visualisierungsmittel* eingesetzt, wie es auch Krasny et al. (2003) empfehlen: Durch diese wird z.B. der Gruppenverlauf vorhersehbar. Oder ein Teilnehmer wird mittels eines Kärtchens, das ein Megaphon abbildet, an lauteres Sprechen erinnert. Ein Holzpinguin mit drehbarem Kopf wiederum vermittelt Teilnehmenden, wenn ihre Körpersprache Abwesenheit oder Desinteresse signalisiert. Angesichts der oft großen Mühe von Betroffenen mit der Arbeitsorganisation hat jeder Jugendliche einen Ordner mit beschriftetem Register. Die abgegebenen Informations- und Arbeitsblätter, Beobachtungsprotokolle sowie die Blätter mit den Trainingsaufgaben folgen einem Farbkonzept, um zusätzlich die Übersicht zu erleichtern.

Die zu erlernenden sozialen Fertigkeiten sowie das entsprechende Hintergrundwissen werden auf *Informationsblättern* zusammengestellt und abgegeben, sodass

9.3 Das Zürcher Gruppentraining KOMPASS

sie zur Unterstützung des Transfers auch von den Eltern (und idealerweise Lehrpersonen) gelesen werden können. Auf diesen werden Begriffe definiert, Verhaltensweisen beschrieben, Verhaltensabläufe aufgelistet und immer deren soziale Begründung angegeben. Die Betroffen sollen genau wissen, wie die zu erlernenden sozialen Verhaltensweisen vom Gegenüber sachlich wahrgenommen und interpretiert werden (z.B. interessiertes Nachfragen im Gespräch als Interesse am Gegenüber).

Der *Übungsteil*, der im Plenum, einem Teil der Gruppe oder in Partnerarbeit stattfindet, ist ganz im Sinne von Krasny et al. (2003) vielfältig, sequentiell und progressiv aufgebaut, auf die Entwicklung eines Gruppengefühls ausgerichtet, immer der sozialen Orientierung verpflichtet und möglichst so gestaltet, dass er fast sicher zu einem persönlichen Erfolgserlebnis und somit zu einem größeren Selbstvertrauen führt. Er besteht aus Rollenspielen, vielfältigen selbst entwickelten Regelspielen, der Bearbeitung von Arbeitsblättern und (Selbst)Beobachtungsaufgaben (Beobachtungsprotokolle). Ein wichtiger Bestandteil des Trainings ist das Lernen am Modell: Zuerst stellen die Therapeuten im Rollenspiel oder auf einem Video die zu erlernende Fertigkeit dar. Danach spielen die Teilnehmenden das gezeigte Verhalten nach und erhalten dafür konkretes Feedback. Wichtig ist, im Gruppenverlauf immer wieder durch kurze Hinweise die Aufmerksamkeit auf diejenigen Jugendlichen zu richten, die spontan ein wichtiges oder bereits besprochenes soziales Verhalten zeigen. Es wird viel Wert darauf gelegt, die Jugendlichen in ihrem Bemühen zu loben und auch kleinste Ansätze dafür zu nutzen. Als Feedback können auch Fotos (z.B. bezüglich ihres Emotionsausdrucks) oder Videoaufnahmen der Teilnehmenden (z.B. bezüglich ihres Führens vonSmall Talk) eingesetzt werden. So lange das Manual noch im Aufbau ist, besteht eine wesentliche therapeutische Aufgabe darin, eine geeignete didaktische Umsetzung für die zu erlernende Fertigkeiten zu finden. Hierbei stützen sich die Therapeuten auf ihre Erfahrungen als ehemalige Lehrer.

Innerhalb des KOMPASS-Sozialtrainings findet aus zeitlichen Gründen keine spezifische Elternarbeit statt. Die *Eltern* können sich jedoch jeder Zeit melden, wenn sie ein aktuelles Problem oder eine Frage (z.B. bezüglich der weiteren Beschulung) besprechen möchten. Ein wesentlicher Bestandteil des Trainings ist allerdings, dass die Eltern mittels der Ordner und Trainingsaufgaben ständig darüber informiert sind, was aktuell in der Gruppe besprochen und geübt wird. Oft ist auch ihre Mitarbeit bei den Trainingsaufgaben notwendig. Außerdem lernen die Eltern anlässlich der ersten Gruppensitzung alle Gruppenmitglieder sowie deren Eltern kennen und können sich im Sinne eines Selbsthilfemodells während der Gruppentherapie in einem ruhigen Raum in der Klinik bei einem Kaffee zusammensetzen. Neu werden auch pro Gruppe zwei Informationsabende für Eltern und Lehrpersonen zu den Themen Psychoedukation, Vermittlung des Gruppenkonzepts sowie zu Fragen der Umsetzung des Erlernten in den Alltag (Transfer) durchgeführt. Im Winter oder Frühling findet jeweils ein sozialer Anlass (z.B. Bowling, Rudern, Klettern) für alle aktuellen und ehemaligen Gruppenteilnehmer statt, um sie zu sozialen Aktivitäten zu ermuntern und in der Öffentlichkeit bestimmte Fertigkeiten wie zum Beispiel das Verhalten im öffentlichen Verkehr zu üben. Zudem wird jeweils am Ende des Sommers ein Spielnachmittag und Grillabend für alle Familien, die bisher an einer Gruppenbehandlung teilgenommen haben, organisiert, was wiederum den sozialen Support unter den Familien fördert und Geschwistern die Möglichkeit gibt, ihren betroffenen Bruder oder ihre Schwester im Vergleich zu anderen Betroffenen zu erleben.

Pro KOMPASS-Gruppentraining können acht Mädchen und Jungen mit einer ASS im Alter von 12–18 Jahren teilnehmen. Die Teilnahme erfolgt via einer Warteliste über die Klinik sowie Mundpropaganda von verschiedenen Diensten, Privatpraxen und dem Elternverein „Kind und Autismus". Das Training wird von zwei Therapeuten mit personzentrierter Ausbildung geleitet, die sowohl Erfahrung in der diagnostischen und therapeutischen Arbeit mit Kindern und Jugendlichen mit ASS als auch mit Gruppentherapien haben. Das Gruppentraining findet jeweils wöchentlich während 90 Minuten abends nach der Schule oder Lehre statt. Das Basis-Gruppentraining, zu welcher vorläufige Verlaufsergebnisse vorliegen, umfasst 22–25 Termine. Die Jugendlichen erhalten für erledigte Trainingsaufgaben, unabhängig davon, ob sie korrekt gelöst wurden oder nicht, ein bis zwei Belohnungspunkte, die in kleinere oder größere Snacks eingetauscht werden können. Eine ausführlichere Darstellung, wie das Gruppentraining konkret im Zentrum für Kinder- und Jugendpsychiatrie in Zürich durchgeführt wird, findet sich bei Jenny (zur Veröffentlichung angenommen).

Im Folgenden werden an Hand zweier KOMPASS-Module zwei unterschiedliche Vorgehensweisen dargestellt. Die zu erlernende soziale Fertigkeit wird in kleine Einheiten zergliedert. Diese Einheiten stellen entweder wie im Modul „Emotionen" unterschiedliche Aspekte oder Teilfertigkeiten dieser sozialen Fertigkeit dar oder sie sind eher als Teilschritte in einem Verhaltensablauf zu verstehen, wie es im Modul „Small Talk" beispielhaft aufgezeigt wird.

9.3.4 Beispiel-Modul „Emotionen"

Dieses Modul bearbeitet folgende Teilaspekte, die getrennt geübt und dann zu einander in Beziehung gesetzt werden.

1. Benennen von Gefühlen
2. Erkennen der mimisch-gestischen Darstellung von Gefühlen
3. Mimisch-gestisches Darstellen von Gefühlen
4. Verbinden von Gefühlen und Situationen: konventionelle und persönliche Verbindungen
5. Typische Reaktionen auf Gefühle
6. Gefühlsregulation und Stressmanagement

Eine ausführlichere Darstellung und die Verbindung der einzelnen Elemente ist an anderer Stelle vorgenommen worden (Jenny, in Vorbereitung), die Arbeitsmaterialien und Spiele werden im Manual (Jenny et al. in Vorbereitung) dargestellt. Im Folgenden werden die einzelnen Aspekte erläutert.

Benennen von Gefühlen: Mit Hilfe eines Informationsblattes werden die gängigen Gefühle in der Ich-Form definiert, teilweise konkret von einander abgegrenzt und in zehn Gruppen (inkl. Restgruppe) geordnet, sodass eine Übersicht entsteht. Im Gruppentraining und zu Hause wird nun das Benennen von Gefühlen oder Gefühlskombinationen mit Unterstützung des Stimmungszeigers zur Visualisierung geübt. Es wird darauf bestanden, dass immer auch der emotionale Hintergrund des Gefühls benannt wird, z. B.: Ich bin stolz, weil ich eine gute Französischprüfung geschrieben habe, aber auch müde, weil ich mich so lange konzentrieren musste.

Erkennen von mimisch-gestischen Darstellungen von Gefühlen: Mittels Fotografien werden zuerst die gleichen Gefühle bei verschiedenen Personen und verschiedene Gefühle bei den immer gleichen Personen analysiert. Dabei wird v. a. auf das Gesicht, aber auch auf die gesamte Körperhaltung geachtet und es werden entscheidende Unterschiede bei auf den ersten Blick ähnlichen Emotionen herausgearbeitet. Die Emotionserkennung von sechs Grundemotionen wird zudem zu Hause mit dem Computertrainingsprogramm FEFA (Frankfurter Test und Training des Erkennens von faszialem Affekt, Bölte et al. 2003) geübt. Für englischsprachige Jugendliche wird das differenziertere Computerprogramm Mind Reading von Baron-Cohen (2003) angeboten.

Mimisch-gestisches Darstellen von Gefühlen: Handspiegel und Spiegelwand sind die Hauptrequisiten, um z. B. im Rahmen von Spielen immer wieder zu üben, wie die verschiedenen Gefühlsqualitäten äußerlich gezeigt werden können. Es wird primär auf den mimischen Ausdruck, aber auch auf die Körperhaltung und die Stimme geachtet und auch Wert darauf gelegt, die Gefühle je nach Situation in einander übergehen zu lassen und sie nicht nur einzeln „einzufrieren".

Verbinden von Gefühlen und Situationen: Es wird zwischen konventionellen und persönlichen Verbindungen zwischen Situationen und Emotionen unterschieden. Die Teilnehmenden lernen, ihre eigenen Gefühlsreaktionen auf Situationen wahrzunehmen und zu verstehen, dass ihre Mitmenschen bestimmten Ereignissen gegenüber anders als sie selbst empfinden. Zudem wird die Interpretation von sozio-emotionalem Geschehen durch das Lernen der konventionellen Gefühlsreaktionen auf bestimmte Situationen erleichtert. Ein zusätzlicher Fokus wird darauf gelegt, das Bewusstsein für das emotionale Erleben der Familienangehörigen zu schärfen.

Typische Reaktionen auf Gefühle: Auf einem Informationsblatt können die Teilnehmenden nachlesen, welches Verhalten beim Gegenüber in etwa bei den verschiedenen Gefühlsgruppen erwartet wird, um nicht als gefühlskalt, uninteressiert oder unsympathisch erlebt zu werden. Da das Reagieren auf Gefühle anderer ein komplexes Geschehen ist, wurde ein einfaches Reaktionsschema zusammengestellt, welches als Grundlage dienen und dann variiert werden kann:

1. Zuerst soll Blickkontakt hergestellt werden, der immer mal wieder erneuert wird.
2. Dann soll der verstandene Gefühlsinhalts und der Kontext verbalisiert werden (z. B. Das macht dich ganz schön traurig, wenn du hörst, dass dein bester Freund wegzieht.).

3. Danach ist das aktive Zuhören wichtig, welches durch unspezifische verbale (z. B. Ehem, Na, so was.) und nonverbale (z. B. leichtes Kopfnicken) Signale angezeigt wird.
4. Nach einiger Zeit kann konkret nachgefragt werden, was passiert ist und allenfalls Ratschläge gegeben werden.

Gefühlsregulation und Stressmanagement: Es wird vermittelt, dass Stressgefühle zum Leben gehören, dass sie jedoch selbst reguliert werden müssen. Die Teilnehmenden lernen in den Lebensbereichen Familie, Schule und Freizeit allgemeine Stressauslöser („kritische Situationen") und ihre eigenen („wunde Punkte") kennen. Das Gefühl von Stress wird in vier Intensitätsstufen („Stressampel") skaliert. Schließlich werden Bewältigungsstrategien („Stresswerkzeuge") vermittelt, gemeinsam gesucht und geübt.

9.3.5 Beispiel-Modul „Small Talk"

Die einzelnen Trainingsschritte werden an anderer Stelle (Jenny, im Druck) ausführlicher geschildert und begründet, die Arbeitsmaterialien und Spiele werden im Manual (Jenny et al. in Vorbereitung) dargestellt.

Hintergrund des Small Talks: An Hand verschiedener Techniken wird erarbeitet, was Small Talk ist, wozu er dient (Zeitvertreib, Kontaktaufnahme, Möglichkeit für Komplimente, positiver Eindruck), mit wem Small Talk geführt wird und wie ein Gesprächsanlass als Small Talk erkannt werden kann. Da viele Kinder und Jugendliche mit ASS nicht wissen, worüber miteinander geplaudert werden kann, lernen sie *Themenlisten* auswendig: Themen, über die man immer und mit jedem sprechen kann (z. B. Wetter, Feiertage), Themen, die sich aus einer Situation ergeben (z. B. Bahnhof, Baustellen, Tageszeit, Lärmpegel), und Themen, über die man mit Gleichaltrigen fast immer sprechen kann (z. B. Schule, Wochenende, Handy).

Der Ablauf von Small Talk: Small Talk wird im Sinne eines Rezepts, welches sicher funktioniert und nach einer gewissen Übung variiert werden kann, als schematischer Ablauf konzeptualisiert und in Teilschritte, die einzeln erläutert, geübt und wieder zusammengefügt werden, gegliedert.

1. Blickkontakt und Lächeln
2. Grüßen
3. Einleitungssatz
4. Antwortsatz
5. Kommentare
6. Fortsetzungsfrage
7. Brückenkommentar, neues Thema eröffnen
8. von sich erzählen
9. Gesprächsabschluss
10. Verabschiedung

9.3 Das Zürcher Gruppentraining KOMPASS

```
                    SMALL TALK-GESPRÄCHSGRAFIK

            Blickkontakt
            Lächeln
                ↓
            Begrüßung
                ↓
        Einleitungssatz    →    neues Thema    →    neues Thema
        Fortsetzungsfrage       Fortsetzungsfrage    Fortsetzungsfrage
            /    \                 /    \                /    \
    Antwort  →  Kommentar    Antwort → Kommentar   Antwort → Kommentar
                                                                ↘
                                                        Gesprächsabschluss
                                                                ↓
                                                        Verabschiedung
```

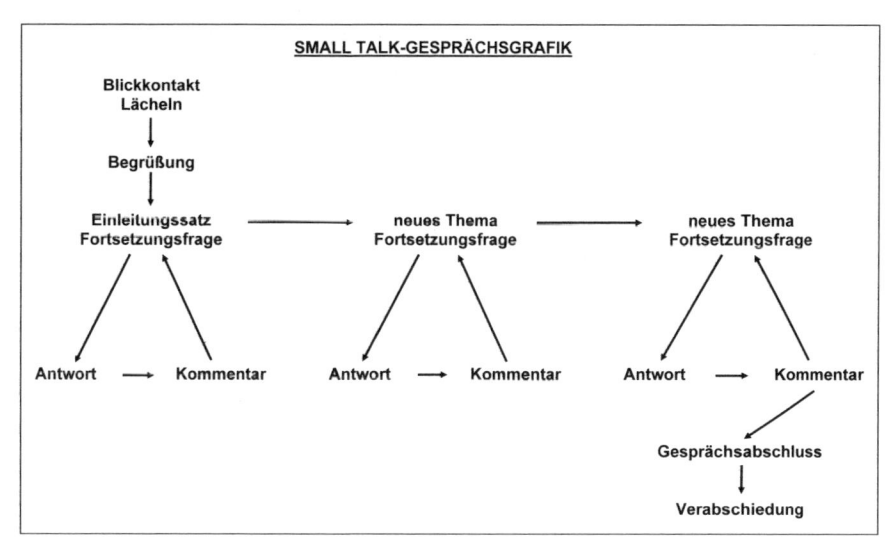

Abb. 9.1: Die Gesprächsgrafik zum Small Talk veranschaulicht den Gruppenteilnehmern diese Ziele.

Zu den autistischen kommunikativen Charakteristika gehört der geringe Einsatz oder sogar das Fehlen von wechselseitiger Kommunikation. Kern des Small Talks ist daher das sogenannte kommunikative Dreieck, welches eine wechselseitige Kommunikation erzwingt und sowohl das Vertiefen eines Themas wie auch einen Themenwechsel erlaubt. Das kommunikative Dreieck beginnt mit einer Einleitungsfrage, auf welche vom Gegenüber ein Antwortsatz und ein Kommentar folgen, und wird durch eine Fortsetzungsfrage abgeschlossen, beziehungsweise neu in Gang gesetzt. Themenwechsel werden inhaltlich kurz thematisiert („Brückenkommentare"), und auch der Gesprächsabschluss wird explizit begründet.

Üben von Small Talk: Der ganze Ablauf von Small Talk wird in verschiedenen Varianten, mit unterschiedlichen Schwierigkeitsstufen und verschiedenen Partnern (Mitarbeitern, Eltern, Lehrpersonen, Gleichaltrigen) geübt. Über ihre Gesprächskompetenzen erhalten die Teilnehmenden schriftliche Rückmeldungen und ein Video-Feedback.

Telefongespräch: Anschließend werden die erworbenen Gesprächskompetenzen auf die Spezialsituation des Telefonanrufs übertragen und geübt.

9.3.6 Evaluation des KOMPASS-Gruppentrainings

Das Gruppentraining wird mit einer Prä-Post-Verlaufsuntersuchung sowie einer Katamnese nach rund einem Jahr mittels Vergleich mit einer Wartekontrollgruppe evaluiert.

Die *Stichprobe* bezieht sich vorläufig auf vier Basisgruppen und umfasst 28 Jugendliche (24 Jungen und 4 Mädchen) aus der deutschsprachigen Nordschweiz, wobei zwei Jungen das Gruppentraining zwei Mal besucht haben (Fremdsprachigkeit, bzw. rezeptive Sprachstörung und Fehlen beim Modul Nonverbale Kommunikation). Das Durchschnittsalter betrug bei Trainingsbeginn 14,2 Jahre (11,0–17,5 Jahre). Die Jugendlichen verfügten, gemessen mit gängigen Intelligenzverfahren, im Schnitt über eine durchschnittliche Intelligenz von IQ = 104, wobei der Range (IQ 72–145) recht groß war und auch den Bereich der Lernbehinderung und der überdurchschnittlichen Intelligenz umfasste. Die meisten Teilnehmenden (61 %) besuchten eine Kleinklasse einer Privat- oder Sonderschule, knapp ein Viertel (25 %) wurde in der öffentlichen Regelschule unterrichtet, gut ein Viertel besuchte eine Kleinklasse (Privat- oder Sonderschule) und 11 % der Teilnehmenden waren Schüler einer weiterführenden Schule (Gymnasium, 10. Schuljahr).

Fast drei Viertel (71 %) der Teilnehmenden hatten die Diagnose eines Asperger-Syndroms, knapp ein Viertel einen Atypischen Autismus (25 %) sowie ein Jugendlicher einen High-Functioning-Autism. Die Belastung durch Komorbiditäten war hoch, denn 68 % der Beteiligten wiesen eine komorbide Diagnose auf: Bei knapp der Hälfte der Jugendlichen war dies eine Aufmerksamkeitsstörung mit Hyperaktivität (selten ohne). Mehrere Jugendliche hatten eine rezeptive oder expressive Sprachstörung oder einen elektiven Mutismus. Jeweils zwei Jugendliche wiesen eine Zwangsstörung, einer eine Anpassungsstörung und zwei eine sekundäre depressive Störung auf, welche jedoch nach der Gruppenbehandlung nicht mehr klinisch relevant war.

Die *Gruppenindikation* wird nach ein oder mehren Indikationsgesprächen gestellt, in welchen auch über die Teilnahmemotivation und die Behandlungsziele des Betroffenen und seiner Bezugspersonen gesprochen und das autistische Funktionsniveau eingeschätzt wird. Danach werden allenfalls die für das Projekt fehlenden Daten (Intelligenztest, diagnostische Fragebogen) erhoben.

Für die *Verlaufsuntersuchung* sind die Eltern die Hauptinformationsquelle und füllen einen Screening-Fragebogen (Child Behaviour Checklist CBCL, Arbeitsgruppe Deutsche Child Behavior Checklist, 1993), zwei Autismus-spezifische Fragebögen (Marburger Beurteilungsskala zum Asperger-Syndrom MBAS, Kamp-Becker und Remschmidt 2005; seit 2007 Skala zur Erfassung sozialer Reaktivität SRS, Bölte und Poustka, im Druck), einen Fragebogen zu den sozialen Kompetenzen in einer Gruppe (Fragebogen zur Erfassung des Gruppenverhaltens FEG; Bölte 2005) sowie einen zur Einschätzung der Therapiezufriedenheit (Therapiebeurteilungsfragebogen FBB, Mattejat und Remschmidt 1999) aus. Die Angaben der Lehrpersonen stellen eine unabhängige und in Bezug auf die Intervention blinde Quelle dar (Teachers Report Fragebogen TRF, Achenbach 1991; FEG). Die Therapeuten äußern sich ausschließlich zum Verhalten der Jugendlichen in der Gruppe (FEG; Checkliste zur Beurteilung von Gruppenfertigkeiten CBG, Bölte 2005). Die Jugendlichen schätzen lediglich ihre Behandlungszufriedenheit ein (FBB).

9.3 Das Zürcher Gruppentraining KOMPASS

Die Verlaufsuntersuchung ist als Vergleichsuntersuchung mit einer *Wartekontrollgruppe* konzipiert. Jugendliche, welche frühzeitig für das nächste Gruppentraining angemeldet werden, werden bereits rund fünf Monte im Voraus mit den Fragebögen der Prä-Messung erfasst. Es finden sich bisher ganz wenige Jugendliche (Kontrollgruppe), die anschließend nicht an der Gruppe teilnahmen, wobei die Motivation der Eltern und Lehrer, dann die Post- und Katamneseerhebung auszufüllen, gering ist. Aktuell umfasst die Kontrollgruppe 19 Jugendliche (davon 2 Mädchen)und ist in etwa mit der Interventionsgruppe vergleichbar (mittleres Alter 14,8 Jahre, Variationsbreite 11,3–17,0 Jahre, 74 % Teilnehmer mit Asperger-Syndrom und 26 %mit einem Atypischen Autismus, IQ = 108 +/– 25).

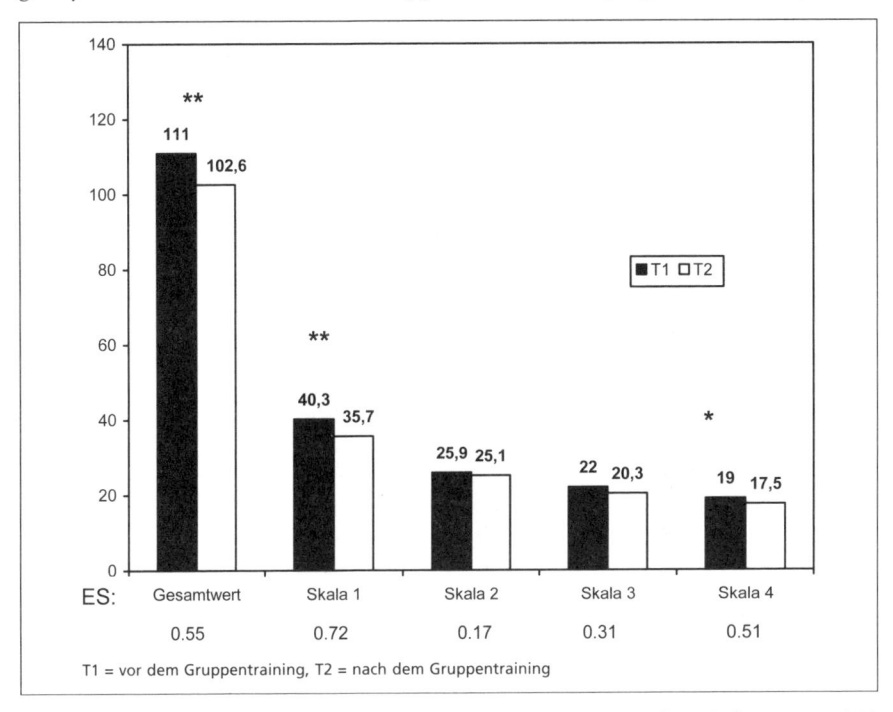

Abb. 9.2: Verringerung der Autismus-spezifischen Symptomatik zwischen T1 und T2 nach Elternbeurteilung im MBAS

Die *vorläufigen quantitativen Ergebnisse*[1] beruhen auf der Analyse von Teilstichproben, welche in den Kenndaten in etwa der Gesamtstichprobe entsprechen.

Bei der spezifischen autistischen Symptomatik (vgl. **Abb. 9.2**), erfasst durch die Elternbeobachtung im MBAS (n = 19), zeigte die Skala „Theory of Mind, Kontakt- und Spielverhalten" (p =.003) eine signifikante Abnahme der Symptomatik, was sich auch in der guten Effektstärke (d =.72) abbildete. Der Gesamtwert

---

[1] Die Mittelwertsunterschiede der jeweiligen Stichproben wurden vor und nach der Intervention nicht-parametrisch mittels WILCOXON-Test verglichen und auf Signifikanz geprüft und die dazu gehörenden Effektstärken berechnet (Berechnungen durch cand. phil. Camille Schär).

(p =.01, d =.55) und die Skala „Sprachstil, Sonderinteressen und Motorik" (p =.03, d =.51) zeigten ebenfalls eine signifikante Reduktion und zufriedenstellende Effektstärken. In der Kontrollgruppe (n = 15) fanden sich keine signifikanten Veränderungen (p =.48–1.0), und die Effektstärken lagen deutlich tiefer (d = –.04–.18).

Im Elternurteil der FEG (n = 21) (vgl. **Abb. 9.3**) fanden sich in der Interventionsgruppe signifikante Veränderungen über den Gruppenverlauf, und die Effektstärken fielen mehrheitlich gut aus (Gesamt p =.01, d =.66, Bereiche Kommunikation p =.03, d =.53; Interaktion p =.61, d =.61, Perspektivenübernahme p =.67, d =.67). In der Kontrollgruppe (n = 16) ließen sich zwar auch leichte, aber keine signifikanten Veränderung feststellen (p =.07–.43, d =.36–.41).

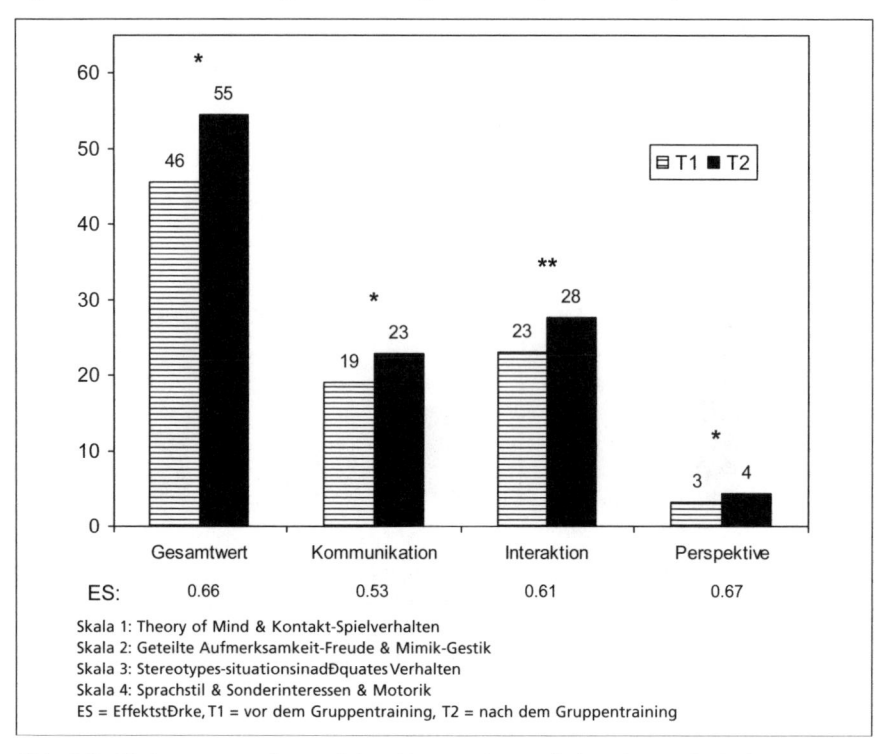

Abb. 9.3: Verbesserung der sozialen Kompetenz zwischen T1 und T2 der Interventionsgruppe nach Elternbeurteilung im Fragebogen zur Erfassung des Gruppenverhaltens FEG

Mit einer Veränderungsskala im FEG (vgl. **Abb. 9.4**) wurde auch die subjektiv wahrgenommene Veränderung erfasst. Alle Teilnehmenden wiesen im Elternurteil des FEG (n = 28) positive Veränderungen der sozialen Kompetenzen auf, auch wenn sie unterschiedlich groß ausfielen. Der Mittelwert der Veränderungseinschätzung, der zwischen –2 und +2 liegen konnte, betrug im Elternurteil bei der Interventionsgruppe 0.7 (0–1.75) und bei der Kontrollgruppe (n = 11) 0.1

9.3 Das Zürcher Gruppentraining KOMPASS

(−0.75−0.5). Auch die Lehrer (n = 22) (Mittelwert 2.27, Variationsbreite 2.0−2.57) beobachteten deutliche Veränderungen im erwünschten Sinne (Mittelwert 0.4, Variationsbreite 0−0.9).

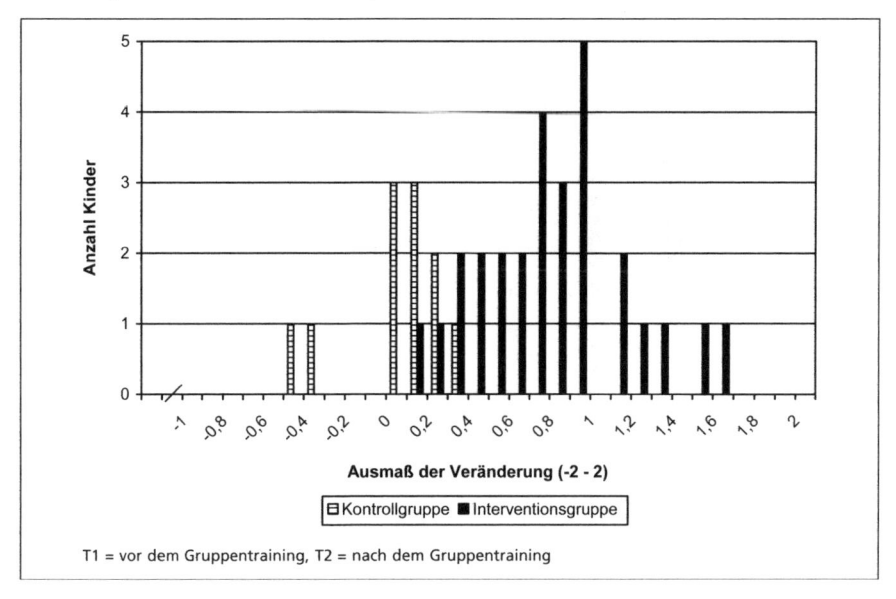

Abb. 9.4: Veränderung (Range −2 bis +2) der sozialen Kompetenz zwischen T1 und T2 der Interventions- und der Kontrollgruppe nach Elternbeurteilung im Fragebogen zur Erfassung des Gruppenverhaltens FEG-V

Die Therapiezufriedenheit der Eltern und Jugendlichen war hoch (vgl. **Abb. 9.5**): Im FBB (n = 28) ergab sich für die Gesamtzufriedenheit mit der Behandlung, den Therapeuten und den Rahmenbedingungen (z.B. Räumlichkeiten, Videoaufnahme) für die Eltern ein mittlerer Wert von 3.3 und für die Jugendlichen von 2.8, welcher jeweils zwischen 0 und 4 liegen konnte. Auch die Zufriedenheit mit der Behandlung selbst war hoch und lag bei den Eltern im Mittel bei 2.6 und bei den Jugendlichen bei 2.4. Gemäß Elternbeurteilung verbesserten sich v.a. auch die Familienbeziehungen (2.8) bedeutsam, was die Jugendlichen (1.5) weniger ausgeprägt wahrnahmen.

Eine detaillierte Evaluation wird erst mit einer größeren Stichprobe möglich sein und ist daher für einen späteren Zeitpunkt geplant.

Die *qualitative Datenauswertung* der Schilderungen und Fragebögen der Teilnehmenden, Eltern und Lehrpersonen zeigte, dass bisher alle mit dem Therapieerfolg sehr zufrieden waren und sich mit ihren Schwierigkeiten ernst genommen fühlten. Die Eltern schätzten auch die gegenseitige Unterstützung und das geteilte Verständnis für die alltäglichen Schwierigkeiten sehr. Mehrheitlich wurde angegeben, dass die Jugendlichen mehr auf Andere zu gehen, sich für sie interessieren und auch Teamarbeit bewältigen. Sie führten mehr und vielseitigere Gespräche und hörten besser zu. Ihre Körpersprache wirke zugewandter und interessierter und sie würden als höflicher wahrgenommen. Viele bemühten sich darum, das

Gegenüber zu verstehen und seien sich der eigenen Wirkung auf Andere bewusster.

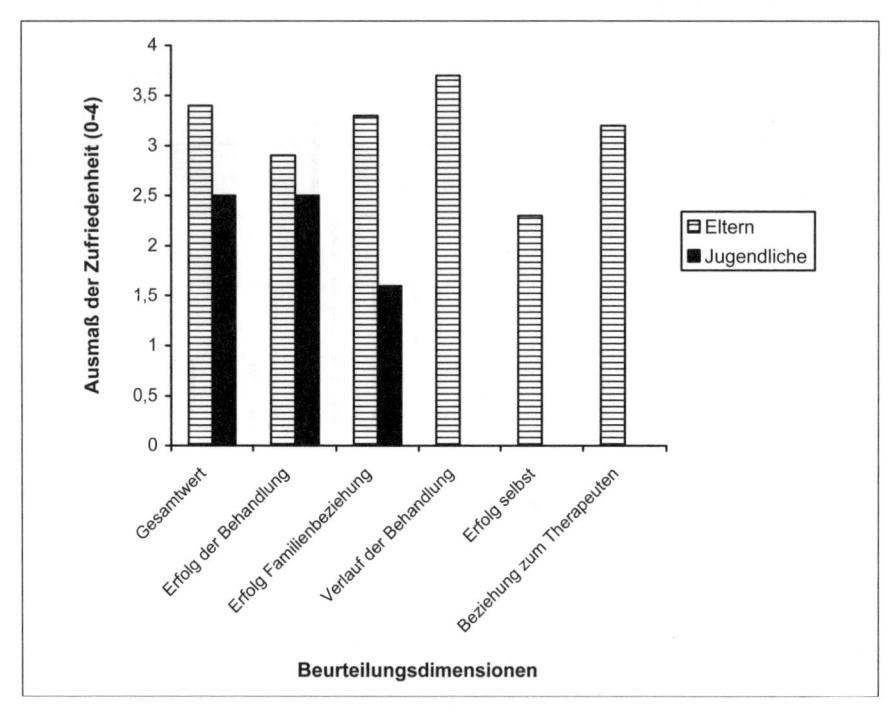

Abb. 9.5: Behandlungszufriedenheit (Range 0–4) nach dem Gruppentraining gemäß den Angaben der Eltern und Jugendlichen im FBB

9.4 Diskussion

Das Zürcher Gruppentraining KOMPASS für Jugendliche mit ASS zeigt gemäß den ersten vorläufigen Ergebnissen auch bei vorsichtiger Interpretation eine gute Wirksamkeit. Der Erfolg zeigt sich in einer Zunahme der sozialen Kompetenzen, einer Abnahme der autistischen Symptomatik vor allem im Bereich des Kontaktverhaltens und des Perspektivenwechsels sowie einer hohen Behandlungszufriedenheit.

Das KOMPASS-Gruppentraining ist vom Ansatz und bisherigem Erfolg her gut in den aktuellen Forschungsstand eingebettet. Das vorgestellte Gruppentraining (Basis-Gruppe) bearbeitet die meisten der von Remschmidt et al. (2006) formulierten emotionalen, sozialen und kommunikativen Zielkompetenzen. Die weiteren Zielkompetenzen werden in der Fortgeschrittenen-Gruppe bearbeitet, vermittelt und geübt. Das vorliegende Training erfüllt zudem viele der von Krasny et al. (2003) und Remschmidt et al. (2006) formulierten Bedingungen für ein erfolgreiches Gruppentraining bei Kindern und Jugendlichen mit ASS.

Gemäß der Metaanalyse von McConnell (2002) führt der Einbezug von sozial kompetenten Gleichaltrigen in das Gruppensetting bei Kindern mit Autismus zu einer Verbesserung der sozialen Fertigkeiten und wird daher vor allem bei jungen Kindern als notwendige, wenn auch nicht ausreichende Bedingung für Sozialtrainings betrachtet. Rogers (2000) stellt für das gesamte autistische Spektrum Ähnliches fest. Der Einbezug von Gleichaltrigen ist jedoch im aktuellen Angebot, welches Jugendlichen aus der gesamten Deutschschweiz offen steht, nicht durchführbar. Mit dieser Einschränkung sind auch die meisten anderen Gruppenprogramme behaftet. Die Tatsache, dass die Eltern und Lehrpersonen bisher nicht aktiver in die Gruppenbehandlung einbezogen waren, schmälert vermutlich das Generalisierungspotential. So lange das Training nicht wie an manchen amerikanischen Schulen schulintern durchgeführt werden kann, wird der Einbezug der Lehrpersonen ausbleiben, was den Vorteil hat, dass sie per Fragebogen als externe Beurteiler die Wirksamkeit beurteilen können. Die Rolle der Eltern könnte durch eine parallele Elterngruppe, die sich zum Beispiel monatlich und mit einer fachlichen Leitung trifft, gestärkt werden.

Das vorgestellte Gruppentraining muss noch weiter entwickelt werden. Zum einen werden aktuell weitere thematische Module (Perspektivenwechsel und Empathie) zusammengestellt und seit Herbst 2008 erprobt. Zum anderen soll das Konzept in Zukunft auch auf eine jüngere Altersgruppe angewandt und dafür modifiziert (Arbeitsmaterialien, Spiele) werden, da gemäß der Übersichtsarbeit von Lord et al. (2005) und nach Remschmidt et al. (2006) verschiedene Studien den Erfolg früher Interventionen aufzeigen. Aktuell fehlen hierfür aber die zeitlichen Ressourcen. Zudem ist der Versorgungsdruck in der etwas älteren Altersgruppe deutlich größer, was mit dem immer noch recht hohen Durchschnittsalter der Diagnosestellung (ca. elf Jahre), dem dann zunehmenden schulischen Druck, der erschwerten beruflichen Eingliederung sowie dem erhöhten sozialen Druck in der Pubertät, aber auch der gestiegenen Eigenmotivation zu tun hat. Ferner stellt sich die Frage, ob das Training auch für intellektuell schwächere Kinder und Jugendliche adaptiert werden könnte. Zudem steht nun die Fertigstellung des Manuals an, wie dies immer wieder gefordert wird (z.B. Rogers 2000; Smith et al. 2007). Gleichzeitig soll die Evaluation vorangetrieben werden. Im Sinne von Smith et al. (2006) wird nun nach Fertigstellen des KOMPASS-Manuals das Training auch in anderen Institutionen durchgeführt und überprüft (Ambulanz der Kinder- und Jugendpsychiatrischen Klinik der Universitären Psychiatrischen Kliniken Basel, durch einen niedergelassenen Psychiater in Chur).

Rao et al. (2008) fassten zusammen, dass der Einsatz von Sozialtrainings weit verbreitet und deren empirische Wirksamkeit für andere psychiatrische Störungsbilder belegt ist, dass jedoch die Forschung zum Einsatz und der Wirksamkeit bei Kindern mit ASS noch in den Kinderschuhen steckt. Mit der Evaluation des Zürcher Gruppentrainings KOMPASS leisten wir unseren Beitrag dazu. Die Evaluation wird über eine längere Zeit laufen und eine größere Stichprobe mit einer Prä-Post-Untersuchung, mit Angaben aus verschiedenen Quellen und einer Katamnese enthalten, sodass Langzeiteffekte beobachtet werden können. Außerdem wird eine Wartegruppe berücksichtigt, mit welcher Reifungseffekte kontrolliert werden können. Somit wird bereits den wichtigsten Kritikpunkten von Rao et al. (2008) an bisherigen Studien begegnet.

Wie für viele Forschungsprojekte im klinischen Versorgungskontext typisch, ergeben sich auch für die vorliegende Untersuchung einige methodische Einschränkungen und Probleme. Insbesondere muss die Kontrollgruppe noch ausgebaut werden. Eine randomisierte Zuteilung zur Kontroll- oder Interventionsgruppe ist aufgrund des Versorgungsauftrags nicht möglich und ethisch schwer vertretbar. Da die Kontrollgruppe als Wartegruppe konzipiert ist, können damit aber unspezifische Wirkfaktoren kontrolliert werden. Der Forderung von Smith et al. (2006) nach dem Einbezug verschiedener Beurteilungsquellen wird durch die Berücksichtigung der Angaben von der Schule nachgekommen. Smith et al. (2006) und Rao et al. (2008) fordern in Bezug auf die Intervention und sogar auf die Diagnose „blinde" Beurteiler, was mit dem oben diskutierten Anspruch auf einen Einbezug der Lehrpersonen zur verbesserten Generalisierung nicht kompatibel ist. Im klinischen Kontext, der primär der Versorgung dient, wird das Ziel der Generalisierung deutlich höher gewertet.

Wünschenswert wäre außerdem eine Verlaufs- oder zumindest Prä-Post-Beobachtung in einer realen sozialen Alltagssituation durch externe Beurteiler, was sich im Moment aber aufgrund der zur Verfügung stehenden Ressourcen nicht realisieren lässt und von Smith et al. (2006) für eine größere Stichprobe als kaum machbar eingeschätzt wird.

Zusammenfassend befindet sich die Entwicklung dieser Gruppenbehandlung gemäß dem Phasenmodell von Smith et al. (2006) also gleichzeitig in den Phasen I (Konzeptualisierung der Vorgehensweise), II (Entwicklung eines Manuals), III (Evaluation) und IV (Implementierung in einer Klinik oder Schule).

Literatur

Achenbach TM (1991a). Manual for the Child Behavior Checklist/4–18 and 1991 Profile. Burlington: University of Vermont, Department of Psychiatry.
Achenbach TM (1991b). Manual for the Teacher's Report Form and 1991 Profile. Burlington: University of Vermont Department of Psychiatry.
Arbeitsgruppe Deutsche Child Behavior Checklist (1998). Elternfragebogen über das Verhalten von Kindern und Jugendlichen; deutsche Bearbeitung der Child Behavior Checklist (CBCL/4–18). Einführung und Anleitung zur Handauswertung. 2. Auflage mit deutschen Normen, bearbeitet von M Döpfner, J Plück, S Bölte, P Melchers und K Heim. Köln: Arbeitsgruppe Kinder-, Jugend- und Familiendiagnostik.
Arbeitsgruppe Deutsche Child Behavior Checklist (1993). Lehrerfragebogen über das Verhalten von Kindern und Jugendlichen; deutsche Bearbeitung der Teacher's Report Form der Child Behavior Checklist (TRF). Einführung und Anleitung zur Handauswertung, bearbeitet von M Döpfner und P Melchers. Köln: Arbeitsgruppe Kinder-, Jugend- und Familiendiagnostik.
Baker J (2003). Social Skills Training for Children and Adolescents with Asperger Syndrome and Social-Communication Problems. London: Jessica Kingsley Publishers.
Baron-Cohen S (2003). Mind Reading: The Interactive Guide to Emotions. Cambridge University.

Literatur

Baron-Cohen S, Leslie A, Frith U (1985). Does the autistic child have a theory of mind? Cognition, 21: 37–46.

Barry T, Grofer Klinger L, Lee J, Palardy N, Gilmore T, Bodin D (2003). Examining the Effectiveness of an Outpatient Clinic-Based Social Skills Group for High Functioning Children with Autism. J Autism and Dev Disord, 33 (6): 685–701.

Bauminger N (2002). The Facilitation of Socio-Emotional Understanding and Social Interaction in High-Functioning Children with Autism: Intervention Outcomes. J Autism and Dev Disord, 32 (4): 283–298.

Bauminger N (2006). Brief-Report: Group Social-Multimodal Intervention for HFASD. J Autism and Dev Disord, 37 (8): 1605–1615.

Bölte S (2005 a). Fragebogen zur Erfassung des Gruppenverhaltens (FEG). J.W. Goethe Universität Frankfurt/M. http://www.kgu.de/zpsy/kinderpsychiatrie/Download/FEG.pdf">www.kgu.de/zpsy/kinderpsychiatrie/Download/FEG.pdf.

Bölte S (2005 b). Checkliste zur Beurteilung von Gruppenfertigkeiten (CBG). J.W. Goethe Universität Frankfurt/M. www.kgu.de/zpsy/kinderpsychiatrie/Download/CBG.pdf.

Bölte S, Feineis-Matthews S, Poustka F (2003). Frankfurter Test und Training des Erkennens von faszialem Affekt FEFA: Computerprogramm. Frankfurt: Klinik für Psychiatrie und Psychotherapie des Kindes- und Jugendalters.

Bölte S, Poustka F (2007). Skala zur Erfassung sozialer Reaktivität (SRS). Bern: Huber

Cornish U, Ross F (2004). Social Skills Training for Adolescents with General Moderate Learning Difficulties. London: Jessica Kingsley Publishers.

Constantino JN, Gruber CP (2005). The Social Responsiveness Scale (SRS) Manual. Los Angeles: Western Psychological Services.

Csoti M (2003). Social Awareness Skills for Children, 2. Auflage. London: Jessica Kingsley Publishers.

Gevers C, Clifford P, Mager M, Boer F (2006). Brief Report: A Theory-of-Mind-based Social-Cognition Training Program for School-Aged Children with pervasive Developmental Disorders: An Open Study of its Effectiveness. J Autism and Dev Disord, 36 (4): 567–571.

Ghadziuddin M, Weidmer-Mikhail E, Ghadziuddin N (1998). Comorbidity of Asperger syndrome: A preliminary report. J Intellect Disabil Res, 42: 279–283.

Goldstein AP, Mc Ginnis E (2000). Skillstreaming the adolescent: New strategies and perspectives for teaching prosocial skills. Champaign: Research Press.

Gray C (1998). Social stories and comic strip conversations with students with Asperger syndrome and high functioning autism. In: Shopler E, Mesibov GB, Kunce JL (Hrsg.). Asperger syndrome or high functioning autism. New York: Plenum Press.

Gresham FM, Sugai G, Horner RH (2001). Interpreting outcomes of social skills training for students with high-incidence disabilities. Except Child, 67: 331–344.

Gutstein SE, Sheeley RK (2002). Relationship Development Intervention with Children, Adolescents and Adults: Social and Emotional Development Activities for Asperger Syndrome, Autism, PDD and NLD. London: Jessica Kingsley Publishers.

Hadwin J, Baron-Cohen S, Howlin P, Hill K (1996). Can we teach children with autism to understand emotions, belief or pretense? Dev Psychopathol, 8: 345–365.

Häussler A, Happel C, Tuckermann A, Altgassen M, Adl-Amini K (2003). SOKO Autismus-Gruppenangebot zur Förderung sozialer Kompetenzen bei Menschen mit Autismus: Erfahrungsbericht und Praxishilfen. Dortmund: verlag modernes lernen.

Happé F (1995). The Role of Age and Verbal Ability in the Theory of Mind Task Performance of Subjects with Autism. Child Dev, 66: 843–855.

Happé F, Frith U (1996). The neuropsychology of autism. Brain, 119: 1377–1400.

Happé F, Frith U (2006). The Weak Coherence Account: Detail-focused Cognitive Style in Autism Spectrum Disorders. J Autism and Dev Disord, 36 (1): 5–25.

Herbrecht E., Poustka F (2007). Frankfurter Gruppentraining sozialer Fertigkeiten für Kinder und Jugendliche mit autistischen Störungen. Z Kinder Jug-Psych, 35 (1): 33–40.

Herbrecht E, Bölte S, Poustka F (2008). KONTAKT: Frankfurter Kommunikations- und soziales Interaktions-Gruppentraining bei Autismus-Spektrum-Störungen. Göttingen: Hogrefe Verlag.

Howlin P, Goode S (1998). Outcome in adult life for people with autism, asperger syndrome. In: Volkmar FR (Hrsg.). Autism and pervasive development disorders. New York: Cambridge University Press.

Howlin P, Baron-Cohen S, Hadwin J (1999). Teaching Children with Autism to Mind-Read: A Practical Guide. Chichester: John Wiley und Sons LTD.

Jenny B (2006). Kinder- und Jugendpsychiatrischer Dienst des Kantons Zürich: Jahresbericht 2006 – Gruppentherapie für Jugendliche mit einem Asperger-Syndrom. Zürich: Kinder- und Jugendpsychiatrischer Dienst.

Jenny B, Goetschel P, Käppler C, Samson B, Steinhausen HC (2006). Personzentrierte Gruppentherapie mit Kindern: Konzept, Vorgehen und Evaluation. Person, 2: 93–107.

Jenny B, Goetschel P, Isenschmid M, Steinhausen HC (in Vorbereitung). KOMPASS – Zürcher Kompetenztraining in der Gruppe für Jugendliche mit Autismus-Spektrum-Störungen: Manual.

Kamp-Becker I, Remschmidt H (2006). Die Marburger-Beurteilungsskala zum Asperger-Syndrom. In: Remschmidt H, Kamp-Becker (Hrsg.). Das Asperger-Syndrom. Berlin: Springer Verlag. S. 242–254.

Kiker Painter K (2006). Social Skills Groups for Children and Adolescents with Asperger's Syndrome: Step-by-Step Program. London: Jessica Kingsley Publishers.

Krasny L, Williams B, Provencal S, Ozonoff S (2003). Social skills interventions for the autism spectrum: essential ingredients and a model curriculum. Child Adolesc Psychiatr Clin N Am, 12: 107–122.

Löffel H, Manske C (2001). Ein Dino zeigt Gefühle. Bonn: Verlag mebes und noack.

Lopata C, Thomeer ML, Volker MA und Nida RE (2006). Effectiveness of a cognitive-behavioral treatment on the social behaviors of children with Asperger's disorder. Focus on Autism and Other Developmental Disabilities, 21: 237–244.

Lopata C, Thomeer ML, Volker MA, Nida RE, Lee GK (2008). Effektiveness of a manualized summer social treatment program for high-functioning children with Autism Spectrum Disorder. J Autism and Dev Disord, 38: 890–904.

Lord C, Wagner A, Rogers S, Szatmari P, Aman M, Charman T, Dawson G, Durand M, Grossman L, Gutrie D, Harris S, Kasari C, Marcus L, Murphy S, Odom S, Pickles A, Scahill L, Shaw E, Siegel B, Sigman M, Stone W, Smith T, Yoder P (2005). Challenges in Evaluating Psychosocial Interventions for Autistic Spectrum Disorders. J Autism and Dev Disord, 35 (6): 695–708.

Macintosh K, Dissanayake C (2006). Social Skills and Problem Behaviours in School Aged Children with High-Functioning Autism and Asperger's Disorder. J Autism and Dev Disord, 36 (8): 1065–1076.

Marriage KJ, Gordon V, Brand L (1995). A social skills group for boys with Asperger's syndrome. Aust N Z J Psychiatry, 29: 58–62.

Mattejat F, Remschmidt H (1999). Fragebogen zur Beurteilung der Behandlung (FBB). Manual. Göttingen: Hogrefe.

Mc Connell SR (2002). Interventions to Facilitate Social Interaction for Young Children with Autism: Review of Available Research and Recommendations for Educational Intervention and Future Research. J Autism and Dev Disord, 32 (5): 351–372.

McGinnis E, Goldstein AP (1997) Skillstreaming the elementary school child: New Strategies and perspectives for teaching prosocial skills (Rev. ed). Champaign, IL: Research Press.

Mesibov G (1984). Social Skills Training with Verbal Autistic Adolescents and Adults: A Program Model. J Autism and Dev Disord, 14 (4): 395–404.

Mesibov GB, Lord C (1993). Some thoughts on social skills training for children, adolescents and adults with autism: Supplemental readings in autism for TEACCH training. Chapel Hill (unveroffentlicht).

Ozonoff S, Miller J (1995). Teaching Theory of mind: A new approach to social skills training for individuals with autism. J Autism and Dev Disord, 25: 415–433.

Pennington BF, Ozonoff S (1996). Executive Functions and Developmental Psychopathology. Journal of Child Psychology and Psychiatry, 37 (1): 51–87.

Rao PA, Beidel BC, Murray MJ (2008). Social Skills Interventions for Children with Asperger's Syndrome or High-Functioning Autism: A Review and Recommendations. J Autism and Dev Disord, 38 (2): 353–361.

Remschmidt H, Kamp-Becker I (2006). Asperger-Syndrom. Heidelberg: Springer Medizin Verlag.

Rogers S (2000). Interventions That Facilitate Socialization in Children with Autism. J Autism and Dev Disord, 30 (5): 399–409.

Shopler E, Mesibov GB, Hearsey K (1995). Structured teaching in TEACCH system. In: Schopler E, Mesibov GB (Hrsg.). Asperger syndrome or high functioning autism? New York: Plenum Press. S. 199–225.

Sloman L, Leef J (2004). Child social interaction and parental self-efficacy: Evaluating simultaneous groups for children with Asperger syndrome and their parents. In: Stoddart KP (Hrsg.). Children, youth and adults with Asperger syndrome. London: Jessica Kingsley Publishers. S. 253–267.

Smith T, Scahill L, Dawson G, Guthrie D, Lord C, Odom S, Rogers S, Wagner A (2007). Designing Research Studies on Psychosocial Interventions in Autism. J Autism and Dev Disord, 37 (2): 354–366.

Sofronoff K, Attwood T, Hinton S, Levon I (2007). A Randomized Controlled Trial of Cognitive Behavioural Intervention for Anger Management in Children Diagnosed with Asperger Syndrome. J Autism and Dev Disord, 37 (7): 1203–1214.

Solomon M, Goodlin-Jones B, Anders T (2004). A Social Adjustment Enhancement Intervention for High Functioning Autism, Asperger's Syndrome, and Pervasive Developmental Disorder NOS. J Autism and Dev Disord, 34 (6): 649–668.

Steerneman P, Jackson S, Pelzer H, Muris P (1996). Children with Social Handicaps: An Intervention Programme Using Theory of Mind Approach. Clinical Child Psychology and Psychiatry, 1: 251–263.

Steinhausen HC, Winkler-Metzke C, Kannenberg R (1996). Elternfragebogen über das Verhalten von Kindern und Jugendlichen: Handbuch – Die Zürcher Ergebnisse zur deutschen Fassung der Child Behavior Checklist (CBCL). Zürich: Zentrum für Kinder- und Jugendpsychiatrie.

Tse J, Strulovitch J, Tagalakis V, Meng L, Fombonne E (2007). Social Skills Training for Adolescents with Asperger Syndrome and High-Functioning Autism. J Autism and Dev Disord, 37: 1960–1668.

Vermeulen P (2002). Ich bin was Besonderes: Arbeitsmaterialien für Kinder und Jugendliche mit Autismus/Asperger Syndrom. Dortmund: verlag modernes lernen.

Williams TI (1989). A Social Skills Group for Autistic Children. J Autism and Dev Disord, 19 (1): 143–155.

Williams White S, Keonig K, Scahill L (2007). Social Skills Development in Children with Autism Spectrum Disorders: A Review of the Intervention Research. J Autism and Dev Disord, 37: 1858–1868.

Winner M (2002). Inside Out: What Makes the Person with Social-Cognitive Deficits Tick? London: Jessica Kingsley Publishers.

Winner M (2003). Thinking About You, Thinking About Me: Philosophy and Strategies for Facilitating the Development of Perspective Taking for Students with Social Cognitive Deficits. London: Jessica Kingsley Publishers.

10 Pharmakotherapie der Autismus-Spektrum-Störungen bei Kindern und Jugendlichen

Ronnie Gundelfinger

10.1 Einleitung

In der Betreuung von Menschen mit Autismus-Spektrum-Störungen (ASS) werden seit Jahrzehnten regelmäßig Medikamente eingesetzt. Eine wissenschaftliche Überprüfung dieses Vorgehens fehlte aber weitgehend. Erst in den letzten zehn Jahren hat sich diese unbefriedigende Situation deutlich verbessert. Im Folgenden wird versucht, den aktuellen Stand der pharmakologischen Möglichkeiten bei Autismus-Spektrum-Störungen aufzuzeichnen. Die wichtigsten Therapieziele bei Kindern und Jugendlichen mit ASS sind der Aufbau kognitiver, sprachlicher und sozialer Fertigkeiten, die Förderung von Selbständigkeit im Alltag, die Verminderung von rigidem und stereotypem Verhalten sowie von aggressiven Durchbrüchen und Selbstverletzungen. Außerdem müssen komorbide Störungen behandelt werden. Welchen Beitrag können Medikamente zum Erreichen dieser Ziele leisten?

10.2 Häufigkeit der Verordnung von Medikamenten bei ASS

Über lange Zeit bestand eine große Zurückhaltung, in der Behandlung von Kindern mit tiefgreifenden Entwicklungsstörungen Psychopharmaka einzusetzen. Die vorherrschende Meinung war, dass Medikamente bei diesen Kindern wenig wirksam seien. Es gab kaum Studien zu dieser Frage. Außerdem waren viele Eltern und pädagogische Fachpersonen Psychopharmaka gegenüber sehr skeptisch.

Trotzdem begann sich bei älteren Jugendlichen und Erwachsenen mit Autismus-Spektrum-Störungen eine alltägliche Praxis im Einsatz dieser Medikamente zu entwickeln. Eine erste größere Befragung von 1500 Eltern in North Carolina (Aman et al. 1993) ergab, dass 30 % der Betroffenen mit Psychopharmaka und/oder Antikonvulsiva behandelt wurden. Die Nachbefragung (Langworthy-Lam et al. 2002) zeigte, dass der Anteil medikamentös behandelter Patienten sogar auf 53 % angestiegen war. Gegenüber der ersten Untersuchung hatte sich der Einsatz von Antidepressiva verdreifacht, der von Stimulantien verdoppelt, während die Verwendung von Antipsychotika (Neuroleptika) nur um 30 % gestiegen war.

Antipsychotika wurden am häufigsten bei schwer betroffenen erwachsenen Patienten, die in einer Institution lebten, eingesetzt, Stimulantien im Gegensatz dazu v. a. bei jüngeren Patienten mit einer leichteren Ausprägung der autistischen Symptome und einer normalen oder leicht verminderten Intelligenz.

Eine Untersuchung von 109 Kindern und Jugendlichen mit High Functioning Autismus (Martin et al. 1999) ergab, dass 55 % von ihnen aktuell Psychopharmaka erhielten und 70 % schon einmal Psychopharmaka bekommen hatten. Auch hier waren am häufigsten Antidepressiva, speziell SSRI, eingesetzt worden, gefolgt von Stimulantien und etwas seltener Antipsychotika. Die Hälfte der aktuell behandelten Kinder und Jugendlichen erhielt eine Kombinationsbehandlung von zwei oder drei Medikamenten. Die häufigste Kombination war SSRI und atypische Antipsychotika zur Behandlung schwerer Zwangssymptome.

Im deutschsprachigen Raum fehlen bisher umfassende Untersuchungen. In der Schweiz hatte eine erste Befragung durch den Elternverein „Autismus Deutsche Schweiz" 1988 ergeben, dass 27 % der Menschen mit Autismus medikamentös behandelt wurden (Baeryswil-Rouiller 1991). Eine Nachfolgeuntersuchung (Steinhausen 2004) zeigte, dass bei 14 % der Patienten eine Pharmakotherapie durchgeführt worden war und dass 29 % aktuell mit Medikamenten behandelt wurden. Eine unveröffentlichte Befragung 2007 ergab noch einmal den gleichen Wert von 29 % (Kinder 2–12 Jahre: 25 %, Jugendliche 13–18 Jahre: 33 %, Erwachsene > 18 Jahre: 32 %).

10.3 Pharmakotherapie der Kernsymptome der ASS

Die medikamentöse Behandlung der Kernsymptome der autistischen Störung ist nach wie vor unbefriedigend. Es gibt keine Autismus-spezifischen Medikamente, die nur oder vorwiegend bei ASS eingesetzt werden. Für diese Situation gibt es verschiedene Gründe:

- Im Gegensatz zu anderen psychiatrischen Störungen scheint kein einzelnes Neurotransmitter-System eine zentrale pathogene Rolle zu spielen (McCracken 2006).
- Es gibt bisher kein gutes Tiermodell, das die pharmakologische Forschung erleichtern würde.
- Das autistische Spektrum umfasst klinisch sehr unterschiedliche Kinder und Jugendliche.

Verschiedene Medikamente, die sonst bei anderen Störungen zum Einsatz kamen, wurden in der Regel zuerst bei Kindern und Jugendlichen mit geistiger Behinderung und in einer zweiten Phase bei Kindern und Jugendlichen mit autistischen Störungen eingesetzt und evaluiert. Dabei zeigte sich, dass die Wirkung häufig besser war als erwartet. Gleichzeitig wurde aber als Trend erkennbar, dass der

Anteil der „Responder" tiefer lag, die Effektstärke geringer war und mehr und z.T. unerwartete Nebenwirkungen auftraten als bei Patienten mit anderen Störungen (Handen et al. 2000).

10.4 Häufigkeit von Begleitsymptomen und komorbiden Störungen bei Kindern und Jugendlichen mit ASS

Die Domäne der Pharmakotherapie autistischer Störungen bleibt aus oben genannten Gründen die Behandlung von Begleitsymptomen und komorbiden Erkrankungen. Diese Störungen sind häufig und für die Kinder und ihre Umgebung oftmals extrem belastend (vgl. Kapitel 4 zur Diagnostik in diesem Band). Sie können die Lern- und Entwicklungsmöglichkeiten der betroffenen Kinder zusätzlich einschränken.

In einer Untersuchung von 109 Kindern und Jugendlichen einer Inanspruchnahmepopulation fanden Leyfer et al. (2006) bei 72 % von ihnen mindestens eine komorbide Störung (lifetime diagnosis). Das Durchschnittsalter der Untersuchten lag bei 9.2 Jahren, der durchschnittliche IQ bei 82.5. Die Diagnosen wurden mit einem speziell entwickelten Interview gestellt (Autism Comorbidity Interview-Present and Lifetime Version ACI-PL). Dabei wurde die folgende Verteilung ermittelt:

- Spezifische Phobien   44 %,
- Trennungsangst   12 % (+ 7 % subsyndromale Formen)
- Zwangsstörungen   37 % (+ 6 % subsyndromale Formen)
- ADHS   31 % (+ 24 % subsyndromale Formen)
- Major Depression   10 % (+ 14 % subsyndromale Formen)

In einer Frankfurter Untersuchung (Holtmann et al. 2006) lagen 75 % der Kinder mit Autismus bezüglich ADHS über dem Schwellenwert in der Child Behaviour Check List (CBCL, Achenbach 1991) und 43 % hatten diesbezüglich eine deutliche oder extreme Störung. 56 % der Kinder zeigten selbstverletzendes Verhalten, davon 35 % zum Zeitpunkt der Untersuchung und 4 %in schwerer Form. Aggressives Verhalten war bei einem Viertel der Kinder mit selbstverletzendem Verhalten vorhanden und insgesamt lagen 18 % der untersuchten Kinder bezüglich Aggression über dem klinischen CBCL-Wert.

Die Begleitstörungen sind vom Typ der ASS abhängig. Bei Patienten mit frühkindlichem Autismus oder schwerem atypischen Autismus stehen externalisierende Verhaltensauffälligkeiten wie ausgeprägte motorische Unruhe, Impulsivität, Wutausbrüche sowie aggressives und selbstverletzendes Verhalten im Vordergrund. Bei Kindern und Jugendlichen mit High-Functioning-Autismus einschließlich Asperger-Syndrom sind Aufmerksamkeitsstörungen sehr häufig. Dazu kommen internalisierende Störungen wie Ängste, Zwänge oder Depressionen.

10.5 Medikamentöse Behandlung von Begleitsymptomen und komorbiden Störungen

Aus den Ausführungen über komorbide Probleme und Störungen leiten sich die folgenden grundsätzlichen Behandlungsoptionen ab:

- Hyperaktivität und Konzentrationsprobleme
  - Stimulantien, z. B. Methylphenidat
  - Atomoxetin
- Aggressives, selbstverletzendes oder sehr unruhiges Verhalten
  - Antipsychotika, z. B. Risperdal, Dipiperidon
- Depression, Angst oder Zwangssymptome
  - SSRI, z. B. Fluoxetin, Sertralin
- Stimmungsschwankungen, Impulsivität
  - Stimmungsstabilisatoren, z. B. Valproat, Carbamazepin
- Schlafstörungen
  - Melatonin

Weitaus am besten untersucht sind die Anwendungsbereiche Hyperaktivität sowie aggressives, selbstverletzendes und repetitives Verhalten. Dabei spielen die Studien der RUPP (Research Unit on Pediatric Psychopharmacology, RUPP Autism Network 2002; 2005) eine zentrale Rolle. Bisher wurden im Rahmen dieser Studien die Substanzen Risperidon und Methylphenidat untersucht.

10.5.1 Risperidon

Der Darstellung der Studienergebnisse zu Risperidon (Handelsname: Risperdal) soll zunächst ein Fallbeispiel vorangestellt werden.

Marco ist ein 16½-jähriger Jugendlicher, der seit acht Jahren in einer Sonderschule für Kinder und Jugendliche mit autistischen Störungen betreut wird. Er wurde im Alter von neun Jahren erstmals vorgestellt. Zu diesem Zeitpunkt hatte Marco schon längere Zeit selbstverletzendes Verhalten gezeigt. Er biss sich in den Arm, manchmal schlug er den Kopf gegen die Wand. Daneben gab es auch sehr zielgerichtete Aggressionen, v. a. gegen die Mutter und die Sozialpädagogen der Schule.

Beim Erstgespräch hatten Mutter und Sohn blutige Spuren an den Armen. Marco rastete im Untersuchungszimmer völlig aus. Er biss sich und schlug die Mutter. Weil ihn niemand beruhigen konnte und um ihn und die Mutter nicht noch mehr zu belasten, musste die Sitzung nach zehn Minuten abgebrochen werden. Es entstand der Eindruck, dass die Verschlechterung bei Marco mit verschiedenen Wechseln nach den Sommerferien zu tun hatte. Gemeinsam mit der Mutter und der Schule wurde beschlossen, abzuwarten und die heftigen Ausbrüche in einem Kalender genau zu erfassen. Die Situation beruhigte sich wieder. Ein dreiviertel Jahr später verschlechterte sich die Symptomatik jedoch abermals. Daher wurde eine Behandlung mit Dipiperidon begonnen. Mit elfeinhalb Jahren bekam Marco erstmals Risperidon. Danach war seine Verfassung für einige Jahre, trotz Höhen und Tiefen, recht gut. Leider nahm er deutlich an Gewicht zu, was bei den aggressiven Durchbrüchen die Problematik verschärfte.

Im Alter von 16 Jahren spitzte sich die Situation erneut zu. Wieder war es nach den Sommerferien zu einem Wechsel gekommen, denn Marco war in eine neue Abteilung der Schule eingetreten. Die extrem engagierte Mutter war am Ende ihrer Kräfte. Marco war wegen seiner Größe (1,79 m) und seinem Gewicht (111 kg) nicht mehr zu kontrollieren. Die Pubertät spielte in der ganzen Entwicklung sicher eine große Rolle. Kleine Frustrationen, z. B. wenn seine Nahrungszufuhr begrenzt werden sollte, führten zu heftigsten Ausbrüchen. Marco wurde in einer deutschen Spezialklinik hospitalisiert. Dort wurde ihm zum Risperidon zusätzlich Nozinan verordnet und eine Behandlung mit Lithium begonnen. Es kam aber auch die klare Empfehlung, dass Marco mit dem ständigen Wechsel zwischen zu Hause und der Schule überfordert sei und eine Internatslösung gefunden werden müsse.

Dieser typische Verlauf weckt Fragen. Kann die beschriebene Behandlung als erfolgreich beurteilt werden? Die Medikamente haben Marco vier Jahre lang ein Leben in seiner gewohnten Umgebung ermöglicht, wo er sehr kompetent gefördert wurde. Wenn er an einer Studie teilgenommen hätte, wäre der Verlauf ganz sicher als Erfolg verbucht worden. Nach zwei und sechs Monaten hatten sich seine Symptome deutlich verbessert. Im klinischen Alltag müssen solche Kinder jedoch häufig über Jahre behandelt werden. Zu derartigen Verläufen fehlen allerdings entsprechende Langzeitstudien.

In den RUPP-Studien zu Risperidon (RUPP Autism Network 2002; 2005) wurden zuerst 101 Kinder und Jugendliche (Durchschnittsalter 8,8 Jahre) in einer achtwöchigen, randomisierten, Placebo-kontrollierten Doppelblindstudie behandelt. Danach folgte eine achtwöchige offene Behandlung für Placebo-Non-Responder. Anschließend wurden alle 63 Responder für vier Monate offen weiter behandelt. Zuletzt kam ein zweimonatiger, randomisierter und doppel-blinder Absetzversuch. Die flexible Dosierung kann Tabelle 1 entnommen werden. Die durchschnittliche Risperidon Dosis während der offenen Behandlung lag bei 1,8 mg/Tag.

Bei Kindern unter 20 kg Körpergewicht lag die Anfangsdosis bei 0,25 mg am Abend. Sie wurde in Schritten von 0,25 mg bis auf maximal 1,25 mg (0,5 mg am Morgen, 0,75 mg am Abend) erhöht. Bei Kindern mit einem Gewicht über 20 kg war die Start- und Steigerungsdosis 0,5 mg. Die Maximaldosis für Kinder mit einem Gewicht von 20–45 kg war 2,5 mg (1 mg am Morgen, 1,5 mg am Abend), für schwerere Kinder 3,5 mg (1,5 mg am Morgen, 2 mg am Abend). Die durchschnittliche Risperidon-Dosis während der offenen Behandlung lag bei 1,8 mg/Tag.

Der Therapieerfolg wurde einerseits als Verbesserung in einem globalen Index auf der Clinical Global Impression-Skala (CGI, Guy 1976) bewertet, andererseits wurden Veränderungen von Zielsymptomen erfasst, die die Eltern als besonders schwierig benannten (Arnold et al. 2003). Dabei handelte sich v. a um aggressives oder selbstverletzendes Verhalten, um Wutausbrüche sowie starke motorische Unruhe. Ein deutlicher Effekt zeigte sich für den Bereich der Reizbarkeit in der „Aberrant Behaviour Checklist" (ABC, Aman et al. 1985). Auf dieser Skala lagen die Kinder mit autistischen Störungen fast zwei Standardabweichungen über einer Vergleichsgruppe mit geistiger Behinderung.

Während der achtwöchigen Behandlung sank der Wert fast auf den Durchschnitt der geistig Behinderten, während es unter Placebobedingungen keine Verbesserung gab. Ebenso deutlich war die Veränderung in der CGI. Über die acht Wochen erreichten 75 % der behandelten Kinder eine deutliche oder sehr deutliche Verbesserung, unter Placebo waren es nur etwa 15 %. Bezogen auf die von den Eltern genannten Zielsymptome war die Effektstärke für das selbstverletzende Verhalten (2.1) und die Wutausbrüche (2.0) etwas höher als für Aggressionen (1.7) und motorische Unruhe (1.3). Ernüchternd war das Resultat hingegen bei den autistischen Kernsymptomen. Während beim repetitiven und eingeengten Verhalten noch eine Effektstärke von 0.55 erkennbar war, zeigte sich bei der sozialen Interaktion und Kommunikation keine messbare Wirkung (McDougle et al. 2005).

Beim randomisierten Absetzversuch wurde als Kriterium für einen Rückfall entweder eine Verschlechterung in der Irritabilitäts-Skala im ABC oder eine CGI-Veränderung von „viel schlechter" oder „sehr viel schlechter" definiert. In der Placebogruppe kam es bei 10 von 16 Kindern, in der Risperidon-Gruppe nur bei 2 von 16 Kindern zu einem Rückfall (p = 0.01) (RUPP Autism Network 2005). Ähnliche Resultate fanden sich in einem anderen kontrollierten Absetzversuch (Troost et al. 2005; 2006)

Insgesamt profitierten überraschenderweise die jüngsten Kinder (5.0–6.11) etwas mehr von der Behandlung als ältere Kinder. Nicht zu diesem Resultat passt eine Studie, welche die Risperidon-Behandlung bei Vorschulkindern untersuchte (Luby et al. 2006). Als Beurteilungsinstrument für die sechsmonatige randomisierte und doppel-blind durchgeführte, also sorgfältig kontrollierte Behandlung wurde die Childhood Autism Rating Scale (CARS) eingesetzt. Zwischen der Verum (Medikamenten)- und der Placebogruppe zeigten sich im CARS keine signifikanten Unterschiede. Der als diagnostisches Mittel entwickelte CARS-Wert erfasst aber v. a. die Kernsymptome des Autismus, die durch Risperidon nicht beeinflusst werden. Er ist deshalb zur Messung von Therapieerfolgen nicht geeignet.

Unerwünschte Nebenwirkungen unter Risperidon

Während der achtwöchigen Behandlung waren die folgenden Nebenwirkungen in der Behandlungsgruppe gegenüber der Placebogruppe signifikant erhöht: Benommenheit, Müdigkeit, Gewichtszunahme, Speichelfluss, deutliche Appetitsteigerung und Tremor (Aman et al. 2005). Wegen unerwünschter Nebenwirkungen wurde aber keine Behandlung abgebrochen. Gefährliche Nebenwirkungen traten nicht auf. Außer Tremor waren keine extrapyramidalen Symptome erkennbar, auch nicht während des Absetzversuchs. In der offen behandelten Gruppe (n = 63) trat über sechs Monate eine durchschnittliche Gewichtszunahme von 5,6 +/- 3,9 kg auf. Dabei war die Gewichtszunahme in den ersten zwei Monaten am stärksten ausgeprägt. Es konnten aber keine Prädiktoren für die Gewichtszunahme gefunden werden. Die Gewichtsveränderung nach sechs Monaten schwankte zwischen einer Zunahme von 15 kg und einem Verlust von 4 kg (Martin et al. 2004).

Als zusätzliche Probleme müssen die Hyperprolaktinämie und das metabolische Syndrom genau verfolgt werden. Risperidon hat von den atypischen Antipsychotika den stärksten Effekt auf die Prolaktinproduktion. Eine Hyperprolaktinämie kann zu folgenden Symptomen führen:

- Amenorrhoe oder Oligomenorrhoe
- Brustvergrößerung bei Männern und Frauen
- Galactorrhoe, v.a. bei Frauen, aber auch bei Männern
- Libidoverlust bei Männern und Frauen
- Erektile Dysfunktion
- Verzögerter Pubertätsbeginn bei Knaben und Mädchen
- Gewichtszunahme.

In vielen Fällen steigt das Prolaktin bei Kindern in den ersten zwei Behandlungsmonaten und sinkt dann wieder (Findling 2005). Andere Antipsychotika beeinflussen das Prolaktin weniger oder führen sogar zu einer Hypoprolaktinämie (z.B. Quetiapin, Aripiprazol). In einer Studie (Shim et al. 2007) wurde daher bei einer antipsychotischen Behandlung mit Haloperidol zusätzlich Aripiprazol gegeben, um die induzierte Hyperprolaktinämie zu beheben.

Das metabolische Syndrom umfasst die Verbindung von abdominaler Fettleibigkeit, Dyslipidämie, Glukose-Intoleranz und Bluthochdruck. Bei Antipsychotika, die eine starke Gewichtszunahme verursachen, besteht ein erhöhtes Risiko für die Entstehung eines metabolischen Syndroms. Aufgrund der bisherigen Untersuchungen scheint das Risiko für die Entstehung eines metabolischen Syndroms bei atypischen Antipsychotika parallel zum Risiko der Gewichtszunahme zu verlaufen und ist demgemäß besonders hoch für Clozapin und Olanzapin, mittelgradig für Risperidon und Quetiapin und am tiefsten für Aripiprazol und Ziprasidon. Klein et al. (2006) konnten durch die Gabe von Metformin, einem seit Jahrzehnten bekannten oralen Antidiabetikum, die durch Antipsychotika induzierte Gewichtszunahme verhindern.

Schlussfolgerungen für Risperidon

Als Ergebnis der RUPP-Studien kann festgestellt werden:
Eine niedrige (1,25 mg) bis mittlere (2,0 mg) Dosis von Risperidon

- war bei 70% der behandelten Kinder wirksam,

- bewirkte eine Verbesserung bei selbstverletzendem Verhalten, Wutanfällen und Aggression um etwa 50 %,
- erzielte stabile Verbesserungen über 6 Monate und
- wurde von den Kindern gut vertragen.

Andererseits ist festzustellen, dass von Behandlungsbeginn an das Körpergewicht genau überwacht und eine Ernährungsberatung frühzeitig eingeleitet werden muss.

Risperidon ist bis jetzt das einzige atypische Antipsychotikum, das in kontrollierten Studien repliziert eine signifikante Wirkung zeigte. Eine Studie mit Olanzapin (Handelsname: Zyprexa) blieb ohne eindeutige Verbesserung (Hollander et al. 2006) und eine Arbeit mit Aripiprazol (Handelsname: Abilify) ist kurz vor dem Abschluss. Offene Studien mit Ziprasidone (Handelsname: Zeldox) haben positive Effekte, mit Quetiapin (Handelsname: Seroquel) hingegen wenige Veränderungen gezeigt.

10.5.2 Behandlung mit Methylphenidat bei Autismus und komorbider ADHS

Streng genommen darf weder im ICD-10 noch im DSM-IV beim Vorliegen einer tiefgreifenden Entwicklungsstörung die Diagnose einer ADHS gestellt werden. Trotzdem zeigen viele Untersuchungen, dass Hyperaktivität, Aufmerksamkeitsstörung und Impulsivität bei Kindern und Jugendlichen mit Autismus-Spektrum-Störung sehr häufig sind und ihren Alltag zu Hause und in der Schule stark beeinflussen (Leyfer et al. 2006; Holtmann et al. 2006; Poustka und Poustka 2007).

Im Rahmen der RUPP Studien wurde bisher nur Methylphenidat (MPH, Handelsnamen: Ritalin, Equasym, Medikinet, Concerta) untersucht (RUPP Autism Network 2005). In der entsprechenden Untersuchung wurde bei 72 Kindern während sieben Tagen die Verträglichkeit von MPH in drei Dosen getestet. Danach wurden während vier Wochen randomisiert MPH in den drei Dosen und Placebo abgegeben (n = 66). Die Dosierung betrug für die Morgen- und Mittagsdosis im Durchschnitt bei niedriger Dosierung 0,14 mg/kg, bei mittlerer Dosierung 0,30 mg/kg und bei hoher Dosierung 0,48 mg/kg. Die Nachmittagsdosis war jeweils etwa halb so groß. Das Durchschnittsalter der Kinder betrug 7,5 Jahre, der durchschnittliche IQ lag bei 63. Bei 47 Kindern bestand die Diagnose Autismus, 14 hatten eine nicht anderweitig klassifizierte tiefgreifende Entwicklungsstörung (Pervasive Developmental Disorder-Not Otherwise Specified, PDD-NOS) und fünf Kinder hatten ein Asperger-Syndrom.

Knapp über die Hälfte der untersuchten Kinder zeigten eine positive Reaktion auf MPH, wobei im Elternurteil mittlere und hohe Dosierungen ähnliche Resultate lieferten, während im Lehrerurteil die hohe Dosierung den besten Effekt zeigte. Bezüglich der unerwünschten Nebenwirkungen gab es deutliche Unterschiede zu den aus bisherigen Studien bekannten Zahlen. In der Testphase konnten 6 von 72 Kindern schon die mittlere Dosierung nicht mehr vertragen und nahmen deshalb nicht an der Behandlung teil. Bei 7 von 66 Kindern wurde die Behandlung während der Cross-Over-Phase (Wechsel von Placebo auf MPH oder umgekehrt) aufgrund von Nebenwirkungen abgebrochen (5 während der Woche mit hoher Dosierung). Insgesamt traten also bei 18% der Kinder gravierende Nebenwirkungen auf. Erhöhte Irritabilität war der häufigste Grund, die Behandlung abzubrechen. Daneben kam es v. a. bei der hohen Dosis zu ungewöhnlichen Nebenwirkungen wie aggressivem, selbstverletzendem und repetitivem Verhalten. Appetitverlust und Schlafprobleme waren ebenfalls vorhanden.

Schlussfolgerungen für Methylphenidat

Eine niedrige (12,5 mg/Tag) bis mittlere (25 mg/Tag) Dosis von Methylphenidat

- hilft etwa 50–60% der Kinder und Jugendlichen mit einer Autismus-Spektrum-Störung,
- verbessert die ADHS Symptome um etwa 30% und
- wird in der Regel gut vertragen.

Höhere Dosierungen bringen vermutlich keine deutlich stärkeren Effekte, während das Risiko für (ungewöhnliche) Nebenwirkungen steigt.

10.5.3 Atomoxetin

Zu Atomoxetin (Handelsname: Strattera) liegen bisher nur offene Studien vor. Die Resultate sind z. T. uneinheitlich. Während bei Arnold et al. (2006) nur eines von 16 Kindern die Behandlung wegen Nebenwirkungen abbrechen musste, waren es bei Troost et al. (2006) 5 von 12 Kindern. Die besten Resultate beschrieben Posey et al. (2006). Bei den von ihnen behandelten Kindern waren die Effektstärken deutlich höher (1,0–1,9) als in den übrigen Studien. Außerdem waren auch bei anderen Symptomen wie Irritabilität, sozialem Rückzug und repetitivem Verhalten Verbesserungen messbar (Posey et al. 2006).

10.6 Pharmakologische Kombinationsbehandlungen

Alle Befragungen haben gezeigt, dass in der Praxis häufig Medikamente kombiniert werden. Dazu gibt es bisher keine Studien, ebenso wenig zum kombinierten Einsatz von Medikation und Psychotherapie, v. a. Verhaltensmodifikation. Im Rahmen der RUPP-Studien ist ein Vergleich zwischen Risperidon allein und in Kombination mit Elterntraining geplant. Zur Demonstration einer klinischen Indikation für eine pharmakologische Kombinationsbehandlung soll im Folgenden ein Fallbeispiel geschildert werden.

Bei dem zehnjährigen Felix war im Alter von vier Jahren die Diagnose einer schweren Sprachentwicklungsstörung gestellt worden. Er erhielt logopädischen Unterricht und wurde zuerst in einem Sprachheilkindergarten und dann in einer Sprachheilschule gefördert.

Im Alter von sieben Jahren begann sein Kinderarzt wegen ausgeprägter ADHS-Symptome eine Behandlung mit Methylphenidat. Es zeigte sich rasch ein deutlicher Effekt.

Mit achteinhalb Jahren wurde die Diagnose eines atypischen Autismus und, zusätzlich aufgrund der vorbestehenden Symptomatik, die Diagnose einer ADHS gestellt.

Die Suche nach der optimalen Stimulantien-Dosis gestaltete sich schwierig. Es gab aus der Schule, von der Gruppe und von den Eltern immer wieder unterschiedliche Angaben zum Behandlungseffekt. Letztendlich konnte Felix mit Concerta 36 mg gut behandelt werden.

Felix zeigte im Rahmen seiner autistischen Störung ferner eine zwanghafte Beschäftigung mit seinem Spezialthema der Elektrizität, die ihn in der Schule immer wieder in Probleme brachte und ihn am Lernen hinderte. Auch zu Hause führte dieses Symptom zu Problemen, da Felix z. B. oft nicht ins Bett kam, weil er noch so viele Projekte umsetzen musste. Bei jedem Termin fragte er als erstes, ob er Elektrogeräte, die niemand mehr brauche, nach Hause nehmen könnte.

Im Alter von neun Jahren wurde den Eltern vorgeschlagen, zusätzlich eine kleine Risperidon Dosis zu geben, zuerst 0,25 mg am Abend und dann 0,25 mg am Morgen und Abend.

Vier Wochen nach Beginn der Behandlung berichtete die Mutter, dass Felix nach der Schule und vor dem „zu Bett gehen" viel weniger über seine Elektrosachen nachdenke und viel besser einschlafe. Er esse abends auch mehr.

Aus der Schule wurde vermeldet, dass Felix offener sei und – statt nur mit einem Kind zu spielen – jetzt auch auf andere Kinder zugehe. Er arbeite in der Therapie besser mit, könne eigene Bedürfnisse – v.a. „elektrische" – besser aufschieben und sei viel mitteilsamer geworden. Die Zwillingsschwester berichtete, dass Felix etwas häufiger mit ihr spiele und die Eltern ergänzten, dass die beiden zu Ostern fast den ganzen Tag zusammen gespielt hätten, was es vorher nie gegeben habe. Bei der Konsultation vier Wochen nach Behandlungsbeginn fiel auf, dass Felix zum ersten Mal nicht fragte, ob er ein Elektrogerät bekommen könnte.

In der Beschreibung der Eltern und Pädagogen sind bei diesem Fall Veränderungen der autistischen Kernsymptome erkennbar. Dabei bleibt die Frage offen, ob diese Veränderungen eine direkte Folge der Risperidon-Behandlung sind oder ob v. a. die Verminderung der zwanghaften Beschäftigung mit dem Spezialgebiet bei diesem Kind die Erweiterung seines Verhaltens ermöglicht hat.

10.7 Behandlung komorbider Störungen mit SSRI

Wenn man sich die Liste der bei Kindern und Jugendlichen mit Autismus-Spektrum-Störung gefundenen Komorbiditäten in Erinnerung ruft (Ängste, Zwänge, Depressionen), scheinen Behandlungsversuche mit einer speziellen Gruppe von Antidepressiva, den selektiven Serotonin-Wiederaufnahmehemmern (SSRI) naheliegend. Die zitierten Befragungen hatten ja auch den häufigen Einsatz dieser Substanzen erwähnt. Eine neue Studie in Kalifornien hat zudem ergeben, dass 30 % der Kinder mit einer Autismus-Spektrum-Störung mit diesen Substanzen behandelt wurden (Scahill 2008).

Am besten untersucht ist Fluoxetin (Handelsname: Fluctine). In einer kontrollierten Studie (Hollander et al. 2005) wurden 39 Kinder (Durchschnittsalter 10 Jahre, 90 % mit der Diagnose Autismus, 10 % mit Asperger-Syndrom, 59 % mit IQ < 70) behandelt. Die Startdosis lag bei 2,5 mg und wurde langsam bis zu einem Maximum von 20 mg gesteigert. Die durchschnittliche Behandlungsdosis über acht Wochen betrug 10 mg. Es fand sich nur eine geringe Effektstärke von 0,25, was möglicherweise eine Folge der niedrigen Dosierung war. Wegen des vorsichtigen Aufdosierens waren auch kaum Nebenwirkungen aufgetreten. Eine kontrollierte Studie mit Fluvoxamin (Handelsnamen: Floxyfral, Fevamin) hatte bei Erwachsenen mit Autismus-Spektrum-Störung eine signifikante Reduktion des repetitiven Verhaltens ergeben (McDougle et al. 1996). Bei einer parallelen Studie mit Kindern und Jugendlichen konnte dieser Effekt nicht repliziert werden und außerdem traten relativ viele Nebenwirkungen auf.

Die Nebenwirkungen bei einer Behandlung mit SSRI sind in erster Linie als induzierte Aktivierung zu verstehen. Motorische Aktivität und Impulsivität können zunehmen und die Aktivierung kann zu Schlafproblemen führen. Auch Enthemmung und aggressives Verhalten können auftreten, ebenso logorrhoische Symptome. Es kann aber umgekehrt auch zu Schläfrigkeit kommen.

In einer Metaanalyse (Moore et al. 2004) konnten keine Unterschiede bezüglich der Wirksamkeit zwischen den verschiedenen SSRI gefunden werden. Unterschiedliche Nebenwirkungsprofile können dann den Ausschlag geben und sprechen zurzeit eher für eine Verwendung der Substanzen Sertralin (Handelsname: Zoloft) und Escilatopram (Handelsname: Cipralex). Während Fluoxetin und Paroxetin (Handelsnamen: Deroxat, Seroxat) über das Cytochrom P450-System möglicherweise mit Risperidon interagieren bzw. den Risperidonspiegel erhöhen, besteht diese Gefahr bei Sertralin nicht (Wewetzer et al. 2003). Da Kombinationsbehandlungen häufig sind, sollte dieser Aspekt berücksichtigt werden.

Schlussfolgerungen für SSRI

Die Datenlage für den Einsatz von SSRI bei Kindern und Jugendlichen mit Autismus-Spektrum-Störung ist bisher eher dürftig. Eine dosisabhängige SSRI-induzierte Aktivierung ist bei Kindern und Jugendlichen mit Autismus-Spektrum-Störung häufig.

Wenn die autistische Symptomatik stark an eine Zwangsstörung erinnert, kann der Einsatz von SSRI sinnvoll sein. Depressive Störungen und Ängste bei Jugendlichen mit Autismus-Spektrum-Störung können mit SSRI behandelt werden. Die Anfangsdosis sollte jedoch niedrig sein und nur langsam gesteigert werden.

10.8 Schlafstörungen

Kinder und Jugendliche mit schweren autistischen Symptomen haben oft Schlafprobleme, die mit denen von Kindern mit schwerer geistiger Behinderung vergleichbar sind. Kinder und Jugendliche mit Asperger-Syndrom haben z. T. schwere Schlafprobleme mit einer völlig gestörten Schlafarchitektur (Limoges et al. 2005; Hare et al. 2006). Es gibt aber noch kaum Untersuchungen zu diesem Thema. Von erfahrenen Klinikern wird nach Ausschöpfen der nicht-pharmakologischen Behandlungsmöglichkeiten oft ein Versuch mit Melatonin vorgeschlagen.

10.9 Andere Substanzen und Zukunftsvisionen

Antikonvulsiva wie Valproat (Hollander 2006) oder Levetiracetam (Rugino und Samsock 2002) mit ihren stimmungsstabilisierenden Eigenschaften können einen Beitrag zur Behandlung von Impulsivität, aggressivem Verhalten und Stimmungsschwankungen leisten. Neue Substanzen, z. B. Galantamine oder Memantine, werden derzeit erprobt und sind unlängst vorgestellt worden (McCracken 2006). Andere Neurotransmitter-Systeme wie z. B. Glutamat, werden erforscht. Es wird aber viel Zeit beanspruchen, bevor diese Substanzen, falls sich erste positive Resultate bestätigen, in den klinischen Alltag kommen.

Das Hormon Oxytocin könnte eine Substanz sein, die die Kernsymptome der autistischen Störungen im Bereich der sozialen Interaktion zu verbessern vermag. Bei gesunden Kontrollprobanden wirkte es sich positiv auf die Erkennung von sozialen Signalen aus (Heinrichs 2008) und bei Erwachsenen mit ASD verbesserte sich die Emotionserkennung, während repetitives Verhalten zurückging (Hollander et al. 2007).

Erfolgreich wurden auch Omega 3-Fettsäuren bei Kindern mit Autismus-Spektrum-Störung in einer doppelblinden, randomisierten und Placebo-kontrollierten Studie zur Verminderung von Hyperaktivität und stereotypem Verhalten eingesetzt (Amminger et al. 2007).

10.10 Alternative Behandlungen

Klinischen Experten ist vertraut, dass viele Kinder auch noch alternativ-medizinisch – oft auch „bio-medizinisch" genannt – behandelt werden. Dabei geht es um die Gabe von Vitaminen, Spurenelementen und Substanzen, die freien Radikalen entgegenwirken oder für metabolische Prozesse wichtig sein sollen. Kaum eine dieser Maßnahmen kann nach den üblichen schulmedizinischen Kriterien als evidenzbasiert betrachtet werden. Dennoch müssen sich Experten mit diesen Fragen auseinander setzen, da die Eltern, die ja auch sonst die Verantwortung und Last für die Betreuung und Förderung der Kinder tragen, gut vernetzt sowie gut informiert sind und nach Möglichkeiten suchen, die Entwicklung ihrer Kinder in den Kernsymptomen nachhaltig und ohne Nebenwirkungen zu fördern.

10.11 Zusammenfassung

Die Pharmakotherapie von Kindern und Jugendlichen mit Autismus-Spektrum-Störungen ist ein Thema von großer Relevanz. Zwischen klinischem Alltag und gesicherten Forschungsresultaten klafft aber noch eine große Lücke. In den letzten Jahren hat sich die Datenlage aber deutlich verbessert (Poustka und Poustka 2007; Scahill 2005).

Medikamente leisten in der Betreuung von Kindern und Jugendlichen mit Autismus-Spektrum-Störungen einen wichtigen Beitrag. In jedem Einzelfall muss man vorsichtig vorgehen, mit einer niedrigen Dosierung beginnen, diese nur langsam steigern und mit Überraschungen rechnen. Dabei können aber durchaus auch positive Überraschungen auftreten.

Literatur

Achenbach TM (1993). Empirically based taxonomy: How to use syndromes and profile types derived from the CBCL, TRF and YSR. Burlington: University of Vermont, Dept. Psychiat.
Aman MG, Singh NN, Stewart AW, Field CJ (1985). The aberrant behaviour checklist: A behaviour rating scale for the assessment of treatment effects. Am J Ment Defic, 89: 485–491.
Aman, MG, Arnold LE, McDougle CJ, Vitiello B, Scahill L, Davies M (2005). Acute and long-term safety and tolerability of risperidone in children with autism. J Child Adolesc Psychopharm, 15(6): 869–884.
Aman MG, Van Bourgondien ME, Wolford PL, Sarphare G (1993). Psychotropic and anticonvulsant drugs in subjects with autism: Prevalence and patterns of use. J Am Acad Child Adolesc Psychiatry, 34: 1672–1681.

Amminger GP, Berger GE, Schäfer MR, Klier C, Friedrich MH, Feucht M (2007). Omega-3 fatty acids supplementation in children with autism: A double-blind randomized, placebo-controlled pilot study. Biol Psychiatry, 61: 551–553.

Arnold LE, Aman MG, Cook AM, Witwer AN, Hall KL, Thompson S, Ramadan Y (2006). Atomoxetine for hyperactivity in autism spectrum disorders: placebo-controlled crossover pilot trial. J Am Acad Child Adolesc Psychiatry, 45: 1196–1205.

Arnold LE, Vitiello B, McDougle C, Scahill L, Shah B, Gonzalez NM, Chuang S, Davies M, Hollway J, Aman MG, Cronin P, Koenig K, Kohn AE, McMahon DJ, Tierney E (2003). Parent-defined target symptoms respond to risperidone in RUPP autism study: customer approach to clinical trials. J Am Acad Child Adolesc Psychiatry, 42: 1443–1450.

Baeriswyl-Rouiller I (1991). Die Situation autistischer Menschen. Bern: Paul Haupt.

Correll CU, Carlson HE (2006). Endocrine and metabolic adverse effects of psychotropic medications in children and adolescents. J Am Acad Child Adolesc Psychiatry, 45: 771–791.

Findling RL (2005). Pharmacologic treatment of behavioral symptoms in autism and pervasive developmental disorders. J Clin Psychiatry, 66 (Suppl 10): 26–31.

Guy W (1976). Clinical Global Impression and Improvements CGI. ECDEU Assessment Manual for Psychopharmacology. Washington DC: US Department of Health, Education and Welfare.

Handen BL, Johnson CR, Lubetzky M (2000). Efficacy of methylphenidate among children with autism and symptoms of attention-deficit hyperactivity disorder. J Autism Dev Disorder, 30: 245–255.

Hare DG, Jones S, Evershed K (2006). A comparative study of circadian rhythm functioning and sleep in people with Asperger syndrome. Autism, 10: 565–575.

Heinrichs M, Domes G (2008). Neuropeptides and social behaviour: effects of oxytocin and vasopressin in humans. Prog Brain Res, 170: 337–350.

Hollander E, Bartz J, Chaplin W, Phillips A, Sumner J, Soorva L, Anagnostou E, Wasserman S (2007). Oxytocin increases retention of social cognition in autism. Biol Psychiatry, 61: 498–503.

Hollander E, Phillips A, Chaplin W, Zagursky K, Novotny S, Wasserman S, Iyengar R (2005). A placebo controlled crossover trial of liquid fluoxetine on repetitive behaviors in childhood and adolescent autism. Neuropsychopharm, 30: 582–589.

Hollander E, Wasserman S, Swanson EN, Chaplin W, Schapiro ML, Zagursky K, Novotny S (2006). A double-blind placebo-controlled pilot study of olanzapine in childhood/adolescent pervasive development disorder. J Child Adolesc Psychopharm, 16: 541–548.

Holtmann M, Bölte S, Poustka F (2006). Genetik des Autismus. Medizinische Genetik, 18(2): 170–174.

Klein DJ, Cottingham EM, Sorter M, Barton BA, Morrison JA (2006). A randomized, double-blind, placebo-controlled trial of metformin treatment of weight gain associated with initiation of atypical antipsychotic therapy in children and adolescents. Am J Psychiatry, 163: 2072–2079.

Langworthy-Lam K, Aman MG, Van Bourgondien ME (2002). Prevalence and patterns of use of psychoactive medicines in individuals with autism in the autism society of North Carolina. J Child Adolesc Psychopharm, 12: 311–321.

Leyfer OT, Folstein SE, Bacalman S, Davis NO, Dinh E, Morgan J, Tager-Flusberg H, Lainhart JE (2006). Comorbid psychiatric disorders in children with autism: interview development and rates of disorders. J Autism Dev Disord, 36: 849–861.

Limoges E, Mottron L, Bolduc C, Berthiaume C, Godbout R (2005). Atypical sleep architecture and the autism phenotype. Brain, 128: 1049–1061.

Luby J, Mrakotsky C, Stalets MM, Belden A, Heffelfinger A, Williams M, Spitznagel E (2006). Risperidone in preschool children with autistic spectrum disorders: An investigation of safety and efficacy. J Child Adolesc Psychopharm, 16: 575–587.
Martin A, Scahill L, Klin A, Volkmar F (1999). Higher functioning pervasive developmental disorders: Rates and patterns of psychotropic drug use. J Am Acad Child Adolesc Psychiatry, 38: 923–931.
Martin A, Scahill L, Anderson GM, Aman M, Arnold LE, McCracken J, McDougle CJ, Tierney E, Chuang S, Vitiello B (2004). Weight and leptin changes among risperidone-treated youths with autism: 6-month prospective data. Amer J Psychiatry, 161: 1125–1127.
McCracken JT (2006). Drug treatments for pervasive developmental disorders: Expanding the evidence base. J Child Adolesc Psychopharm, 16: 513–515.
McDougle CJ, Naylor ST, Cohen DJ, Volkmar FR, Heninger GR, Price LH (1996). A double-blind, placebo-controlled study of fluvoxamine in adults with autistic disorder. Arch Gen Psychiatry, 53: 1001–1108.
McDougle CJ, Scahill L, Aman MG, McCracken JT, Tierney E, Davies M, Arnold LE, Posey DJ, Martin A, Ghuman JK, Shah B, Chuang SZ, Swiezy NB, Gonzalez NM, Hollway J, Koenig K, McGough JJ, Ritz L, Vitiello B (2005). Risperidone for the core symptom domains of autism: results from the study by the autism network of the research units on pediatric psychopharmacology. Amer J Psychiatry, 162: 1142–1148.
Moore ML, Eichner SF, Jones JR (2004). Treating functional impairment of autism with selective serotinin-reuptake inhibitors. Annals of Pharmacotherapy, 38: 1515–1519.
Posey DJ, Wiegand RE, Wilkerson J, Maynard M, Stigler KA, McDougle CJ (2006). Open-label atomoxetine for attention-deficit/hyperactivity disorder symptoms associated with high-functioning pervasive developmental disorders. J Child Adolesc Psychopharm, 16: 599–610.
Poustka L, Poustka F (2007). Psychopharmakologie autistischer Störungen. Z Kinder Jugendpsychiatr Psychother, 35: 87–94.
Research Units on Pediatric Psychopharmacology (RUPP) Autism Network (2005). Randomizedm, controlled, crossover trial of methylphenidate in pervasive developmental disorder. Arch Gen Psychiatry, 62: 1266–1274.
Research Units on Pediatric Psychopharmacology (RUPP) Autism Network (2005). Risperidone treatment of autistic disorder: Longer-term benefits and blinded discontinuation after six months. Amer J Psychiatry, 162: 1361–1369.
Research Units on Pediatric Psychopharmacology Autism Network (2002). Risperidone in children with autism for serious behavioral problems. NEJM, 347(5): 314–321.
Rugino TA, Samsock TC (2002). Levetiracetam in autistic children: an open-label study. J Dev Behav Pediatr, 23: 225–230.
Scahill L, Martin A (2005). Psychopharmacology. In: Volkmar F, Klin A, Paul R (Hrsg.). Handbook of Autism and Pervasive Developmental Disorders. 3. Aufl. New York: Wiley, S. 1102–1117.
Scahill L (2008). Acute and maintenance psychopharmacological treatment of autism. AACAP Psychopharmacology Update.
Schopler E, Mesibow GB, Reichler RJ, Brenner BR (1988). The Childhhood Autism Rating Scale (CARS). Los Angeles: Western Psychological Services.
Shim JC, Shin JGK, Kelly DL, Jung DU, Seo YS, Liu KH, Shon JH, Conley RR (2007). Adjunctive treatment with a dopamine partial agonist, aripiprazole, for antipsychotic-induced hyperprolactinemia: A placebo controlled trial. Am J Psychiatry, 164: 1404–1410.
Steinhausen HC (2004). Leben mit Autismus in der Schweiz. Bern: Hans Huber.

Troost PW, Lahuis BE, Steenhuis MP, Ketelaars CE, Buitelaar JK, van Engeland H, Scahill L, Minderaa RB, Hoekstra PJ (2005). Long-term effects of risperidone in children with autism spectrum disorders: A placebo discontinuation study. J Am Acad Child Adolesc Psychiatry, 44(11): 1137–1144.

Troost PW, Althaus M, Lahuis BE, Buitelaar JK, Minderaa RB, Hoekstra PJ (2006a). Neuropsychological effects of risperidone in children with pervasive developmental disorders: A blinded discontinuation study. J Child Adolesc Psychopharm, 16(5) 561–573.

Troost PW, Steenhuis MP, Tuynman-Qua HG, Kalverdijk LJ, Buitelaar JK, Minderaa RB, Hoekstra PJ (2006b). Atomoxetine for attention-deficit/hyperactivity disorder symptoms in children with pervasive developmental disorders: A Pilot Study. J Child Adolesc Psychopharm, 16(5): 611–619.

Wewetzer Ch, Mehler-Wex C, Warnke A (2003). Pharmakotherapie von Zwangsstörungen im Kindes- und Jugendalter. Z Kinder Jugendpsychiatr Psychother, 31(3): 223–230.